CEIBS

CHiP
中国健康产业创新平台
CHINA HEALTHCARE INNOVATION PLATFORM

# 政策产业
# 创新互动

## 2015–2016

# 中国健康产业创新平台
# 奇璞蓝皮书

蔡江南

主编

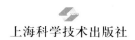

上海科学技术出版社

**图书在版编目（CIP）数据**

2015-2016 中国健康产业创新平台奇璞蓝皮书：政策产业
创新互动 / 蔡江南主编 . —上海：上海科学技术出版社，2016.6（2016 .11重印）
ISBN 978-7-5478-3078-9

Ⅰ . ① 2… Ⅱ . ① 蔡… Ⅲ . ① 医疗保健事业 - 产业发展 - 研究

报告 - 中国 - 2015-2016 Ⅳ . ① R199.2

中国版本图书馆 CIP 数据核字 (2016) 第 108526 号

2015—2016 中国健康产业创新平台奇璞蓝皮书
政策产业 创新互动
蔡江南 主编

上海世纪出版股份有限公司
上海科学技术出版社 出版
（上海钦州南路 71 号 邮政编码 200235）
上海世纪出版股份有限公司发行中心发行
200001 上海福建中路 193 号 www.ewen.co
上海中华商务联合印刷有限公司印刷
开本 787×1092 1/16 印张 14.75 字数：220 千字 插页 10
2016 年 6 月第 1 版 2016 年 11 月第 2 次印刷
ISBN 978-7-5478-3078-9/R · 1131
定价：98.00 元

# 奇璞简介

西晋诗人司马彪有诗云"卞和潜幽冥，谁能证奇璞"。在古代，"奇璞"寓意珍奇美玉或才智出众之人。当今，中国健康产业在发展过程中，正在孕育着一批创新商业模式、产品和服务，并涌现出一批具备强大创新能量的才智之人，为中国健康产业的改革、建设和发展不断贡献力量。

2014 年，由我国医疗健康行业的领导者集体发起的中国健康产业创新平台（China Healthcare Innovation Platform，CHIP，译为奇璞），主要关注健康行业内立足于本土的商业模式创新、管理创新和制度创新，但不排除重要的技术创新，旨在通过连接实业、投资、学术、政府，提升创新项目和企业创新的正向价值和社会认知。通过推动商业模式创新、管理创新和制度创新，来改善和提升顾客、利益相关方及整个社会的利益，进而获取良好的经济和社会效益，引领健康产业的价值创新氛围，推动新医改环境下产业的政策制定、健康产业的良性发展。

2015 年，奇璞以"奇璞健康创新实验室"为理念，继续中国健康产业创新平台的探索。平台共举办了三场主题为"医疗 IT""医疗产品""医疗服务"的奇璞路演，两场奇璞慢病创新医疗菁英论坛，以及 12 月 12 日的 2015 中国健康产业创新平台奇璞峰会。5 月发起的奇璞加速器项目为健康产业界的七位产业领袖和创新创业项目提供互联对接的机会。奇璞投资专家团的成立继续扩大了奇璞平台的专家智库。同时，奇璞平台发布了《2015—2016 中国健康产业创新平台奇璞蓝皮书：政策产业　创新互动》，对健康行业政策进展和产业创新进行梳理和总结。

**获取中国健康产业创新平台资讯及活动，**
**敬请关注奇璞微信公众号（扫描二维码）**

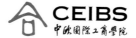

# 发起方
# 中欧国际工商学院

China Europe International Business School

中欧国际工商学院是由中国政府与欧盟于 1994 年共同创办的一所非营利中外合作高等管理教育机构。二十多年来，学院办学成绩斐然，获得社会广泛认可，其亚洲顶级国际商学院的美誉得到了不断充实和提升。学院以成为世界最具影响力的商学院作为愿景，培养兼具中国深度和全球广度、积极承担社会责任的领导者。

CEIBS is not-for-profit joint venture established in 1994 with the support of the Chinese government and the European Commission. Over the past two decades, CEIBS has made outstanding achievements and received wide recognition from the society, with its reputation as a prestigious business school in Asia being further strengthened and enhanced. With a vision to become the most respected international business school in the world, CEIBS is committed to educating socially responsible leaders versed in "China Depth, Global Breadth".

# 承办方
# 中欧卫生管理与政策中心

CEIBS Center for Healthcare Management & Policy

中欧卫生管理与政策中心成立于 2010 年。中心的使命是努力成为中欧在医疗健康领域的内外联系窗口，为师生和校友提供服务；搭建学术界、行业领袖和政府决策者之间的对话和交流平台，促进健康行业创新和管理能力的提升；通过在中国和世界之间传播和分享知识、信息、经验，总结行业内最佳实践，提供医改政策方案，成为中国健康领域的重要智库。中心工作的重点是产业创新、卫生政策和健康管理三个领域内的研究、教学和学术活动。依托中欧国际工商学院的资源，通过与医疗健康行业、政府、学术界和媒体之间的紧密合作，中心已经成为医疗健康领域内一个具有重要影响的平台。

The CEIBS Center for Healthcare Management and Policy was founded in 2010. Center's mission is to be a window of CEIBS healthcare sector that provides services for students, faculty and alumni; to build an exchange and dialogue platform among academia, industry leaders and policy makers, facilitating development of innovation and management capability of the industry; and to be an important think tank in China's healthcare sector by sharing knowledge, information, experience, and the best practice in healthcare between China and the world, as well as providing healthcare policy advice. The research, teaching and events the Center focuses on the fields of industry innovation, health policy, and personal health management. Through CEIBS's reputation and resources as well as close collaboration with industry, government, academia and media, the center has made itself an influential academic brand in China's healthcare sector.

# 成员单位

阿斯利康投资（中国）有限公司

百华协会 BayHelix

百特（中国）投资有限公司

北极光投资顾问（北京）有限公司

北京和睦家医院有限公司

海虹企业（控股）股份有限公司

金浦产业投资基金管理有限公司

启明维创创业投资管理（上海）有限公司

赛诺菲（中国）投资有限公司

三诺生物传感股份有限公司

上海仁济医疗管理有限公司

上海上信健康产业投资发展有限公司

上海市第十人民医院

上海市第一妇婴保健院

上海市社会医疗机构协会

上海医学创新发展基金会

天士力控股集团有限公司

中国国际金融有限公司（上海分公司）

深圳分享投资合作企业

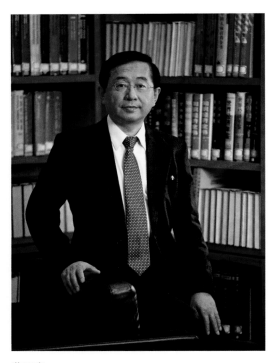

蔡江南
中欧卫生管理与政策中心主任
中欧国际工商学院教授

# 专家智库
## 顾问

（专家智库按姓氏拼音排序）

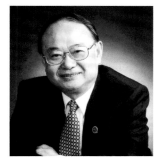

**戴尅戎**

中国工程院院士

上海交通大学医学院附属第九人民医院教授

上海市关节外科临床医学中心主任

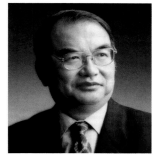

**王威琪**

中国工程院院士

复旦大学首席教授

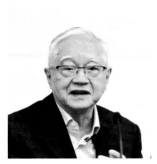

**吴敬琏**

国务院发展研究中心研究员

国务院深化医药卫生体制改革工作领导小组专家咨询委员会委员

中欧国际工商学院宝钢经济学教席教授

国际经济学会 (IEA) 荣誉主席

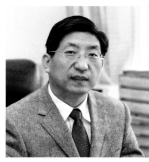

**曾益新**

中国科学院院士

北京医院院长

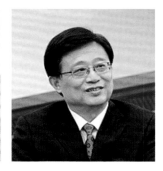

**朱晓明**

前中欧国际工商学院院长

管理学教授

# 专家智库
## 专家

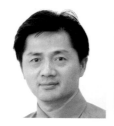 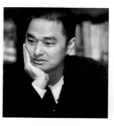 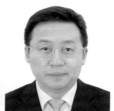 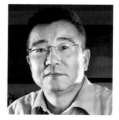

**樊嘉**
复旦大学附属中山医院院
长、肝外科主任
复旦大学肝癌研究所常务
副所长

**冯唐**
医疗健康产业资深人士
诗人

**李为民**
教授
四川大学华西医院院长

**廖新波**
广东省卫生和计划生育委
员会巡视员

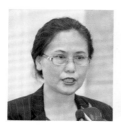 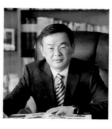 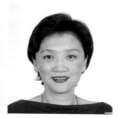 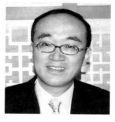

**王兴琳**
香港艾力彼医院管理研究
中心主任
香港《医院观察》杂志社
总编辑
艾力彼管理顾问有限公司
总经理
广东省医药产业经济专业
委员会副主任委员
汕头大学医学院第一附属
医院客座教授

**于振坤**
南京同仁医院院长、首席
专家、主任医师、教授、
博士生导师

**赵棣**
南方医科大学人文与管理
学院教授、副院长
中国女医师协会卫生发展
与管理专家委员会委员
广东省政协第十一届委
员会委员

**庄一强**
中国医院协会副秘书长

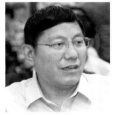

**傅大煦**

上海市科学技术委员会生物医药处副处长

复旦大学研究员

上海市生物医药行业协会副会长

上海市生物工程学会理事

《国际生物制品学杂志》编委

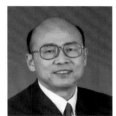

**孔发**

西门子（中国）有限公司医疗业务领域中国区副总裁

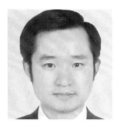

**宋成利**

教育部微创医疗器械工程研究中心常务副主任

上海理工大学医疗器械与食品学院教授

东方学者

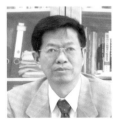

**奚廷斐**

北京大学前沿交叉学科研究院生物医用材料与组织工程中心主任

北京大学深圳研究院生物医学工程中心主任、研究员、博士生导师

前中国药品生物制品检定所医疗器械检验中心主任

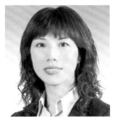

**张燕**

浙江迪安诊断技术股份有限公司副总裁

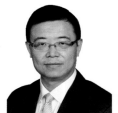

**陈海斌**

浙江迪安诊断技术股份有限公司董事长兼总裁

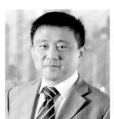

**陈启宇**

复星医药集团董事长

中国医药工业科研开发促进会副会长

中国化学制药工业协会副会长

中国医药生物技术协会副理事长

上海生物医药行业协会会长

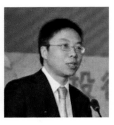

**方浩**

中信证券董事总经理

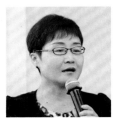

**姜傥**

浙江迪安诊断技术股份有限公司副总裁

研究员、博士生导师

哈佛大学医学院副研究员

得克萨斯大学 MD Anderson 肿瘤中心研究员

中山大学中山医学院检验系主任

教育部医学技术类专业教学指导委员会副主任委员

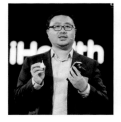

**李天天**

丁香园创始人、董事长

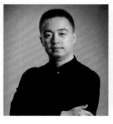

**邢波**

东软集团副总裁

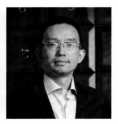

**俞熔**

天亿投资集团董事长

美年大健康产业集团董事长

上海市政协委员

中华中医药协会养生康复专业委员会副主任委员

# 投资专家团

| 蔡 华 | 易凯资本有限公司 | 副总裁 |
|---|---|---|
| 蔡达建 | 高特佳投资集团 | 董事长 |
| 崔欣欣 | 分享投资 | 管理合伙人 |
| 段兰春 | 凯辉私募股权投资基金公司 | 中国管理合伙人 |
| 管 涛 | 分享投资 | 管理合伙人 |
| 胡旭波 | 启明创投 | 主管合伙人 |
| 黄 璐 | 晨兴创投 | 董事总经理 |
| 黄反之 | 分享投资 | 管理合伙人 |
| 李文罡 | 中卫基金 | 董事总经理及创始合伙人 |
| 林 亮 | 礼来亚洲基金 | 投资总监 |
| 刘道志 | 山蓝资本 | 创始及执行合伙人 |
| 欧阳翔宇 | 君联资本 | 董事总经理 |
| 芮 玮 | 鼎丞大同医疗科技有限公司 | 总经理 |
|  | 前景林投资 | 董事 |
| 沙 伟 | 睿康投资 | 管理合伙人 |
| 苏震波 | 分享投资 | 管理合伙人 |
| 汪剑飞 | 君联资本 | 投资总监 |
| 王 晖 | 弘晖资本 | 管理及创始合伙人 |
| 王 进 | 建信资本管理有限责任公司 | 董事总经理 |
| 王国玮 | 奥博资本 | 资深董事总经理 |
| 俞 熔 | 美年大健康产业集团 | 董事长 |

# 中欧卫生管理与政策中心
# 2015 年大事记

3 月 14 日　　第 11 期卫生政策上海圆桌会议：远程医疗

4 月 11 日　　中国健康产业创新平台路演：医疗 IT

4 月 23 日　　中国医疗产业总裁沙龙

6 月 13 日　　第 11 届中国健康产业高峰论坛

6 月 27 日　　第 12 期卫生政策上海圆桌会议：网上药店

7 月 4 日　　中国健康产业创新平台路演：医疗产品

7 月 18 日　　全国精神专科医院院长会议

8 月 25 日　　慢病创新医疗菁英论坛（北京）

9 月 5 日　　第 13 期卫生政策上海圆桌会议：医生诊所

9 月 20 日　　中国 MBA 医疗行业创新案例大赛

9 月 22 日　　慢病创新医疗菁英论坛（上海）

10 月 17 日　　中国健康产业创新平台路演：医疗服务

10 月 18 日　　中欧校友健康产业协会：智慧健康，精准医疗

12 月 4 日　　中国医疗产业总裁沙龙

12 月 5 日　　第 14 期卫生政策上海圆桌会议：医疗价格

12 月 12 日　　2015 中国健康产业创新平台奇璞峰会

# 中欧卫生管理与政策中心
# 2016 年活动计划

———————————————————

3 月 5 日　　第 15 期卫生政策上海圆桌会议：基层医疗，多元办医？

4 月 23 日　　阿斯利康闭门药品招标会议

4 月 23 日　　中国健康产业创新平台路演：智慧医疗

5 月 13 日　　健康管理圆桌会议（活动地点：上海健康医学院）

5 月 28 日　　辉瑞基层医疗会议（活动地点：北京）

6 月 4 日　　第 16 期卫生政策上海圆桌会议：新药审批，如何改革？

6 月 7 日　　MBA 医疗案例竞赛

6 月 17 日　　BD 医院院长沙龙

6 月 18 日　　第 12 届中国健康产业高峰论坛

6 月 23 日　　健康产业 CEO 沙龙

7 月 9 日　　中国台湾地区民营医院品质系列论坛

7 月 16 日　　辉瑞基层医疗会议

7 月 23 日　　赛诺菲精神专科医院会议

7 月 30 日　　雅培糖尿病管理会议

8 月 13 日　　中国健康产业创新平台路演：药企与互联网的合作

8 月 27 日　　辉瑞基层医疗会议（活动地点：深圳）

9 月 3 日　　第 17 期卫生政策上海圆桌会议：医疗器械

10 月 6 日　　健康产业会议（活动地点：苏黎世）

10 月 22 日　中国健康产业创新平台路演：医疗器械（活动地点：上海健康医学院）

12 月 3 日　　第 18 期卫生政策上海圆桌会议：商业医保，如何成长？

12 月 10 日　中国健康产业创新平台高峰论坛

12 月 11 日　辉瑞闭门会议

时间待定　　赛诺菲媒体会议

注：未特殊注明地点的活动均在中欧国际工商学院上海校园举办。

**请扫描中心二维码**
**关注中心历史活动和 2016 年的活动信息**

合作事宜请联系
021-28905059　021-28905054　邮箱：healthcare@ceibs.edu

# 序　言

在健康产业众多领军人物的支持下，中欧国际工商学院于 2014 年发起成立了中国健康产业创新平台（CHIP 或奇璞）。2014 年 12 月 20 日，我们从收集到的 70 多个健康产业创新案例中选出了 29 个项目，评选了 8 个类别的"奇璞奖"提名奖。最后由 20 位专家从中评选出了 8 个类别的奇璞奖和 1 个特别奖。

2015 年，我们见证了中国健康产业的蓬勃发展，政府卫生政策发布的频率加快、改革的力度加大，给健康产业创新创造了有利条件。这些政策主要集中在以下 4 个领域：①公立医院改革；②医生执业制度改革；③医疗保险制度改革；④药品器械制度改革。同时，健康产业创新层出不穷，也推动了政策出台的速度和力度。政策和创新的互动形成了 2015 年健康产业发展的一个新特点。

在我国健康产业蓬勃发展的形势下，中国健康产业创新平台在 2015 年也推出了一系列的新活动。首先，我们的研究团队选择了 4 个重点创新领域发布了研究报告，包括远程医疗、移动医疗、医药电商和医生集团。其次，我们举办了创新案例的 3 次路演展示，包括了医疗信息、医疗产品（药品和器械）和医疗服务。第三，我们举办了创新创业加速器的活动，邀请了健康产业 7 位大佬，与创新项目进行对接，进行为期半年的交流辅导。

《2015—2016 中国健康产业创新平台奇璞蓝皮书：政策产业　创

新互动》是我们第一次尝试将一年中的健康产业活动做一个总结。由于健康产业包括了许多子领域，创新活动不计其数，这本蓝皮书只能是一个非常基本的介绍和总结。蓝皮书包括了几个部分：对2015年重要卫生政策的总结、行业研究报告、2014年奇璞奖获奖项目在2015年内新进展的总结，同时也选择了2015年创新案例路演和加速器项目中的一些优秀项目进行介绍。对于关心这个行业发展的广大读者来说，这本蓝皮书对我国健康产业的2015年创新进展提供了一个概览式的展示，相信大家可以从中获得许多有益的信息。

蔡江南

2016 年 5 月
于中欧国际工商学院上海校园

# 目　录

政策篇

第一章

**2015 年中国医疗行业政策改革趋势分析**

2

一、医院制度改革：着力破除以药养医，公立医院改革立体推进

2

二、医生制度改革：政策创新与制度创新助推医生"破茧成蝶"

8

三、医疗保险制度改革：医疗保险再定位

14

四、药品器械制度改革：分类基础上的体系重构

21

第二章

**我国医疗行业面临的问题和政策建议**

28

一、我国医疗行业面临的问题

28

二、对我国医疗行业的政策建议

31

# 产业篇

第三章
**中国健康产业创新热点分析**      36

研究报告一   中国远程医疗商业模式特点探讨      37

一、远程医疗行业概况      38

二、我国远程医疗商业模式特点      40

三、奇璞研究模板——远程医疗      49

研究报告二   中国医疗健康类 APP 的商业模式特点与思考      50

一、医疗健康 APP 市场现状      51

二、医疗健康 APP 行业及商业模式的若干特点      54

三、政策建议：中国应加强医疗健康类 APP 的监管      61

四、奇璞研究模板——医疗健康 APP      64

研究报告三   从商业场景研究角度剖析医药电商      65

一、商业场景及组成要素      66

二、医药政策对医药电商商业场景的影响喜忧参半      70

三、医药电商要在"提质增速"上做足文章      75

四、奇璞模板——医药电商      79

研究报告四   "医生集团"发展模式简析      80

一、医生集团：天时、地利、人和      81

二、美国医疗集团运作模式　83

三、我国医疗集团未来发展趋势　88

**第四章**
**中国健康产业创新案例**　94

案例 1　2014 医疗服务创新奇璞奖

　　　　打造公立医院患者就诊新模式：温州医科大学附属第一医院　96

案例 2　2014 医生服务创新奇璞奖

　　　　打造医生个人品牌的创新实践：宋冬雷医生　108

案例 3　2014 药品行业创新奇璞奖

　　　　"仿制、仿创、创新"三步走的创新模式：上海中信国健药业

　　　　股份有限公司　112

案例 4　2014 医疗器械创新奇璞奖

　　　　血糖管理的 O2O 创新模式：三诺生物传感股份有限公司　121

案例 5　2014 医疗信息创新奇璞奖

　　　　区域急救医疗信息网络系统：扁鹊飞救　129

案例 6　2014 健康产业发展创新奇璞奖

　　　　第三方独立医学检验的中国实践：浙江迪安诊断技术股份有限公司　134

案例 7　2014 卫生政策创新奇璞奖

　　　　积极探索公立医院改革：北京市医改模式　141

案例 8　2014 健康行业公益创新奇璞奖

　　　　教会医院在社会办医格局中的新尝试：四川泸州福音医院　149

案例 9　2015 奇璞加速器对接项目

　　　　慧影医疗科技（北京）有限公司：汇医慧影智慧影像云平台　　153

案例 10　2015 奇璞加速器对接项目

　　　　尚戴麦绿：做互联网医疗领域的创新型领导者　　159

案例 11　2015 奇璞加速器对接项目

　　　　思路迪精准医疗集团：做肿瘤精准医疗领域的创新型领导者　　166

案例 12　2015 奇璞加速器对接项目

　　　　芯超生物银行：做生物领域的"阿里巴巴"　　173

案例 13　2015 奇璞加速器对接项目

　　　　杏树林病历夹：共建哮喘和 COPD 慢性病患者疾病管理　　182

案例 14　2015 奇璞加速器对接项目

　　　　医联纵横心血管医生集团科室共建试点项目　　189

案例 15　2015 奇璞路演项目

　　　　创新诊疗服务流程，提升患者就医体验——昆明市儿童医院　　192

案例 16　2015 奇璞路演项目

　　　　以模式创新实现弯道超车——爱尔眼科医院集团的分级连锁体系　　204

案例 17　2015 奇璞路演项目

　　　　上海安捷力信息系统大数据应用平台 Saleslook　　211

案例 18　2015 奇璞路演项目

　　　　新博医疗技术有限公司　　218

政策篇

# 第一章
# 2015 年中国医疗行业政策改革趋势分析

　　2015 年是全面深化医疗体制改革的关键一年。医疗体制改革作为全面深化改革的重要组成部分，在 2015 年有了实质性的推动和进展。以药养医的顽疾逐步破除、医生多点执业有序展开、分级诊疗模式推广建立、药品采购政策向市场化方向推进等，无不是 2015 年医疗卫生体制改革（以下简称医改）中引人注目的亮点。

## 一、医院制度改革：
### 着力破除以药养医，公立医院改革立体推进

　　公立医院是我国医疗体系的主力军，其布局和运营的合理性将直接关系到民生的健康和就医感受。公立医院改革是新医改方案中的一个核心环节，2015 年政府在医院改革方面动作频频，"三医联动"式医院改革特征明显，充分体现出了国家全面推进医院改革的动力和决心。

### · 政策综述 ·

　　公立医院的改革以 2009 年 3 月 17 日国务院发布《中共中央国务院关于深化医药卫生体制改革的意见》拉开序幕，意见提出推进公立医院改革试点，其中对于公立医院的改革提出了三个要点：

　　一是改革公立医院管理体制、运行机制和监管机制。积极探索政事分开、管办分开的有效形式。完善医院法人治理结构。

二是推进公立医院补偿机制改革。提出逐步将公立医院补偿由服务收费、药品加成收入和财政补助三个渠道改为服务收费和财政补助两个渠道。2012 年 6 月国务院办公厅印发了《关于县级公立医院综合改革试点意见》，2014 年 3 月五部门联合印发《关于推进县级公立医院的综合改革试点》，这两个意见着重提出以破除以药补医机制为关键环节，以改革的补偿机制和落实医院自主经营环为切入点统筹推进综合改革。2012 年 7 月起，北京市和深圳市开始试水医药分开改革，北京市的试点医院取消 15% 药品加成，增收医事服务费；深圳市则取消该市所有公立医院医保目录药品 15%~25% 的加成。2014 年 4 月起，浙江全省所有公立医院全面实行药品零差率。

三是加快形成多元办医格局。提出要积极稳妥地把部分公立医院转制为民营医疗机构，鼓励民营资本举办非营利性医院。然而，虽然我国已经出台多项鼓励发展民营医疗机构的系列政策，促进加快形成多元办医格局，但我国民营医疗机构的现状依然是呈现分散、渺小等特点，国家支持民营医疗机构的政策（医保、价格、补贴、人才、社保支付方式）的执行力度仍有待加强。

2015 年公立医院改革是 2009 年医改方案的深化和沿袭。2015 年国家公布的公立医院改革方案相较于 2009 年的医改目标更加明确、工作内容更加细分。公立医院的改革，包括城市公立医院和县级公立医院两条主线。2015 年 4 月 23 日，国务院印发《关于全面推开县级公立医院综合改革的实施意见》标志着过去的县级公立医院综合改革试点结束，正式进入全面实施阶段。而同年 5 月 17 日，国务院印发《关于城市公立医院综合改革试点的指导意见》，提出破除以药补医机制，并将进一步扩大试点范围。

截止到 2015 年 8 月，全国 1 463 个县（市）已启动公立医院改革，占 74.9%，共有 3 297 家县级公立医院启动改革，764 家城市公立医院启动改革。《关于城市公立医院综合改革试点的指导意见》《关于全面推开县级公立医院综合改革的实施意见》两个年度重要文件有以下亮点：

一是破除以药补医，建立公立医院运行新机制。《关于城市公立医院综合改革试点的指导意见》给出了明确的时间节点以及量化的政策目标，提出力争到 2017 年试点城市公立医院药占比（不含中药饮片）总体降到 30% 左右；百元医疗收入（不含药品收入）中消耗的卫生材料降到 20 元以下。2015 年 8 月，国务院医改办公立医院组和政策组负责人傅卫副司长在例行会议上公布数据显示，3 077 家县级公立医院、446 家城市公立医院取消了全部药品加成，江苏、浙江、福建、安徽、四川、陕西、宁夏等 7 个省区已经在全部县级公立医院取消药品加成。21 个省份的 224 个地市按照"总量控制、结构调整、有升有降"的原则，对医疗服务价格进行了调整。而取消药品加成只是破除以药补医的第一步，后面还需同步推进补偿机制改革、价格调整、分配制度改革、支付制度改革，通过一系列综合措施，建立起公立医院运行的新机制。

**二是建立符合医疗行业特点的人事薪酬制度。**一方面，公立医院负责内部考核与奖惩，突出岗位工作量、服务质量、行为规范、技术能力、医德医风和患者满意度，将考核结果与医务人员的岗位聘用、职称晋升、个人薪酬挂钩。另一方面，根据医疗行业培养周期长、职业风险高、技术难度大、责任担当重等特点，国家有关部门要加快研究制定符合医疗卫生行业特点的薪酬改革方案。在此期间，出现了"三明模式""深圳模式"等典型优秀医院薪酬制度模式。三明市在全国范围内率先实行"医生技师年薪制"，将医务人员的工资提升至社会平均工资的 3~5 倍，充分肯定了医生的专业价值。另外，在医生的年薪考核方式上，做到了考核与创收脱钩，保证医生工作积极性和公益性二者的平衡。医生年薪由基本工资和绩效工资两部分构成，绩效工资部分的考核则与岗位工作量、医德医风和社会评议相挂钩，与药品费用、检查费用等收入脱钩。通过对年薪制医生实行"联动考核"，将医生年薪与院长年度考核情况、医生年度考核情况挂钩，做到了医改办激励院长、院长激励医生，各方利益一致，完成医改目标。此外，香港大学深圳医院是深圳公立医院改革的一块"试验田"，大胆做出了人事制度和薪酬福利的改革，实行社会化用人，全体员工实行聘任制，彻底打破了"铁饭碗"和"大锅饭"，实行社会养老保障制度。医院以岗定薪，可以自主设岗、招聘人员，在工资总额内自主分配薪酬。在医生聘用合同中，明确了岗位工资标准，将员工收入与医院业务收入脱钩，避免了医务人员的"灰色收入"。

**三是推动建立基层首诊、双向转诊、急慢分治、上下联动的分级诊疗模式。**推动医疗卫生工作重心下移，医疗卫生资源下沉。按照国家建立分级诊疗制度的政策要求，在试点城市构建基层首诊、双向转诊、急慢分治、上下联动的分级诊疗模式。2015 年 9 月 11 日国务院发布《国务院办公厅关于推进分级诊疗制度建设的指导意见》，提出到 2017 年，分级诊疗政策体系逐步完善，医疗卫生机构分工协作机制基本形成，逐步建立符合国情的分级诊疗制度。在国家政策的大力支持下，分级诊疗在 2015 年开始在我国持续推进，在前期"青海模式"试点基础上，又相继出现了"浙江模式""湛江模式 2.0"等不同类型的分级诊疗。青海省分级诊疗制度运行 3 个月后，呈现出"两升两降"的初步效果：基层医疗卫生机构住院人次上升了 12%，住院患者医保基金支出平均增长 11%；三甲医院住院人次平均下降 18%，住院患者医保基金支出平均下降 14%。浙江省常山县自 2009 年起在全县范围内实施分级诊疗、双向转诊制度，县域内就诊率从 2008 年的 53% 提高到现在的 62%。截止到 2015 年，各地相继开展分级诊疗探索工作，目前已有 16 个省份、173 个地市、688 个县启动了试点，为城乡居民提供了更加有序、有效的医疗卫生服务。

四是坚持改革联动原则，强化公立医院与社会办医协调发展，营造良好的公立医院改革环境，增强改革的系统性、整体性和协同性。2015 年 6 月 15 日，国务院印发《关于促进社会办医加快发展的若干政策措施》，传达了更多鼓励社会办医的政策利好，包括放宽准入、拓展融资渠道、推进多点执业等方式。具体来说包括清理规范医疗机构审批事项，公开区域医疗资源规划，减少运营审批限制；加强财政资金扶持，丰富筹资渠道，优化融资政策；促进资源流动和共享，推进医师多点执业，加强业务合作。

### · 政策特点总结 ·

2015 年医院改革的走向和趋势是 2009 年《中共中央国务院关于深化医药卫生体制改革的意见》的深化和细致，与以往医院改革政策相比，有了更具可行性和目标性的指导思想，具体来说，主要有以下两点。

一是坚持改革联动原则，以更全局观的视野面对医院改革。本次改革旨在推进医疗、医保、医药联动，促进区域内公立医疗机构同步改革，强化公立医院与基层医疗卫生机构分工协作，与社会办医协调发展，营造良好的公立医院改革环境，增强改革的系统性、整体性和协同性。总体来讲，本次医院改革更注重大局观，将医疗、医保、医药作为密切不可分割的整体，从加快分级诊疗、社会办医等角度出发，将城市公立医院改革与县级公立医院改革充分结合，避免出现改革"孤岛"，形成改革的联动效应。

二是此次医院改革具有更加明确的方向性，相较于之前政策的框架性描述，本次医院改革的政策提出了更为量化的改革目标。《关于城市公立医院综合改革试点的指导意见》提出，到 2017 年，城市公立医院综合改革试点全面推开，总体上个人卫生支出占卫生总费用的比例降低到 30% 以下。《关于全面推开县级公立医院综合改革的实施意见》提出 2017 年，现代医院管理制度基本建立，县域医疗卫生服务体系进一步完善，县级公立医院看大病、解难症水平明显提升，基本实现大病不出县，努力让群众就地就医。

### · 未来方向 ·

（1）根据目前我国公立医院现状和政策法制趋势，总结未来公立医院发展方向如下：目前社会办医仍然力量薄弱，推进社会力量参与公立医院改革依旧是改革的重点。医院改革在很多方面都存在着联动性，牵一发而动全身。废除以药养医势必须要调整医疗服务价格、改革社保支付方式、改革医院人事薪酬制度，而社保支付方式的改革以及医院人事薪酬制度的改革又反过来影响社会资本办医，这些改革内容都是环环相扣的。2015 年年中，国务院密集下发加快推进社会力量参与医院改革的意见，政策利好频频，民营医院的发展势在必行。另一方面，民营医院的发展和改革也有助于分级诊疗、医药分开等政策的执行。

（2）公立医院改革将以点带面，全面推进。2010 年国家在 17 个城市启动公立医院改革试点，北京、浙江、安徽、江苏等地作为先行者。2014 年试点城市扩大到 34 个，2015 年改革试点城市将增加到 100 个。而 2017 年所有地级以上城市都将全面推开公立医院改革。县级公立医院改革最初的试点始于 2012 年。2014 年 4 月，全国县级公立医院综合改革试点名单公布，第一批试点县共有 311 个，第二批试点县共有 700 个，涉及全国共 1 011 个县。可见在 2016 年及以后，公立医院改革将以点带面，全面铺开。

（3）医院深化"互联网＋"。除了对于公立医院体制改革的一个方面外，公立医院探索与新技术融合方面在 2015 年也有一定突破。一是远程医疗。2014 年8 月，国家卫生和计划生育委员会（以下简称"卫计委"）曾经下发过《关于推进医疗机构远程医疗服务的意见》，2015 年 2 月，国家发展改革委、卫计委将宁夏回族自治区、贵州省、西藏自治区分别与中国人民解放军总医院，内蒙古自治区与北京协和医院，云南省与中日友好医院作为试点，开展远程医疗工作。二是公立医院强化与互联网公司的结合，如 2015 年越来越多的医院加入到了阿里未来医院计划等。三是公立医院直接发布 APP，建立与客户端的直接联系，如北京协和医院 APP、中日友好医院 APP 等。相信随着我国公立医院改革的深入，制度改革和技术改革日益融合也将是未来一个重要行业发展趋势（表 1-1）。

表 1-1 2015 年公立医院改革相关文件

| 政策文件 | 时间 | 颁发部门 | 主要内容 |
|---|---|---|---|
| 《关于印发全面提升县级医院综合能力第一阶段500家县医院名单的通知》 | 1 月 4 日 | 卫计委 | · 2015 年底将对 500 家县级医院综合能力提升工作进行中期评估，2017 年底进行总结评估。召开工作总结会议，公布评估结果，推广经验，树立先进典型<br>第二阶段：全面提升县级医院综合能力（2018—2020 年）：<br>· 到 2020 年，力争使我国 90% 的县医院、县中医医院分别达到县医院、县中医医院综合能力建设基本标准要求，50% 的县医院、县中医医院分别达到县医院、县中医医院综合能力建设推荐标准要求 |
| 《国务院办公厅关于全面推开县级公立医院综合改革的实施意见》 | 5 月 8 日 | 国务院 | · 县级公立医院改革全面推开，所有县级公立医院取消药品加成，调整医疗服务收费<br>· 明确其功能定位为常见病、多发病的诊疗<br>· 每个县重点建好 1~2 家公立医院，其他公立医院改制或者改造，鼓励社会资本进入<br>· 成立县级公立医院管理委员会，改革管理体制，推进其去行政化<br>· 公立医院补偿调整为医疗服务和政府补助，理顺医疗服务价格，降低检查、检验价格。降低耗材、药品的费用，但差额不得返还医院。鼓励使用国产创新药和国产耗材<br>· 深化医保支付改革，充分发挥各类医疗保险对医疗服务行为和费用的调控引导与监督制约作用。加强对基本医保目录外药品使用率、药占比等多项指标的监控<br>· 加强信息化建设，加强上下联动。推动资源集约化配置，依托县级公立医院建立检查检验、病理诊断、医学影像等中心 |
| 《国务院办公厅关于城市公立医院综合改革试点的指导意见》 | 5 月 17 日 | 国务院 | · 破除以药补医，建立公立医院运行新机制<br>· 强调公立医院公益性，改革公立医院管理体制，建立符合医疗行业特点的人事薪酬制度<br>· 推动建立基层首诊、双向转诊、急慢分治、上下联动的分级诊疗模式 |
| 《国务院办公厅印发关于促进社会办医加快发展若干政策措施的通知》 | 6 月 15 日 | 国务院 | · 将社会办医纳入医保定点范围。将符合条件的社会办医疗机构纳入医保定点范围，执行与公立医疗机构同等政策。 |
| 《国务院办公厅关于推进分级诊疗制度建设的指导意见》 | 9 月 11 日 | 国务院 | · 明确各级各类医疗机构诊疗服务功能定位。城市三级医院主要提供急危重症和疑难复杂疾病的诊疗服务<br>· 全面提升县级公立医院综合能力。合理确定县级公立医院数量和规模。按照"填平补齐"原则，加强县级公立医院临床专科建设<br>· 重点控制三级综合医院数量和规模，建立公立医院床位调控机制，严控医院床位规模不合理扩张<br>· 整合二级以上医院现有的检查检验、消毒供应中心等资源，向基层医疗卫生机构和慢性病医疗机构开放 |

## 二、医生制度改革：
### 政策创新与制度创新助推医生"破茧成蝶"

医生作为医疗服务提供的主体，势必成为医改聚焦的焦点。2015 年在医改中，无论是推进公立医院改革，还是加快分级诊疗制度建设，抑或是促进社会办医，医生制度改革都成为关系到这些改革成败的关键因素。

### · 政策综述 ·

2015 年医生相关改革政策体现出均衡的特点，既从不同角度不同侧面，给出各类医生群体不同的政策指引，如针对乡村医生、公立医院医生、独立执业医生等各类医生都出台了相关政策，又注意了"三医联动"改革的相互配合，使得今年的医生制度改革既有突破，又不冒进。

2015 年 5 月 6 日，国务院颁布《国务院办公厅关于城市公立医院综合改革试点的指导意见》，结合公立医院改革，提出对医生制度的相关改革举措。本次《国务院办公厅关于城市公立医院综合改革试点的指导意见》从三个层面完善公立医院对医生的管理制度：包括深化编制人事制度改革、合理确定医务人员薪酬水平和强化医务人员绩效考核三个方面。

第一在人事制度改革方面，比较创新的点有：创新机构编制管理方式，逐步实行编制备案制。另外提出在岗位设置、收入分配、职称评定、管理使用等方面，对编制内外人员待遇统筹考虑。同时进一步完善医院医生管理制度，由固定用人向合同用人转变、由身份管理向岗位管理转变。

第二在社会关注度较高的医生薪酬方面，国家有关部门将加快研究拟订符合医疗卫生行业特点的薪酬制度改革方案，选择部分地区或公立医院开展公立医院薪酬制度改革试点工作。在方案出台前，试点城市可先行探索制定公立医院绩效工资总量核定办法，着力体现医务人员技术劳务价值，合理确定医务人员收入水平，并建立动态调整机制。完善绩效工资制度，在收入分配上重点向临床一线、业务骨干、关键岗位以及支援基层和有突出贡献的人员倾斜，合理拉开收入差距。

第三在医生绩效考核方面，这次文件着重提出严禁给医务人员设定创收指标，医务人员个人薪酬不得与医院的药品、耗材、大型医学检查等业务收入挂钩。建立以公益性为导向的考核评价机制。卫生计划生育行政部门或专门的公立医院管理机构制定绩效评价指标体系，定期组织公立医院绩效考核以及院长年度和任期目标责任考核，考核结果向社会公开。

《国务院办公厅关于城市公立医院综合改革试点的指导意见》从公立医院改革层面，对医生的人事制度、薪酬制度和考核制度三个层面给出改革"组合拳"。从国际比较看，我国医生薪酬的相对水平处于合理范围下限，略偏低。而更为突出的是三方面的结构问题：一是薪酬构成不合理。与创收挂钩的奖金比例过高，奖金最高能占到全部工资的 70%~80%。二是基本工资过低，市场化的医生服务价格机制尚需要进一步完善。三是地区和医院间差别非常大，中东部地区医院和大医院的医生收入水平明显高于其他欠发达地区和中小医院的医生。这些结构问题直接导致医生和患者之间信任度水平较低，过度医疗和医患矛盾问题突出。因此，医生薪酬制度改革在公立医院的改革中位置十分重要。当然医生人事薪酬制度改革仅是医生制度系统改革的一个方面，而且是针对公立医院医生的改革层面。随着我国分级诊疗体系的建设，有关基层医生相关的政策也十分重要。

在《国务院办公厅关于城市公立医院综合改革试点的指导意见》中，也对分级诊疗服务模式下，基层医疗机构医生的作用、服务模式及与公立医院的医生关系等方面给予详细阐述。在分级诊疗服务模式下，基层医院主要职责是首诊，基层医疗卫生机构提供基本医疗和转诊服务，医生以全科医生为主，并提出了"推进全科医生签约"服务。在不同层级医生联系方面，提出可由三级医院专科医师与基层全科医生、护理人员组成医疗团队，对下转慢性病和康复期患者进行管理和指导。

有关建设基层全科医生队伍方面，在之后 9 月 8 日颁布的《国务院办公厅关于推进分级诊疗制度建设的指导意见》中，做了进一步详细的规定，并将分级诊疗制度下，全科医生的建设分为了两个层面：一是加强基层全科医生队伍建设；二是建立基层签约服务制度。通过这两个重要举措，实现我国医疗体制"强基层"的战略目标。

就建立分级诊疗制度来讲，全科医生承担了重要的"守门人"角色。与专科医生相比，全科医生必须具备更广泛的医学知识，需要具备良好的沟通和协调能力，需要承担公共卫生、心理咨询甚至计划生育等多位一体的工作，并与专科医生实现无缝衔接，作用十分重要。但由于历史的原因，我国的基层医疗机构发展较慢，技术力量较弱，尤其是合格的全科医师非常紧缺。2011 年至今，国务院及卫计委等部门先后印发了《关于建立全科医生制度的指导意见》《以全科医生为重点的基层医疗卫生队伍建设的规划》《关于开展农村订单定向医学生免费培养意见的实施意见》等一系列重要文件，对建立全科医生的制度做了全方位的顶层设计。本次分级诊疗政策要求 2020 年，我国每万名居民将配置 2~3 名全科医生，每个乡镇卫生院拥有 1 名以上全科医生。而目前我国仅有 7.8 万名全科医生（每万名居民约 0.6 名全科医生），要达到远期目标难度颇大。

在签约医生方面，本次政策强调与医生团队签约的概念。居民或家庭要自愿与签约医生团队签订服务协议。签约医生团队由二级以上医院医师与基层医疗卫生机构的医务人员组成。签约医生团队负责提供约定的基本医疗、公共卫生和健康管理服务。另一方面，政策对签约服务收费进行了严格的规定。签约服务费用主要由医保基金、签约居民付费和基本公共卫生服务经费等渠道解决。签约医生或签约医生团队向签约居民提供约定的基本医疗卫生服务，除按规定收取签约服务费外，不得另行收取其他费用。

结合全科医生建设和签约医生服务模式，各地在分级诊疗政策的基础上，进行了大量有益探索，我国全科医生队伍建设在 2015 年取得了长足的进展（表 1-2）。

表 1-2　基层全科医生相关政策

| 省份 | 基层全科医生相关政策 |
| --- | --- |
| 四川 | 在成都高新区南新社区卫生服务站和四川大学华西医院建设"四川省全科医生国际合作培训基地"。推动四川省与美国国际全科医学教育联盟（IPCEA）的深度合作 |
| 海南 | 省医学会、海口市人民医院与澳大利亚健康服务机构和悉尼大学联合申请了澳大利亚政府澳中理事会资助项目"悉尼 - 海南全科医生支持联络平台"，加大对海南全科医生的培训支持 |
| 福建 | 推进"糖友网"和"高友网"两网患者的签约管理，加入"两网"实行精细化管理，相比和 2015 年初同比增长了 10 倍 |
| 浙江 | 推进医养护一体化全科签约服务。所谓全科医生签约服务，是指街道居民与居住所在社区的全科医生签约，就可以享受健康管理、双向转诊、家庭病床、健康评估等个性化的医养护一体化服务。市民可以自愿在所在社区的医保定点社区卫生服务机构进行选择。按照医养护一体化的服务，年老体弱、行动不便和重点慢性病病人等参保人员，签约后经过医生评估，便可享受医保规定开展的家庭病床服务。社区卫生服务中心可提供相关居家医疗、护理、远程健康监测管理等服务 |
| 辽宁 | 基层首诊的患者，可通过绿色通道转入上级医疗机构，优先诊疗。但是以后患者如果直接去大医院，除危重和急诊外，不通过基层医疗机构，或许就不能够报销。建立医联体，大医院和基层医院建立医联体后，大医院的专家定期到基层医院坐诊。基层医疗机构的医生和护士也可到大医院学习培训，促进医疗资源纵向流动。到 2017 年底，一共建立 28 个医联体，每一个医联体都是由一个核心医院和若干个合作医院组成，以省市公立三级医院为依托，以基层医疗卫生机构为成员。辽宁省将进一步推进全科医生团队签约服务，鼓励全科医生团队与居民或家庭签订服务协议，建立契约式服务关系，目标是每个家庭或将拥有一支全科医生服务团队 |
| 陕西 | 西安市在城六区，推行"医疗联合体加全科医师团队模式"，围绕"资源共享"这一核心，在医联体内部开展转诊工作，形成不同层级医疗机构间紧密稳定的分工协作机制。西安积极推行健康管理契约式服务。构建了以服务团队为主体、签约医生为代表、家庭为单元、规范管理为目标的健康服务模式，签约居民可获得社区优先预约、转诊绿色通道、健康档案、检查检验结果互认等服务。对在社区卫生服务机构就诊的患者实行免收普通门诊挂号费、普通门诊诊查费、门诊肌内注射费、住院诊查费和住院二级护理费的"五免"政策 |

对于医生制度改革来讲，本年度最为社会和行业关注的就是有关医生独立执

业方面的政策。在年初颁布的《国务院办公厅关于城市公立医院综合改革试点的指导意见》和年中颁布的《国务院办公厅关于推进分级诊疗制度建设的指导意见》两份文件中，均对医生多点执业予以鼓励，并作为解决目前基层医疗力量薄弱、促进优质医疗资源下沉到基层的重要举措来对待。

2015 年 6 月 11 日，国务院颁布《关于促进社会办医加快发展若干政策措施》（以下简称《措施》），独立执业作为单独的一项政策举措被列出，这是继 2015 年 1 月《关于推进和规范医师多点执业的若干意见》之后，对多点执业进行更进一步的细化表述，也使医生"独立执业"成为医疗行业下半年最热的关键词。

实质上，"医师独立执业"是十八届三中全会党中央深化改革的一项重要决定，2013 年 11 月《中共中央关于全面深化改革若干重大问题的决定》中，即指出"鼓励社会办医，优先支持举办非营利性医疗机构。允许医师多点执业，允许民办医疗机构纳入医保定点范围"。随即在 2013 年 12 月《关于加快发展社会办医的若干意见》中，首次将"允许医师多点执业"列为推动社会办医的重要举措。2015 年 1 月 12 日，国家卫计委发布了《关于推进和规范医师多点执业的若干意见》，其中提到医师多点执业的前提条件由"取得第一执业地点的书面同意"改为"取得第一执业地点医疗机构的同意"，这意味着以后医师要"多点执业"只需跟医院"打个招呼"就可以了，并将医师职称条件放宽到主治及以上，多点执业有了实质性的推动和放开。而 2015 年 6 月颁布的《措施》是在总结过往多点执业政策的基础上，将医师多点执业作为推动社会办医的重要举措之一做出详细部署，相关表述要比过往相关文件更加清晰、有力。可见"多点执业"是继十八届三中全会后，推进我国医疗卫生体制改革中一条重要的改革主线。

本次《措施》对医师多点执业进行了三方面的规定：一是明确推进和规范多点执业，加快医师在不同类型、不同层级的医疗机构之间流动，这一点也是与上述公立医院改革和分级诊疗模式相互配套呼应的政策；二是要确保多点执业医师在学术地位、职称晋升、职业技能鉴定、专业技术和职业技能培训等方面不因多点执业受影响，这点是对多点执业的医师的一个保障措施；三是以试点的形式探索多点执业医师的人事管理、收入分配、社会保险等工作，形成较为规范完善的配套体系，推进多点执业在全国推进。

从以上对政策的梳理可以看出，多点执业本质是通过让医师在多家医院就职，实现医师资源的纵向流动，在推进我国公立医院改革、建立分级诊疗体系和推动社会办医等多方面发挥助力，同时也带动医生个人效益的提升和个人价值实现。但这项政策到了实施运作时，医师们面临一些很实际的问题：一是按照目前公立医院体制，医师和医院是雇佣关系，医院是缺乏动力推动医师多点执业的，也有失去优质医师资源的隐患；二是从医师工作本身来说，临床工作已经很多，大医院人满为患，没有其余精力接受其他医院的执业需求；三是医师多点执业获取报酬的机制尚不明晰，导致目前多点执业多为医师"走穴"；四是目前医师编制问题，给予多点执业医师的相关社会保障尚无系统性建立。

尽管有以上诸多难度，医师多点执业在 2015 年确实有了长足发展。医生集团、医疗平台等各类医生服务新模式层出不穷的出现，使该领域的创新创业成为 2015 年我国医疗改革的风景线，各地也根据实际情况，从多点执业的政策突破、合作模式、商业模式等多个层面开展积极探索，成效显著。

在多点执业政策突破方面。2015 年 3 月，广东省有关医师多点执业管理办法颁布，医师多点执业事先向第一执业医疗机构书面报备即可，不再需要审批同意。2015 年 5 月，深圳市卫计委公布《医师执业注册和管理方式改革实施方案》。7 月 1 日起，增加了公共卫生类医师的多点执业资格，并取消了对职称和年限的限制。多点执业的医师资格门槛进一步降低，在深圳注册的临床、口腔、中医、公共卫生类医师，包括助理医师，均可在当地多点执业。

在公立医院与民营医疗服务机构合作模式创新方面。2015 年 5 月，以"林锋胃肠肿瘤医生工作室""谢汝石医生工作室""张子谦颈肩腰腿痛医生工作室"为代表的广东首批"私人医生工作室"揭牌运营，这些工作室都挂靠在广州一家私营体检机构，在医师多点执业方面进行了有益的探索和突破。

6 月，暨南大学附属穗华口腔医院正式挂牌营业，这是广东首家"民办公营"模式的医院，该医院由民营资本方广东科康医疗集团投入资金建立，暨南大学附属第一医院全面输送医疗人才和技术力量并管理医院。医师多点执业的方式采取了"反向注册多点执业"的模式，是多点执业方面的一个创新。

在医师服务商业化模式创新方面，集中体现在各类医生集团的建立。2015 年 3 月，北京首个多点行医医师互助平台——"大家医联"启动，首创以合伙人制和平台模式提供医生服务。加入的医师既可以选择成为核心合伙人，也可以选择成为签约医生。该平台打通了医师在体制内和体制外的行医通道，优质医师资源在不离开所在医院的前提下，对接相关医疗服务需求。2015 年 5 月，"哈特瑞姆心律专科医生集团"宣告成立，这是由北京的 6 家大型三级甲等教学医院心律失常专业的骨干组成的一个医生集团，也是我国心内专科领域第一个专科医师多点执业平台。

在我国医师多点执业政策持续放开的大背景下，借着公立医院改革和社会化办医进程的推进，市场化的医生服务体系将在 2016 年及未来呈现重构的态势，相关主题将会是社会关注的持续热点。

### · 政策特点总结 ·

2015 年医师改革政策综合性、全局性的特征十分明显。在"三医联动"改革总体思想的指引下，2015 年年初卫计委即颁布多点执业具体指导意见，下放多点执业权限；随即国家政策从公立医院改革角度、分级诊疗加强基层全科医生建设角度、推进社会化办医角度全面推进医生制度改革，勾勒出未来我国医师改革主体脉络。

一是公立医院内部，建立现代医院人事管理制度。主要借公立医院改革的契机，推动公立医院人事管理制度现代化，以公益性为导向，完善医生薪酬激励机制；结合药品改革和医保改革，破除以药养医，促进医疗服务价值回归。

二是公立医院与基础医疗机构之间，建立多层次医疗服务体系。主要借推动分级诊疗模式的契机，加强公立医院与基层医疗机构的联系，加强基层医疗机构服务能力，完善全科医生培养机制，结合多点执业和医保改革，逐步解决我国大医院臃肿、人满为患、以治疗为主的医疗服务体系顽疾。

三是公立医疗体系与民营医疗机构之间，不断创新公私合作模式。借助社会化办医东风，在土地政策、医保政策给予倾斜和支持的基础上，探索医生资源在体制内外合理流动的模式，推进多点执业向社会化、市场化办医。

### · 未来方向 ·

1. 医生服务市场化　医生多点执业从政策的出发点上看是解放体制内的医生，加速医生资源在不同层级医疗机构之间流动。但从国外发达国家医生行医模式看，更多谈到的是"独立执业"，医生作为市场化的医疗服务提供方具备较强的独立自主性，医生服务的价格更加市场化。相信随着我国多点执业的开展，多种模式的医生集团出现，我国市场化的医疗服务体系将加速建立。

2. 结合"互联网+"　如今互联网技术已经深入各行各业，医生服务也不会例外，如医生服务平台、远程医疗等各类"互联网+"模式。从国外实践看，互联网的技术的应用大大扩展了医生的行医范围，极大程度地扩大了医生潜在的客户群体，也使医生提供的服务信息逐步向标准化方向发展，基于互联网的评价医生服务质量体系有望建立。

3.深化"三医联动" 目前多点执业政策更多的是与药品改革和医院改革相配合。医生体制改革和医保体制改革仍需要进一步加强。除了上述的通过医保制度加大对基层医疗和全科医生的建设支持外，如何进一步降低社会办医标准，鼓励市场化的医生或医生集团形成，如何通过医保信息化构建全社会统一的医生评价体系等，这些都是未来医生体制改革中一个重要的问题。

## 三、医疗保险制度改革：
### 医疗保险再定位

2015 年是医保改革的关键一年，改革的总体思路和办法相对以往呈现出了较为明显的变化，"三医联动"式的改革方向在医保改革中也得到了很好的体现。相信在这一改革指导思想下，我国医疗保险事业将进入一个全新的发展阶段（表 1-3）。

表 1-3  2015 年医生体制改革文件

| 政策文件 | 时间 | 颁发部门 | 主 要 内 容 |
|---|---|---|---|
| 《关于推进和规范医师多点执业的若干意见》 | 1 月 12 日 | 国家卫计委 | · 定义多点执业：医师多点执业是指医师于有效注册期内在两个或两个以上医疗机构定期从事执业活动的行为<br>· 条件成熟的地方可以探索实行区域注册<br>· 多点执业医师与拟多点执业的其他医疗机构分别签订劳务协议，鼓励通过补充保险或商业保险等方式提高医师的医疗、养老保障水平 |
| 《国务院办公厅关于进一步加强乡村医生队伍建设的实施意见》 | 3 月 6 日 | 国务院 | · 严格乡村医生执业准入。在村卫生室执业的医护人员必须具备相应的资格并按规定进行注册<br>· 拓宽乡村医生发展空间。在同等条件下，乡镇卫生院优先聘用获得执业医师、执业助理医师资格的乡村医生。鼓励各地结合实际开展乡村一体化管理试点<br>· 开展契约式服务。乡村医生或由乡镇卫生院业务骨干（含全科医生）和乡村医生组成团队与农村居民签订一定期限的服务协议，建立相对稳定的契约服务关系<br>· 切实落实乡村医生多渠道补偿政策。各地要综合考虑乡村医生工作的实际情况、服务能力和服务成本，采取购买服务的方式，保障乡村医生合理的收入水平 |
| 《国务院办公厅关于城市公立医院综合改革试点的指导意见》 | 5 月 6 日 | 国务院 | · 深化编制人事制度改革。在地方现有编制总量内，合理核定公立医院编制总量，创新公立医院机构编制管理方式，逐步实行编制备案制，建立动态调整机制<br>· 合理确定医务人员收入水平，并建立动态调整机制。完善绩效工资制度，公立医院通过科学的绩效考核自主进行收入分配<br>· 严禁给医务人员设定创收指标，医务人员个人薪酬不得与医院的药品、耗材、大型医学检查等业务收入挂钩<br>· 构建分级诊疗服务模式。注重发挥全科医生作用，推进全科医生签约服务 |

（续表）

| 政策文件 | 时间 | 颁发部门 | 主 要 内 容 |
|---|---|---|---|
| 《国务院办公厅印发关于促进社会办医加快发展若干政策措施的通知》 | 6月15日 | 国务院 | · 推进医师多点执业。加快推进和规范医师多点执业，鼓励和规范医师在不同类型、不同层级的医疗机构之间流动<br>· 加强业务合作。鼓励地方探索公立医疗机构与社会办医疗机构加强业务合作的有效形式和具体途径 |
| 《国务院办公厅关于推进分级诊疗制度建设的指导意见》 | 9月11日 | 国务院 | · 加强基层医疗卫生人才队伍建设。通过基层在岗医师转岗培训、全科医生定向培养、提升基层在岗医师学历层次等方式，多渠道培养全科医生<br>· 建立基层签约服务制度。通过政策引导，推进居民或家庭自愿与签约医生团队签订服务协议。签约医生团队由二级以上医院医师与基层医疗卫生机构的医务人员组成，探索个体诊所开展签约服务 |

## · 政策综述 ·

2015年的医保改革总体沿承2014年医保改革相关政策。2014年8月10日，国务院颁发《国务院关于加快发展现代保险服务业的若干意见》，并于同年10月27日，颁布《国务院办公厅关于加快发展商业健康保险的若干意见》。有研究显示，我国商业健康保险赔付支出在我国医疗卫生总费用中占比不足2%，远低于发达国家10%的水平，商业健康保险在医疗保障体系建设中的作用未得到充分发挥。国家对医疗保险行业的高度重视，相关政策影响在2015年持续发酵，也使得包括商业健康保险在内的相关话题成为跨年度医疗行业最为关注的热点。

《国务院关于加快发展现代保险服务业的若干意见》俗称新"国十条"，其中对医疗保险的相关政策指明了行业未来的发展方向：

一是鼓励健康保险多样化发展。支持保险公司提供与商业健康保险产品相结合的健康管理服务，并鼓励保险机构参与健康服务业产业链整合，甚至参与公立医院改制。这里提及了"健康保险＋"的概念，也就是通过介入健康服务环节来提升健康保险的服务质量，拓展产业链，甚至通过介入公立医院改制来实现健康保险业务由轻资产转变为重资产。在"健康保险＋健康服务"模式方面，2015年4月，中国平安旗下首款互联网健康管理产品"平安好医生"正式上线，通过保险公司牵头，自建家庭医生与专科医生团队，提供在线咨询服务，并结合信息技术，为客户提供个性化的日常健康管理，这种保险公司利用与互联网提供健康服务的模式也是2015年医疗保险行业的一个显著特点。另外在保险公司涉足公立医院改革方面，实际上从 2014 年开始，我国保险公司就积极介入公立医院改革，如阳光人寿、山东潍坊人民医院及潍坊医学院共同筹建阳光融和医院，阳光融和医院也成为国内第一家由保险机构、国有大型医院及教学机构合作兴办的综合性医院，开启了保险机构介入公立医院的先声；2015 年，泰康人寿也在上海、广州等地建设养老社区经验的基础上，于 9 月 29 日以 50 亿人民币收购南京仙林鼓楼医院 80% 股权，这也开创了保险公司收购公立三甲医院先河。由于我国医疗健康服务的主体在医院，特别是公立医院，相信这种趋势会在 2016 年继续延续。另外在 2015 年，我国制药企业开始探索进入医疗健康保险行业，这也是在发展多样化医疗保险政策的一个具体体现。2015 年 4 月，信立泰宣布拟出资不超过 2 亿元发起设立爱心（拟）人寿保险公司，正式涉足商业医疗保险。可见在医疗保险多样化的趋势下，各种类型的医疗保险创新将在后续不断出现。

二是明确政府购买保险服务。新"国十条"对这项内容单列一条，说明了对这项政策的重视程度。政府购买保险服务，对于保险行业来说是扩大了保险市场，对于政府来说则是转变政府职能，建立现代的社会治理体系的过程，可谓意义十分重大。国外实践证明，政府采购商业保险产品和服务，不仅能够有效管理社会风险，而且优化了政府职能，节约了成本，提高了公众满意度。近年来，保险业开展的大病保险、参与"新农合"和基本社会养老医疗经办服务等，据不完全统计，目前包括中国人保、中国人寿、太保寿险、泰康养老、阳光人寿等多家大型险企已经参与到大病医保的承办中，在探索政府采购商业保险服务的模式范围不断扩大。

三是政府开始在税收制度和土地制度方面进行政策倾斜。新"国十条"明确提出适时开展个人税收递延型商业养老保险试点，并落实和完善企业为职工支付的补充养老保险费和补充医疗保险费有关企业所得税政策。同时，加强养老产业和健康服务业用地保障。要优先保障养老服务设施和监控服务业用地的供给，这些无疑对健康医疗保险是更为切实的支持，相信相关实施细则出台后，医疗保险行业切入养老等健康服务面临更多的市场机会。实质上，各地已经在医疗养老结合方面进行了一些探索，例如在 2015 年 3 月，浙江杭州在江干区的两个街道试点医养护一体化，并于 10 月在全区推行。同时浙江也创造性地探索医养护一体化与分级诊疗相结合，分级诊疗也是 2015 年我国医疗行业最为重要的政策。

2015 年 9 月 8 日，国务院颁发《国务院办公厅关于推进分级诊疗制度建设的指导意见》，其中有三条政策是关于医疗保险与分级诊疗制度之间的关系，可谓新体制下对医疗保险给出了清晰的定位。

一是通过支付价格改革实现对参保人就诊的引导作用。政策规定"推进医保支付制度改革。按照分级诊疗工作要求，及时调整完善医保政策。发挥各类医疗保险对医疗服务供需双方的引导作用和对医疗费用的控制作用""完善不同级别医疗机构的医保差异化支付政策，适当提高基层医疗卫生机构医保支付比例，对符合规定的转诊住院患者可以连续计算起付线，促进患者有序流动""通过改革医保支付方式、加强费用控制等手段，引导二级以上医院向下转诊诊断明确、病情稳定的慢性病患者，主动承担疑难复杂疾病患者诊疗服务"，也就是发挥医保支付价格的调节作用，支持基层医疗机构的发展。通过调节医保支付比例，发挥支付手段的调节作用，在各地的医疗保险改革中已经进行了前期的探索，例如在 8 月 26 日，四川省印发《四川省深化医药卫生体制改革近期主要工作安排》中，规定不按转诊程序就医将降低医保支付比例，相信这种办法会在全国建设分级诊疗系统时形成一种普遍性做法。

二是通过一系列支付价格改革，完善医疗服务价格形成机制。这里实质上即是对医疗保险支付价格的两面性提出了全面的认识。支付价格一方面对于参保人是个引导作用，引导其合情合理接受分级诊疗；但另一反面，通过差异化支付体系的形成，反过来实现了对不同层级医疗服务价格的重新厘清。可见本次分级诊疗政策中对医疗保险的价格调节作用是有十分清晰的认识。政策规定"合理制定和调整医疗服务价格，对医疗机构落实功能定位、患者合理选择就医机构形成有效的激励引导""在降低药品和医用耗材费用、大型医用设备检查治疗价格的基础上，提高体现医务人员技术劳务价值的项目价格""理顺医疗服务比价关系，建立医疗服务价格动态调整机制"，这就对后续通过医疗保险的价格机制，降低我国过高的药占比，提高医务人员薪酬，打开了政策通路。

分级诊疗于 2015 年开始在我国推进，在前期"青海模式"试点基础上，又有"浙江模式""湛江模式 2.0"等不同类型的分级诊疗，这其中医疗保险体制改革都扮演了十分重要的作用。例如浙江模式通过医养护一体化的方式，完善家庭医生签约制度和家庭病床制度，并通过调节医疗保险支付比例，给予这些基层医疗服务支持，建立了对家庭医生的奖励机制，并进一步完善医疗服务质量评价标准，医疗保险的价格体系逐步在分级诊疗中发挥双向调节的作用。

2015 年下半年，我国医疗保险改革继续推进。8 月 2 日，国务院颁布《国务院办公厅关于全面实施城乡居民大病保险的意见》，在三年试点探索基础上，开始全面在全国铺开，我国医疗保险市场再一次面临发展机遇。本政策也是 2014 年《国务院关于加快发展现代保险服务业的若干意见》中政府购买商业保险服务政策的一个延续。

事实上在 2012 年 8 月，国家发改委等六部委联合下发《关于开展城乡居民大病保险的指导意见》后，多地开始相继启动大病保险试点。大病保险，是指在参保人患大病、发生高额医疗费用的情况下，对城镇居民医保、新农合补偿后，需个人负担的合规医疗费用再给予进一步保障。大病保险的保障范围与城镇居民医保、新农合相衔接。承办方式为，政府从城镇居民医保基金、新农合基金中划出一定比例或额度作为大病保险资金，向商业保险机构购买大病保险。截止到 2014 年上半年末，共有 13 家保险公司在全国 26 个省 260 个统筹地区开展大病保险，31 个省份均已开展相关的试点工作，其中 16 个省份全面推开，覆盖人口约 7 亿，保障水平平均提高 10~15 个百分点。

各地在探索中，纷纷形成了不同类型的大病医保模式。如广东江门模式、广东湛江模式等，相关保险公司已经取得了丰富的承办大病医保的经验。例如截至 2015 年 7 月，人保健康共承办大病保险项目 62 个，服务人群超过 6 485 万人次。公司共承保政府委托业务项目 245 个，覆盖 24 个省（自治区、直辖市、计划单列市）的 119 个地市，服务人群 1.05 亿人，大病保险业务保费同比增长 42.69%，并形成了"湛江模式""太仓模式""平谷模式""新余模式""红河模式"等各类经办经验，取得了不错的效果。

截止到 2015 年三季度末，全国 84% 以上地区启动实施大病医保，国务院总理李克强也在 7 月召开的国务院常务会议上确定今年支付比例达到 50% 以上，推进大病医保的力度可想而知。

但另一方面，有保险业人士表示，政府购买保险服务的模式仍旧需要进一步探索完善，商业保险对于投保规则的制定、医疗过程的经办和监控，保险公司能介入的环节很少，导致难以进行精确的风险估算。如何通过第三方专业机构的引入，来进一步完善大病医保模式，也是未来一个重要发展方向。2015 年 9 月，海虹控股与湛江医保合作成立第三方支付评审服务中心，湛江社会保险基金管理局将全权委托海虹控股旗下服务中心作为专业审核服务机构，独立进行湛江市医保基金审核、支付、评价以及参保人健康服务等工作。我国政府医保管理制度开始探索购买第三方商业机构服务，这就为更为广阔的大病医保模式积累经验，意义十分重大。

2015 年 10 月 14 日，《国务院关于第一批取消 62 项中央指定地方实施行政审批事项的决定》发布，其中有 7 项涉及医疗审批，其中社会关注度较高的有"取消基本医疗保险定点零售药店资格审查"和"取消基本医疗保险定点医疗机构资格审查"。如果政策推进效果理想，那就意味着从 2016 年起医保定点药店将不再需要行政审批。本项政策也预示了，我国医保管理方式开始从"事前审批"到"事中监管"方式，"宽进严出"将是未来医保资金管理的趋势。

本次放开两项审批，将有利于扩大连锁医疗机构和零售药店。撤销医保的行政许可批阅，并非代表着准入"零门槛"，而是让医保定点药店、定点医疗机构在公平、公正的市场环境下自由竞争，优胜劣汰。无论是医疗机构还是药店，只能靠自身优质的服务来吸引客户，促进行业良性竞争。

## · 政策特点总结 ·

2015 年医疗保险的政策走向和趋势完全继承了 2014 年《国务院关于加快发展现代保险服务业的若干意见》的文件精神，可以说是对该文件政策的细化和延续，与以往医保政策相比，指导思想上出现了鲜明的转变，总结起来有两点。

一是，2015 年的医保政策明确了政府采购专业化服务的政策导向。新"国十条"提出保险服务国家治理体系和治理能力现代化，这是将现代保险体系的建立提高到关系政府国家治理能力的层面，体现了国家将保险业纳入经济社会发展全局的战略性思维和前瞻性部署，这种高度是前所未有的。相对应的，医疗保险作为现代保险体制的一部分，通过政府部门购买商业医疗保险服务，建立政府医保和商业医保之间的良性互动关系，一定是我国商业健康保险发展的必然之路。

二是，2015 年的医疗保险政策体现了"三医联动"思想。这一点在《国务院办公厅关于推进分级诊疗制度建设的指导意见》政策中有了明显的体现，并把医疗保险的价格机制调节作用放到了分级诊疗体制建设的大背景下来考量，重要性凸显。目前，我国基本医疗保障制度支付目前占公立医院六成收入，通过调整支付方式将对医疗供方行为产生较大改变作用，推进基本医疗保障体系支付制度改革将极大引导和改变医患双方诊疗行为，对规范诊疗秩序产生较大作用。这也说明，未来医疗保险将介入到医药价格、耗材价格、医用设备和医务人员服务价格形成机制中去，医疗保险价格制度改革将会是后续深化医改热点领域之一。

可见，我国医疗保险的发展路径和顶层改革思路出现了明显的变化，这些变化势必会对我国的医疗保险行业产生深远影响，值得给予高度的关注。

### · 未来方向 ·

根据目前我国医疗保险行业现状和政策法制趋势，总结未来医疗保险行业发展方向如下（表1-4）：

1. 统一三大基本医疗保险　基本医疗保险应取消目前的职工基本医疗保险、居民医疗保险和新农合分类区别，统一为标准一致的"公民基本医疗保险"。只有实行统一的、标准一致的、公平的医疗保险制度，分级诊疗才能真正体现公平。

2. 通过医疗保险，建立医疗服务质量评估系统　我国将从基层设施建设、县医院发展建设、全科医生团队建设、全科医生签约服务、信息系统整合建设、远程医疗建设、慢性病患者规范化管理和转诊、机构间对口支援等10类20项指标进行监测与评估，这将为确保2017年目标的达成及各项具体工作任务的落实提供有力支撑。

3. 需要进一步创新发展大病医疗保险制度　目前城乡居民大病保险仍属于基本医疗保障范畴，缺乏与之相衔接的补充健康保险，大病医疗保险高度依赖政府医保筹资，可持续发展面临挑战，需要进一步探索多元化筹资机制，加强与商业医疗保险对接。

表1-4　2015年医疗保险体制改革文件

| 政策文件 | 时间 | 颁发部门 | 主 要 内 容 |
|---|---|---|---|
| 《关于做好2015年新型农村合作医疗工作的通知》 | 1月29日 | 卫计委 | ·提高新农合的人均补助标准和农民个人缴费标准<br>·提高政策范围内门诊和住院费用报销比例<br>·全面推开利用新农合基金购买大病保险工作<br>·推动建立分级诊疗制度 |
| 《国务院办公厅印发关于促进社会办医加快发展若干政策措施的通知》 | 6月15日 | 国务院 | ·将社会办医纳入医保定点范围。将符合条件的社会办医机构纳入医保定点范围，执行与公立医疗机构同等政策 |

（续表）

| 政策文件 | 时间 | 颁发部门 | 主 要 内 容 |
|---|---|---|---|
| 《国务院办公厅关于全面实施城乡居民大病保险的意见》 | 8 月 2 日 | 国务院 | • 2015 年年底前，大病保险覆盖所有城镇居民基本医疗保险、新型农村合作医疗参保人群<br>• 2015 年大病保险支付比例应达到 50% 以上<br>• 强化基本医保、大病保险、医疗救助、疾病应急救助、商业健康保险及慈善救助等制度间的互补联动 |
| 《国务院办公厅关于推进分级诊疗制度建设的指导意见》 | 9 月 11 日 | 国务院 | • 推进医保支付制度改革。强化医保基金收支预算，建立以按病种付费为主，按人头付费、按服务单元付费等复合型付费方式，探索基层医疗卫生机构慢性病患者按人头打包付费<br>• 建立完善利益分配机制。通过改革医保支付方式、加强费用控制等手段，引导二级以上医院向下转诊 |
| 《关于第一批取消 62 项中央指定地方实施行政审批事项的决定》 | 10 月 14 日 | 国务院 | • 取消基本医疗保险定点零售药店资格审查、取消基本医疗保险定点医疗机构资格审查<br>• 对于医院和药店的医保定点的审批，原则上 2015 年年底之前将在全国消失 |

# 四、药品器械制度改革：
## 分类基础上的体系重构

2015 年对于药品器械市场来讲是十分重要的一年，特别是药品采购政策方面，在政府取消药品政府定价模式后，开始探索省级药品集中采购制度，结合公立医院改革，重新建构药品价格形成机制，我国药品制度改革在 2015 年迈出了实质性步伐。

### · 政策综述 ·

2015 年 2 月 9 日国务院办公厅颁布《关于完善公立医院药品集中采购工作的指导意见》（即"7 号文"），拉开了本轮药品采购制度改革的大幕；随即在 6 月 11 日，卫计委公布细化配套文件《国家卫生计生委关于落实完善公立医院药品集中采购工作指导意见的通知》（即"70 号文"）。根据这些指导性文件，各省根据实际情况纷纷制定本省药品集中采购招标制度，新一轮药品招标机制也在 2015 年 11 月各省招标采购中全面推开。

本次药品招标制度进一步完善了以省（区、市）为单位的网上药品集中采购制度，实行一个平台、上下联动、公开透明、分类采购。同时国家卫计委继续规范省级药品采购平台建设，实现国家药品供应保障综合管理信息平台、省级药品集中采购平台、医院、医保经办机构、价格主管部门等信息数据互联互通。根据卫计委要求，所有的公立医院 100% 通过省级平台采购药品，公立医院使用的所有药品 100% 均要通过省级平台采购。基于各省级招标平台形成的新的药品价格形成机制在 2015 年正加速形成，这对我国医疗产业影响可谓深远和巨大。

本次药品集中采购机制的总体思路是"四个有利于"，即要有利于破除以药补医机制，加快公立医院特别是县级公立医院改革；有利于降低药品虚高价格，减轻人民群众用药负担；有利于预防和遏制药品购销领域腐败行为，抵制商业贿赂；有利于推动药品生产流通企业整合重组、公平竞争，促进医药产业健康发展。可见本次政策初衷是特别针对目前在药品器械销售市场普遍存在的问题，如以药养医、部分药品价格虚高、药品销售腐败等"顽疾"，所以本次药品采购机制改革被业内外高度关注，是 2015 年医疗行业关注度最高的话题。

本次药品集中采购制度除了继续完善各省级平台、带量采购、双信封等特色之外，最为重要的政策特点有两个方面：

一方面是较为全面的贯彻药品分类思想，政策指导性明确。新机制下药品价格将由招标采购、谈判采购、直接挂网采购、定点生产、特殊药品采购等不同方式确定。其中对临床用量大、采购金额高、多家企业生产的基本药物和非专利药品，发挥省级集中批量采购优势，由省级药品采购机构采取双信封制公开招标采购；对部分专利药品、独家生产药品，建立公开透明、多方参与的价格谈判机制；对妇儿专科非专利药品、急（抢）救药品、基础输液、临床用量小的药品和常用低价药品，实行集中挂网采购；对临床必需、用量小、市场供应短缺的药品，由国家招标定点生产、议价采购；对麻醉药品、精神药品、防治传染病和寄生虫病的免费用药、国家免疫规划疫苗、计划生育药品及中药饮片等属于特殊药品，按原有规定采购。在分类思想指导下，根据不同药品情况制定不同价格形成机制和对应集中采购方式，政策的制定更加具备科学性。

另一个方面是本次药品采购机制改革将和公立医院改革相结合。伴随着我国公立医院改革的深入，彻底破除以药养医将是决定我国公立医院改革成败的关键之一。本次药品集中采购政策有明确规定，在公立医院改革试点城市，允许以市为单位在省级药品集中采购平台上自行采购。2015 年继卫计委推出公立医院综合改革试点 4 省份后，5 月又确定第三批公立医院改革试点城市名单，将公立医院改革试点城市扩至 100 个，在这些城市中都可以探索公立医院在采购平台集中采购。在随后执行新标的安徽、浙江等省份，各试点城市纷纷大面积开展了医疗机构联合采购工作，我国以医联体形式集中药品价格谈判机制开始出现。根据规定，药品的带量采购是指在省级集中招标采购的基础上，由医疗机构或医联体与药企进行成交确认，明确采购的品种、数量及价格等，将量价挂钩，以获得最低采购价格。在这种机制下，医院或医联体与制药企业之间的价格谈判市场化机制将形成，再加上国家在医疗服务价格和医保支付制度的配套改革，医院将极有动力降低药品价格，有望破除我国以药养医、药价虚高和药品销售腐败等一系列问题。

2015 年是我国药品采购机制大破大立的一年，由于新的制度尚在探索和形成期，在各省推进新机制的过程中不免遇到新的问题。如各省招标平台政策制定权限的问题、公立医院"二次议价"的问题等。

8 月 26 日，国家发改委公开致函安徽省办公厅，下发《国家发展改革委办公厅关于建议纠正蚌埠市卫生计生委滥用行政权力排除限制竞争有关行为的函》，建议安徽省责令蚌埠市卫计委排除在对本省药品采购中限制竞争的行为，不得违反《反垄断法》。本次发改委进行干预主要是针对 4 月 10 日发布的《蚌埠市公立医疗机构临床用药单品种带量采购询价公告》，不仅确定了 30 种药品的品种、规格和剂型，还直接确定了生产企业，排除和限制了同种药品不同生产企业之间的竞争。这是放开药品政府定价后，国家发改委第一次在药品招标采购方面发表意见。另外在政策执行过程中，发现部分省份药品集中采购中对低价药价格的有意压制，部分省份仍对投标限价过多的管控等，地方对药品价格招标的规定权限尚不清晰。可见在药品定价权下放到地方后，如何围绕招标平台制定符合各地情况的招标政策，尚需要逐步探索，新机制的形成需要一定的过渡期。

另一个问题就是关于公立医院"二次议价"的问题。有研究表示，组成医联体进行药品带量采购，是国际药品采购的通行做法，也是制药业期盼的药品采购方式。联合采购，可以形成规模采购量，从而使买卖双方通过直接谈判达到提高经济效益、降低交易成本的目的，是推进我国药品招标采购制度改革的有益探索，在绍兴、宁波、蚌埠等各地都有存在。但很多时候这种"二次议价"意味着对集中招标采购制度一定程度上的架空，容易导致药品购销的公平透明性消失。卫计委相关官员多次表示明确反对二次议价，认为这是另一种形式的以药补医。

如何协调显示操作需求和顶层对政策规定的总体部署，也将是后续药品集中采购新制度建设需要考虑的问题。

总之，2015 年，我国药品器械改革步入深水区，由于价格机制改革将会触及更多市场参与者的利益，改革的机遇和挑战都是值得后续密切关注的。

2015 年 8 月 9 日，国务院颁布《国务院关于改革药品医疗器械审评审批制度的意见》，这是继上半年推出药品集中招标政策之后，又一对医药产业有重大影响的药品器械改革政策。

本次改革政策是从目前药品审批的根源问题着手，着力解决我国药品审批积压过多、低效重复审批过多、药品创新不足的问题。通过提高药品审评标准，实现药品安全、有效、质量可控，推进我国医药行业产业的结构调整和转型升级。

本次药器械审批改革，首先从框定定义开始，将药品分为新药和仿制药。将新药由现行的"未曾在中国境内上市销售的药品"调整为"未在中国境内外上市销售的药品"。根据物质基础的原创性和新颖性，将新药分为创新药和改良型新药。将仿制药由现行的"仿已有国家标准的药品"调整为"仿与原研药品质量和疗效一致的药品"。

**首先是本次政策对"新药"的定义做个新的表述。**之前我国对于新药的认定标准比较宽泛，只要未在我国境内上市即可。本次改革后，只有在我国境内外均未上市销售的药品才可以认定为新药，并在此基础上，根据物质基础的原创性和新颖性，将新药分为创新药和改良型新药。这就对新药的标准有了一个提高，也更加符合"创新"原本应该有的意义。同时新药重新的定义，也对这种国外上市多年，但进入中国市场却仍作为新药审批的做法给予否定，很多原有类型的新药注册申请都将被不予审批。

**其次较为重要的是对仿制药参比制剂有了较大幅度调整。**我国目前还是以仿制药为主的国家，现在在审的 2.1 万个品种中，90% 是化药仿制药，这其中 80% 以上是仿制药。且重复率很高，待审申请中，甚至有 8 个品种的申请厂家在 100 家以上，低水平仿制药重复申请现象严重。另外由于原参比制剂标准较低，加上各地执行标准也参差不齐，导致目前被批准上市的仿制药质量得不到保证。仿制药相比原研药在质量上有明显的差距，致使原研药在各地招标采购中都给予了原研药"特殊待遇"，从而可以得到一个较高的价格。本次改变参比制剂标准，将全面提升我国仿制药质量。同时我国药品招标采购制度将会在质量分层上发生重大变革，如在四川省随后发布的药品集中采购意见稿中，已经把通过质量一致性评价的仿制药与原研、进口药品划分在了同一竞价组。虽然增加仿制药一致性评价环节会多少增加些成本，但在与原研药质量保持基本一致的前提下，整体用药成本会大幅下降，原研药与仿制药之间的价差将会逐步回归理性。

第三，是改进相关规定鼓励创新。如药品批号改革，之前我国的药品批准文号和企业捆绑在一起，只有企业才能申请注册新药。研发机构或科研人员若想将自己的研发药物申请注册，必须办工厂，买砖买瓦买设备。这种规定又使得有些企业还要在过剩产能的基础上再去搞重复建设。改革后，我国将允许药品研发机构和科研人员申请注册新药，实行持有人和生产企业分离的制度。我国还将鼓励医疗器械研发创新，将拥有产品核心技术发明专利、具有重大临床价值的创新医疗器械的注册申请，列入特殊审批范围，予以优先办理，单独排队，单开窗口，组织专人开展审评，加快审批速度。改革意见也提出，允许境外未上市新药经批准后在境内同步开展临床试验，鼓励国内临床试验机构参与国际多中心临床试验，符合要求的试验数据可在注册申请中使用。本项改革力度也很大，意味着创新药品可以在国内外同步开展试验，大大缩短创新药的实验时间，从而加快进口速度。

最后，是相关配套政策。如在鼓励生产企业进行一致性评价的方面，就要求建设激励机制。做了仿制药一致性评价的企业将明确其确立的相关药品新标准，并在各省药品招标中给予支持，并在整个申报、公费医疗等方面要能够得到报销。切实让通过一致性评价的企业享受到创新投入的利益，形成鼓励创新的氛围；再比如新政策实行上市许可持有人制度，使得科研人员、科研机构在创新活动过程当中拥有产品的所有权，只要他拥有了所有权，就可以把这种产品变成资本，可以入股，可以投资，也可以委托生产。这样促使创新活力大大提升。

## · 政策特点总结 ·

2015 年药品器械的改革力度很大，无论从上游的审批制度改革还是从下游的招标制度改革，行业都经历了一次不小的改变，这些改变也将持续影响 2016 年及以后我国药品器械行业的发展趋势。

一是药品器械创新是发展大方向。新的药品器械审批政策全面提高审批门槛，鼓励真正意义上的创新活动，并给予创新团队研发人员在审批、生产、招标、报销等一系列的政策支持。这也与"大众创新、万众创业"的时代精神保持一致；

同时在药品集中招标采购新制度中，药品购销双方公开、公平、透明的价格协商机制正加速形成，这对通过一致性评价的仿制药来讲也是福音，有望替代价格较高的原研药市场份额，鼓励企业创新发展的良性机制正逐步形成。

二是药品价格下降应是大趋势。随着新政策对新药、仿制药等一系列重要概念的厘清，我国原有药品分类将会成为过去。原研药将会面临激烈的市场竞争。随着我国逐步将仿制药进行一致性评价，相信会逐步取代原研药市场份额，为整体降低我国药品价格提供基础。另外随着各省药品集中招标平台的建立，特别是公立医院联合参与药品招标采购，会从根本上改变我国以药养医的现状，药品招标将更加公开透明，全国性药品流通大市场可望真正意义上形成，这也为遏制药品价格虚高奠定了良好的制度基础。

三是"三医联动"式改革应是未来改革大特色。从 2015 年这些药品器械改革政策来看，"三医联动"思想已经很好得到体现。如药品招标制度改革就和公立医院改革相结合，破除以药养医难题；药品审批制度改革就充分考虑了药品研发生产方面和采购支付方面的改革配套。医药体制、医保体制和医疗体制改革的相互融合配套也将是后续改革需要坚持的一大特色（表 1-5）。

· **未来方向** ·

1. 公开透明的第三方招标平台制度需要建立　目前药品定价权下放到各省级后，导致各地政策规定的参差不齐。这当然有利于各地发挥积极性，制定符合各地特定的药品招标政策，但从蚌埠事件可以看到，这种政策安排也会导致地方保护主义的抬头。加快各地招标平台的联网，并打造公开透明的第三方制度，应该提到后续药品招标的议事日程。

2. 药品器械招标要更进一步与医保支付制度结合　目前新政策已经在探索药品价格市场化形成机制方面迈出了重要一步，如何在探索公立医院联合参与招标的同时，探索大型医疗保险企业参与招标，或大型医联体联合第三方医疗福利公司联合招标等方面也要加快政策的研讨和制定。

3. 制药企业会加速重组整合　可以预见，新的审批制度和招标制度相互配合，那些质量较差又重复生产较多的药品会面临更为激烈的竞争，行业重组整合将会加剧；另外有真正创新能力的制药企业会进一步扩大市场份额，逐步兼并整合相关企业。政府应重视行业即将出现的这一趋势，制定好相关配套政策，真正推动药品器械行业转型升级。

**表 1-5　2015 年药品器械体制改革文件**

| 政策文件 | 时间 | 颁发部门 | 主　要　内　容 |
|---|---|---|---|
| 《国务院办公厅关于完善公立医院药品集中采购工作的指导意见》 | 2 月 18 日 | 国务院 | · 以省（区、市）为单位的网上药品集中采购方向，实行一个平台、上下联动、公开透明、分类采购<br>· 实行药品分类采购<br>· 规范采购平台建设 |
| 《关于印发推进药品价格改革意见的通知》 | 5 月 4 日 | 发改委 | · 除麻醉药品和第一类精神药品外，取消药品政府定价<br>· 完善药品采购机制，发挥医保控费作用<br>· 药品实际交易价格主要由市场竞争形成 |
| 《关于落实完善公立医院药品集中采购工作指导意见的通知》 | 6 月 19 日 | 卫计委 | · 结合地方实际，抓紧制订具体实施办法，落实部门责任分工，明确时间进度表和技术路线图，并及时上报国务院医改办<br>· 医院要按照不低于上年度药品实际使用量的 80% 制订采购计划，具体到通用名、剂型和规格，每种药品采购的剂型原则上不超过 3 种，每种剂型对应的规格原则上不超过 2 种。药品采购预算一般不高于医院业务支出的 25%~30%<br>· 可根据上一年度药品采购总金额中各类药品的品规采购金额百分比排序，将占比排序累计不低于 80%，且有 3 家及以上企业生产的基本药物和非专利药品纳入招标采购范围<br>· 坚持双信封招标制度 |
| 《关于征求加快解决药品注册申请积压问题的若干政策意见的公告》 | 7 月 31 日 | 食药监总局 | · 推进仿制药一致性评价，上市 3 年后需通过与原研药一致性评价，未通过产品可能会被撤销批号 |
| 《国务院关于改革药品医疗器械审评审批制度的意见》 | 8 月 18 日 | 国务院 | · 将新药由现行的"未曾在中国境内上市销售的药品"调整为"未在中国境内外上市销售的药品"。根据物质基础的原创性和新颖性，将新药分为创新药和改良型新药<br>· 将仿制药由现行的"仿已有国家标准的药品"调整为"仿与原研药品质量和疗效一致的药品"<br>· 对已经批准上市的仿制药，按与原研药品质量和疗效一致的原则，分期分批进行质量一致性评价<br>· 开展药品上市许可持有人制度试点<br>· 改革医疗器械审批方式 |

# 第二章
# 我国医疗行业面临的问题和政策建议

## 一、我国医疗行业面临的问题

尽管我国医改在 2015 年有了一定程度的突破，但总体来看我国医疗行业体制行政化色彩仍旧严重，改革各项制度有待进一步完善，改革任务任重道远。

我国医疗体制的一个主要特点就是医疗资源的行政化，通过"两个层次，七个工具"实现对医疗资源的行政化管理。医疗资源有四个重要组成部分：医生、医院、药品、检查，其中医生是最核心的医疗资源。医疗资源的行政化垄断，是造成我国医药卫生领域内一系列严重问题的根源，也是阻碍医改进一步深化的瓶颈。医疗资源行政化垄断表现为两个层次的垄断和七个控制工具。

第一个层次的行政化垄断表现为：政府行政部门直接控制了我国 2 万多家医院中的 55%（13 440 家医院）。由于这些医院的规模比民营医院大，因此公立医院控制了我国 86% 的医院床位（大约 360 万张床位）、90% 的门诊量、88% 的住院量。

第二个层次的行政化垄断表现为：医院控制了重要医疗资源，将医生、药品和检查与医院捆绑在一起，四项资源属于一个所有者。在大多数国家中，医院、医生、药品和检查在很大程度上分属于四个不同所有者：大多数医生（特别是全科医生）是自由执业者，而非医院的雇员；住院治疗以外使用的药品由药房控制；大型检查设备由独立检验中心控制。

综合上述两个层次的行政化垄断，可以看到，政府行政部门通过直接控制医院，间接控制了所有重要的医疗资源，从而织成了一张医疗资源行政化垄断的天罗地网。

政府行政部门还通过七个工具来实现对医疗资源的行政化垄断：准入、规划、编制、评级、科研、医保、定价。尽管任何国家都对医疗资源的市场准入进行某种控制，但在我国，完全是通过政府的行政化垄断方式进行的，这集中体现在对医生行医执业的控制上。几乎所有国家，医生只要获得资质便获得行医资格，便可以自由开业行医，诊所在多数国家都是医生行医的基本方式。而在我国，绝大多数医生只能成为医院的雇员，成为事业单位中的一个职工才能行医。

将医生与医院捆绑在一起的还有三个重要的绳索。一个是事业单位的编制。第二个是医生的职称，这也是中国的一大特产，在其他国家，医生只有资质和行医权的门槛，而不存在职称的评定，医生的优劣靠的是病人口碑。第三个是科研项目和经费。

政府行政部门对医院的控制也是通过上述一些手段：首先通过市场准入和规划将民营医院排除在大门之外；即使允许你进来，也让你处于一个竞争的劣势地位，让你在边远的位置上开业，只允许你从事一些难以获利的服务项目。政府部门采取行政评级的手段，将医院分为三六九等。科研经费、医保报销、医生职称这些资源，都偏向于公立医院，特别是大型公立医院。

政府通过行政性定价，将医疗服务的价格定在远低于其实际成本和市场供求合理水平下，这样便将医疗与药品和检查这些资源牢牢地捆绑在一起，造成了以药养医、以检查养医的困境。

在上述种种手段中，行政部门控制医疗资源的关键就是对医疗的核心资源即医生的控制。将医生变成准公务员，用编制、职称、科研经费将医生牢牢捆绑在公立医院中，让你无法流动。只要医生成为行政化垄断的对象，整个医疗资源便成为行政垄断下的囊中之物。

通过这两个行政化的层次，利用行业准入、行业规划、医院评级、医生编制、科研支持、医保政策和医疗要素定价等七个工具，彻底实现了医疗资源的行政化（图2-1）。

当具备这种特点的医疗制度在市场化环境运作时，就会产生医疗资源行政化配置与市场化配置这一矛盾，并引发了目前社会上存在的一系列医疗行业问题，这些问题集中表现在两个方面：

1. 医疗资源和服务的倒金字塔状况加剧　行政化垄断造成的第二个严重后

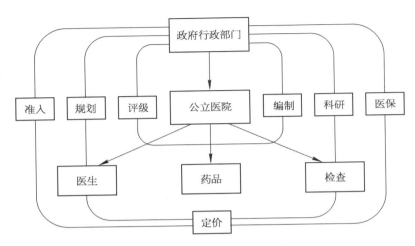

图 2-1　我国医疗资源行政化示意

果是，医疗资源和医疗服务继续向大医院集聚：从 2005 年以来，800 张床以上的大医院数目增长速度最快，从 2005 年的 284 家增加为 2012 年的 1 059 家。医疗服务量也在三级医院中增长速度最快。正是由于有限的医疗人才集中在大医院内，造成医疗服务的倒金字塔现象日益严重，使得老百姓看病贵、看病难的问题持续得不到缓解。

由于行政化的医疗资源配置体制，导致以三甲医院为主的公立医院掌握大量优质医疗资源，在患者就诊环节市场化的条件下，势必涌入各大三甲医院就诊，这就更进一步加剧了医疗资源局部供给矛盾，形成大型公立医院规模庞大、基层医疗服务弱小的倒金字塔局面。2015 年的各项改革政策已经注意到了这一点，并力图通过分级诊疗、多点执业、社会办医等多角度解决这一难题，"强基层"将一直成为我国医改的着力点。

2. 医生的短缺和浪费的矛盾现象加剧　行政化垄断造成的第一个严重后果是，医生的价值（经济价值和职业价值）无法得到实现和合理补偿。在各种医疗资源中，医疗人才是最重要和核心的资源，而医疗人才的短缺在我国已经达到了一种空前危机的状况。在 200 万医生队伍中，有近一半人不具备大学本科教育水平，从而使得我国合格医生与人口的比例严重偏低。然而极为矛盾的现象是，近十年来，大多数医学院毕业生却没有进入临床医生的队伍。正是由于医疗人才没有随着人们的需求相应增长，从而使得医疗服务供不应求的问题进一步恶化了。

　　医生是提供医疗服务的主体，医生资源的配置从某种程度上说决定了医疗整体资源的配置。我国的公立医院由于行政化的管理体制色彩严重，将医生作为医院的一个部门束缚在行政化的公立医院体制下，医生服务的市场化机制形成并不充分，这就导致了医生资源不能够按照市场规律进行配置。一方面，优质的医生资源在患者汇集的公立医院内始终是稀缺资源，在高负荷工作强度下仍旧不能满足患者就医需求；另一方面，患者单方面按照医院评级选择就诊机构，基层医生和其他医疗机构的业务还达不到饱和的程度，导致医生资源的浪费。在医生资源没有市场化配置的前提下，其他环节的市场化改革只会更加加剧这一矛盾现象。医生服务的市场化是我国医改的核心所在，是绕不去的坎。

## 二、对我国医疗行业的政策建议

### · 长期措施 ·

　　从长远来看，我们认为我国的医疗体制改革势必要经过三个长期改革过程：

　　1. 社会非营利医院占主导地位　我国现有的公立医院并不是真正意义上的公立医院。真正的公立医院应当主要依靠政府经费，对病人实行免费或低价服务。而我国目前的公立医院 90% 的收入靠病人和医保，只有 10% 的收入来自政府经费。这样一种收入的结构与国外的民办非营利性医院并无区别。

　　我们应当将社会和市场无法经营的医院办成真正的公立医院，主要依靠政府资金来支持，例如传染病医院、精神病医院、军队和退伍军人医院，以及贫困地区和边疆少数民族地区的医院等，而让社会和市场来办其他能够经营的医院。这样真正的公立医院只要占医院的大约 1/4 就可以了，而非营利性的民办（社会）医院可以占医院的主导地位（大约一半）。

　　这些社会非营利性医院的收入主要来自病人、医保和社会捐赠，政府也可以通过一些项目进行补偿，例如对医院科研教学的支持，对基本建设项目的支持等。政府只要放弃上述的行政垄断手段，特别在医院的人事管理上放手，就可以将目前的公立医院转化为社会非营利医院。这些医院将成为社会资源，而不是由某个政府部门或某个私有者来支配和控制。

　　2. 自由执业的医生占主导地位　实现医疗资源社会化的最重要途径是将医生转化为独立的自由行医主体，而非医院的雇员。比较合理的医生执业结构应当是，一部分医生，特别是专科医生和住院医生，可以继续作为医院雇员。而多数医生，特别是全科医生和基层工作的医生，应当成为自由职业者。他们可以单独开业，也可以组成私人诊所或联合医疗组织。还有一些医生可以同时具备两种身份，既是医院的雇员，同时一部分时间在自己的诊所工作。只有这样，医生的就业渠道才能大大开放，才能解决目前医学院毕业生找不到工作，或者不愿意去基层医疗机构工作的问题。

目前三级医院的医疗资源只对自己医院内的医生开放，基层或其他医院的医生无法使用。因此，医学院毕业生一旦进不了大医院工作，便意味着无法接触到先进的医疗设备，从而业务发展受到阻碍。而当大量的医生不再是医院的雇员时，大医院的资源就要对其他医生开放，通过竞争和签约，让其他医生来使用自己的手术和诊疗设备。如此，医生不必非要成为大医院的雇员，完全可以在基层工作，同时又不失去业务发展的机会。

这样医院与医生之间就形成了弹性的选择竞争关系：大医院希望与好的医生建立合作关系，好的医生可以同时与多家医院签约，并在多家医院行医。这样，优秀的医生和大型医院便成为社会化的资源：医院并不能垄断医生，医生也不能垄断医院的资源。

当医生的执业途径打开后，将有利于解决目前大量医学院毕业生不去行医的问题，从而有助于改变我国医生质量低、特别是基层医生质量低的问题。随着基层医生素质的提高，将会改变目前大量病人拥挤在大医院的情况，从而解决看病难的问题。因此，医生执业的独立化和社会化，从而大量医生诊所的出现，将是解决我国看病难问题的根本途径。

3. 合理的定价机制　实现医疗资源的社会化还需要对医疗资源的价格做出合理定价，改变目前政府行政机构单独定价的做法。应当建立医疗资源价格的社会定价机制，由供求双方，加上医疗行业的相关利益方，形成价格的谈判机制，扭转目前对医疗服务价格严重偏低的状况，使得医生成为有吸引力的职业，吸引社会最优秀的人才来学医和行医。

我国医疗人才的数量和质量多年来停滞不前，根本原因在于长期压抑的医疗服务价格以及僵化不变的定价机制。医疗服务价格严重背离了供求规律，我国目前医疗服务价格与其他各种价格之间的比价，已经达到了非常荒唐的地步，医生门诊收费竟然低于理发和洗脚的价格，更是远低于电影票的价格。由此产生了一系列严重后果：医生公开收入的严重偏低，使得优秀人才不愿意学医，医学院毕业生不去行医；医生只能依靠过度用药和检查来弥补收入，医患之间的矛盾和冲突日益激化；有限的医疗人才集中在大医院内，造成医疗服务的倒金字塔现象日益严重，看病难问题长期无法缓解。

因此，建立一个合理有效的医疗服务定价机制，使医疗服务价格符合供求规律，已经成为我国深化医改刻不容缓的急迫任务。长期以来我们将医疗服务的价格做了冷冻处理，放弃了价格杠杆对于医疗资源的调节作用。在这个背景下，许多人形成了思维定式，只是期望依赖增加政府投入来解决看病难问题。尽管我们需要提高政府财政对于医疗卫生的投入，但是只有建立一个合理的价格体系和定价机制，才能从根本上解决我国医疗机构收入补偿问题。

一提到放开价格和市场定价，人们首先担心的就是医疗费用是否会出现飞涨，从而加剧看病贵。实际上，医疗服务价格只是整个医疗费用的一个组成部分。在多数国家，医疗服务与医疗产品（药品和检查）在整个医疗费用中的比例是 7：3，而我们国家是倒过来的 3：7，即医疗服务只占整个医疗费用的 30%。在医疗人才的劳动价值被严重低估，劳动收入得不到合理补偿的情况下，以药养医、以检查养医就成为一个无法避免的现象，而这种扭曲的医疗服务补偿方式造成了严重的浪费和低效，为医患矛盾埋下了导火线。因此，当我们提高医疗服务价格，逐步消除过度用药和检查时，医疗费用并不必然上升，相反可以通过减少浪费来实现医疗总费用的不变，甚至下降。

## · 短期措施 ·

从短期来看，我们建议推动四个方面的改革。

一是公立医院改革。公立医院改革在我国已经迫在眉睫，应在目前已经推广改革基础上，进一步向广度和深度推进。广度上，扩大公立医院改革范围，将成熟的改革经验进行总结推广；深度上，在目前破除以药养医和管理制度改革基础上，加大"三医联动"，将公立医院改革放到分级诊疗制度建设和医疗保险制度改革中一并考量。

公立医院改革可以三管齐下：

（1）法人治理结构改革：大多数医院应当首先进行法人治理结构改革，政府行政部门将人财物的权利下放给医院，特别是人事管理权。通过双轨制来逐步取消事业编制和医生、医院的行政评级制度。

（2）多元化参股：对于一部分医院，吸收企业集团和社会资金，采取多元参股的方式来逐步将公立医院转化为社会非营利性医院。

（3）转制：一部分医疗可以转制，例如大型企业内的职工医院等。

二是社会多元化办医。积极引进民营资本力量，参与公立医院改革，推动现代医院管理体制建设；同时丰富患者就医渠道，提供多层次市场服务。在目前出台政策基础上建议进一步做实，落实对社会资本办医的优惠政策，可以重点地区重要试点的方式进行探索。

多元化办医也可以三管齐下：

（1）鼓励举办社会非营利性医院：通过税收等激励政策，鼓励大型企业集团和社会资本举办社会非营利性医院。在过渡阶段，可以考虑政策上的一些支持措施，例如允许低水平的利润分成，原始投入资本在一定期限后可以退出。

（2）适度控制营利性医院比重：在多数国家，营利性医院的数量都不占医院的多数。因此，我们应当适度控制营利性医院的比重。

（3）改造公立医院：吸收社会资本，通过参股和转制途径，对现有的公立医院进行改造。

三是医生多点执业。目前多点执业主要局限在公立医院体系，实现医生在其他公立医疗机构和基层医疗机构的多点执业。后续要积极探索医生资源的市场化，对各类医生服务模式的创新，政策上要给予鼓励和支持。

可以鼓励公立医院与民营医院分享医疗人才，将医生执业决定权交给医生与医院之间协商决定。鼓励公立医院与民营医院的医生互相兼职，进行公私合作。

四是发展医生诊所。医生诊所作为医生独立执业、自由执业的一个主要方式，要在政策制定上给予明确，并在医保准入方面给予政策倾斜。开放医生办诊所的大门，鼓励和帮助医生建立私人诊所、合伙制诊所和连锁诊所，主要从事基本和全科医疗服务，吸引病人将基本医疗服务、常见病和多发病留在医生诊所中。

在整个改革过程中，特别需要加强政府行政监管和行业监管，转变政府行政机构的职能，从直接管理到间接管理，通过收集和公开信息、合同和法律等手段来做好监管工作。

从 2015 年我国各方面的医疗政策可以看出，我国的医疗体制改革正进入深水区，各方面的改革相互影响、彼此勾连，凸显了改革的复杂性。相信在我国政府不断深化改革的大背景下，我国医疗行业体制机制必将逐步理顺，满足人民群众日益增长的医疗健康需求。

产业篇

# 第三章
# 中国健康产业创新热点分析

    2015 年是中国医疗健康产业创新遍地开花，继续与政策相互呼应促进的一年。本年度创新的热点集中于医生集团、慢性病管理、精准医疗、医院信息化改造、远程医疗、机器人、医药电商、医保控费等方面。其中既包括了产品和技术创新，也包括了商业模式以及管理制度上的创新。一方面，医疗健康产业里，尤其是在移动医疗领域的创新活动很多来自于"草根"的创新，大多以移动互联网为工具，以商业模式的创新为主。"草根"主要包括了海归的技术派、传统药品器械企业和公立医院跳出来的创业者，也有从互联网、快销、O2O 领域进入到医疗健康领域的探路者。而另一方面，创新也包括了以公立医院、民营医院为主体对自身的改造。产业巨头也开始或加快了他们在医疗健康领域产业的创新步伐，药品器械生产和分销零售巨头、医疗保险集团，以及产业外的 BAT 三大巨头、地产公司等纷纷采用新建、并购或合作的方式，进入或拓宽自己在医疗健康产业的布局。

    这些创新活动都瞄准了目前医疗体制内仍然存在的"痼疾"，也与政策的进一步发展互相呼应，比如医生集团期望体现医生在医疗市场上的真正价值，与医师多点执业政策的放开相互促进；而医保控费，医院信息化改造也是公立医院改革的重要任务；远程医疗的创新则成为国家推进分级诊疗尤其是基层医院发展非常重要的工具。

    在 2015 年上半年，创新活动在政府鼓励、资本热捧、孵化器产业园等推动下风起云涌。在移动医疗某些领域，甚至已经出现了过度同质竞争的局面。2015

年下半年，在医疗技术和产品创新继续稳步推进的同时，以移动医疗为代表的商业模式创新活动从"燥热"期开始进入到"冷静"再思考的阶段。如果说在移动医疗发展的第一阶段，大家还在聚焦于用户流量的快速增长以及渠道的快速铺开，那么当现阶段移动医疗的创新遇到医疗体制内无法"撬动"的障碍时，转型和可持续发展的商业模式等挑战开始拷问"创新"的含金量。我们观察到以丁香园、微医集团（挂号网）、春雨医生为代表的移动互联网公司开始探索线下的发展模式。而在医生集团和医药电商等领域的创新活动仍然在等待和呼吁着政策层面的进一步放开，以释放其真正的市场价值。奇璞也期待着这些创新活动能形成一股巨大的市场力量，从另一个角度树立一个标杆，继而推动体制内的进一步变革。

奇璞研究团队选取了 2015 年行业中四个热点，分别是远程医疗、移动医疗、医药电商和医生集团，并从不同角度对于该领域发展的商业模式进行了探讨。

# 研究报告一
## 中国远程医疗商业模式特点探讨

在一个 13 亿人口的大国，经济发展水平在较短时间内有了很快增长，但是医疗资源，特别是医疗人才并没有得到相应增长。优质医疗人才高度集中在几个一线城市的三级医院内，造成大量病人涌入，医疗服务的倒金字塔现象愈演愈烈，医疗质量和病人就医体验每况愈下。看病难和看病贵在很大程度上与这种医疗资源供不应求的状况有关。

在这种情况下，远程医疗便成为缓解医疗人才短缺和分布集中、医疗服务可及性差和医疗费用昂贵等问题的手段之一。互联网、物联网、信息技术、移动医疗等一系列技术手段的发展，为远程医疗提供了技术上的支持。政府在推动远程医疗发展上一直兴致勃勃，出台了一系列政策。然而，远程医疗在我国的发展始终处于不温不火的状态。

远程医疗的发展需要调动三级医院、基层医疗机构、医保、病人等各个利益相关方的积极性。在远程医疗的两端，往往是三级医院缺乏积极性，他们的服务并不能得到相应的补偿，而只能将此作为一项公益性的活动。如何发挥市场的作用，建立一些提供远程医疗的第三方平台；同时推动医保参与支付，这就需要在远程医疗的商业模式上进行创新，完全依靠政府推动无法摆脱画饼充饥的现状。

政府目前在积极推动分级诊疗，希望将医疗资源下沉、病人流向基层。如果将远程医疗与分级诊疗结合起来，将远程医疗与医联体结合起来，将会有助于这一目标的实现。因此，利益机制的设计十分重要，不然良好的愿望永远只能停留在纸上。

# 一、远程医疗行业概况

## · 什么是远程医疗 ·

远程医疗（telemedicine）是指通过通信技术、计算机技术与多媒体技术同医疗技术的结合，实现远距离就诊治疗等一系列医疗活动的医疗服务。目前，远程医疗技术已经从最初的电视监护、电话远程诊断发展到利用高速网络进行数字、图像、语音的综合传输，并且实现了实时的语音和高清晰图像的交流，为现代医学的应用提供了更广阔的发展空间。

从狭义来说，远程医疗颠覆了传统的医患就诊模式，通过通信技术和计算机技术手段，实现医生和患者远距离交流沟通，完成传统线下就诊流程的医疗服务活动；从广义上说，远程医疗势必要结合更为复杂的多媒体技术、数据传输技术、文件和图像数字化技术等其他学科技术，从信息化和数字化的维度重构人类生命科学。

## · 远程医疗目前的发展现状 ·

相较国内而言，国外远程医疗起步早、发展相对较快。远程医疗的概念最早由美国提出，在此基础上远程医疗经历了三个阶段。在第一阶段为 20 世纪 60 年代初，远程医疗在此期间开始出现，并侧重于研究性探索和局部试点应用。进入 20 世纪 80 年代后期，现代通信新技术推动了远程医疗迈入第二阶段，在此阶段，远程医疗在远程咨询、远程会诊、医学图像的远距离传输、远程会议和军事方面取得了较大进展。而进入 21 世纪，移动通信、物联网、云计算、视联网等新技术推动了第三代远程医疗发展，具有远程动态监测血压、血糖、心电等功能的众多智能健康医疗产品逐渐面世，远程医疗逐步走出医院大门，走向社区（表3-2）。

在远程医疗轰轰烈烈的发展浪潮中，美国、欧洲等国家和地区都扮演了举足轻重的角色，在远程医疗方面取得了长足的发展。

美国是世界上远程医疗网络最为发达的国家之一，美国大力发展远程医疗的目的除了改善医疗质量以外，另一个重要的目的是降低医疗费用。在20世纪60年代初，美国国家宇航局（NASA）建立了远程医学试验台，为太空中的宇航员以及亚利桑那州Papago印第安人居住区提供远程医疗服务。在80年代中期，美国政府的医改计划通过信息和远程通信手段降低300亿~1 000亿美元的医疗费用（表3-1）。

欧洲各国远程医疗发展状况比较集中地代表了当今世界的最高水平。德国、英国、意大利、法国、西班牙、挪威等国在远程医疗、远程医学教育、远程医学研究、公共卫生、医疗保健管理等方面取得了重要进展，其在大学、医院建立了一些应用和实验性的网络，为远程医疗在欧洲的普及奠定了坚实基础。据不完全统计，欧洲已有超过50个国家建立了远程医疗系统，拓展到了几乎所有的临床学科。

表3-1　国外远程医疗发展阶段

| 远程医疗发展阶段 | 远程医疗发展特征 |
| --- | --- |
| 第一阶段<br>（20世纪60年代初） | 远程医疗开始出现，侧重于研究性探索与局部试点应用 |
| 第二阶段<br>（20世纪80年代后期） | 推动因素：现代通信新技术推动了第二代远程医疗的发展<br>应用领域：在远程咨询、远程会诊、医学图像的远距离传输、远程会议和军事医学方面取得了较大进展 |
| 第三阶段<br>（21世纪后） | 推动因素：移动通信、物联网、云计算、视联网等新技术推动了第三代远程医疗发展<br>应用领域：具有远程动态监测血压、血糖、心电等众多智能健康医疗产品逐渐面世；远程医疗逐步走出医院大门，走向社区 |

数据来源：奇璞研究。

我国远程医疗起步晚、发展相对较慢。总体来看，我国远程医疗系统建设在经历了局域性研究试用的萌芽阶段后，正处于区域性集团化建设应用的快速发展阶段，并将向跨域性一体化协同应用的扩张阶段逐步过渡。

（1）萌芽阶段：局域性研究试用。

我国自20世纪80年代末开始进行研究性远程医疗试验探索，90年代中期开始进行实用性远程医疗系统建设与应用，形成"多点开花、专域应用"的发展局面。

（2）快速发展阶段：区域性集团化建设应用。

进入 21 世纪后，我国远程医疗建设应用快速发展。2010 和 2011 年，国家规划和组织实施了两期区域性远程医疗试点项目建设，范围覆盖了 12 家部属（管）综合医院及 22 个中西部省（区、市）、新疆生产建设兵团的 500 个县级综合医院和 62 个省级三甲综合医院，并依托省级大型医院建立了多个远程医学中心。

（3）扩张阶段：跨域性一体化协同应用。

随着远程医疗系统相继投入使用，跨域性一体化协同应用开始出现，这在一定程度上缓解了医疗资源分布不平衡所造成的问题。在这个阶段，中日友好医院、浙江大学附属第二医院、郑州大学第一附属医院等医院的远程医疗技术迅速发展，发挥了积极的带头作用，为医疗系统跨域性一体化协同应用做出了突出贡献。

表 3-2　我国典型的开展远程医疗的医院

| 医　院 | 远程医疗发展现状 |
|---|---|
| 中日友好医院 | 1998 年成立远程医学中心，2012 年设为国家卫计委远程医疗管理与培训中心，与全国 20 余个省市、自治区和日本、美国、德国等多个国家和地区开展了远程医疗活动 |
| 浙江大学医学院附属第二医院 | 可视远程医疗会诊中心，全省联网。开通基层医院与其远程会诊系统，截止到 2013 年，已经完成了疑难病例远程会诊 15 万余例，提供手术直播 60 余次，为 6 000 余名医护人员提供远程继续教育 |
| 郑州大学第一附属医院 | 1996 年开始建立河南省远程医学中心，是我国最早成立并实际运行的远程医学中心之一，建立了覆盖河南省 118 个县级医院的服务网络，与四川省江油市人民医院、新疆维吾尔自治区阿克苏地区第一人民医院建立了跨区域互联 |

数据来源：奇璞研究。

## 二、我国远程医疗商业模式特点

### · 政策主导推动、医院端为核心 ·

我国一向重视远程医疗的发展。2009 年，中共中央、国务院出台的《关于深化医疗卫生体制的改革意见》中明确提出要"积极发展面向农村和边远地区的远程医疗"。2010 年，国家开始积极推进远程医疗相关项目，先后发布《卫生部办公厅关于印发 2010 年远程会诊系统建设项目技术方案的通知》和《卫生部办公厅关于加快实施 2010 年县医院能力建设和远程会诊系统建设项目的通知》等多个文件。2012 年，国务院印发《卫生事业发展"十二五"规划》，要求"发展面向农村及边远地区的远程医疗系统，提高基层尤其是边远地区的医疗卫生服务水平和公平性"。同年出台的《"十二五"国家战略性新兴产业发展规划》将远程医疗纳入"信息惠民工程"，开展中医远程医疗需求分析和调查研究。2013 年国务院《关于促进健康服务业发展的若干意见》中进一步细化了远程医疗的内容，提出建设"远程影像诊断、远程会诊、远程监护指导、远程手术指导、远程教育等"。2014 年，国家卫计委颁布的《远程医疗信息系统建设技术指南》对远程医疗的建设构想从概念细化到落实。2014 年 8 月 29 日，国家卫计委发布《关于推进医疗机构远程医疗服务的意见》，就我国远程医疗服务未来发展给出政策性意见，主要包括"明确服务内容，确保远程医疗服务质量安全"和"完善服务流程，保障远程医疗服务优质高效"（图 3-1）。

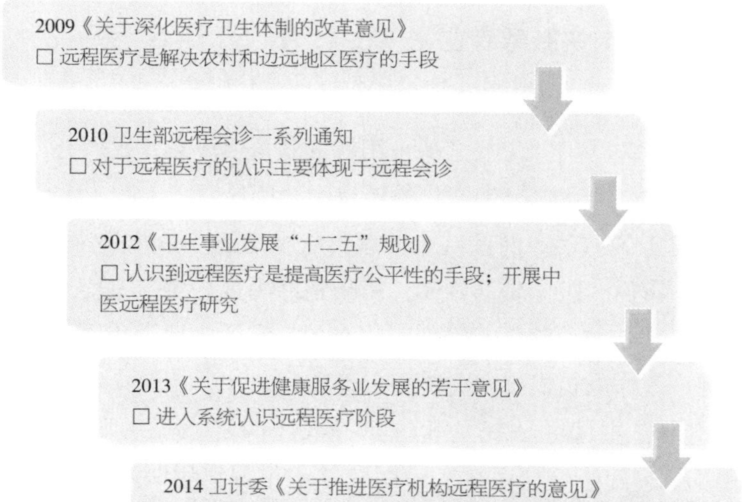

2009《关于深化医疗卫生体制的改革意见》
□ 远程医疗是解决农村和边远地区医疗的手段

2010 卫生部远程会诊一系列通知
□ 对于远程医疗的认识主要体现于远程会诊

2012《卫生事业发展"十二五"规划》
□ 认识到远程医疗是提高医疗公平性的手段；开展中医远程医疗研究

2013《关于促进健康服务业发展的若干意见》
□ 进入系统认识远程医疗阶段

2014 卫计委《关于推进医疗机构远程医疗的意见》
□ 对远程医疗服务方式明确指出：允许 B2B B2C 模式，禁止的 C2C 模式

图 3-1　我国对于远程医疗方面的政策演变

图表来源：奇璞研究

从我国远程医疗行业发展的脉络来看，政策推动的特征十分明显。一方面我国远程医疗政策建立初衷是解决医疗资源公平性的问题，远程医疗开展地区以农村地区和边远地区为主，远程医疗活动开展的主体是三级医院和广大的基层医疗机构。2010 年以来，中央财政投入 8 428 万元，支持 22 个中西部省份和新疆生产建设兵团建立了基层远程医疗系统，并安排 12 所原卫生部部属（管）医院与 12 个西部省份建立高端远程会诊系统，共纳入 12 所原部属（管）医院、98 所三级医院、3 所二级医院和 726 所县级医院，有力推动了远程医疗的发展。根据我国国家卫计委 2013 年的统计，全国开展远程医疗服务的医疗机构共计 2 057 所。医院端是我国远程医疗行业的主导力量。

另一方面，随着远程医疗服务的广泛应用，国家层面需要对远程医疗的管理规范、实施程序、责任认定、监督管理等做出明确规定，以促进其健康发展。从去年公布的《技术指南》上看，我国将依托各层级医疗机构，计划建立从国家级到省市级直至基层医疗机构的远程医疗信息系统（图 3-2）。

综上，无论从政策初衷来看还是从目前推进的远程医疗信息系统架构来看，我国远程医疗行业的核心是各级医院端，远程医疗相关的商业模式应基于这一基本情况筹划。

## · 层次丰富、加快服务专业化 ·

远程医疗的一个显著特点就是医患之间不面对面交流，信息技术在医患交流中的重要性变得尤为突出。覆盖了从预约就诊到诊后康复几乎所有层面，远程医疗层次将十分丰富，专业化分工合作的特点十分明显。

通过专业分工的方法，将医院中一些传统业务逐步分离出来。对门诊挂号、心电监测、医学影像、医学辅助诊断、药品辅助决策、实验室检测甚至一些特殊科室进行分离。这一方面将大幅降低医疗费用，有效支撑远程医疗活动；另一方面也为基层医疗工作人员提高专业能力创造有利条件。

例如杭州市在主城区依托杭州市第一人民医院、杭州师范大学附属医院（第二人民医院）、红十字会医院、中医院 4 家市属三甲医院建立临床影像会诊中心、临床心电会诊中心、消毒供应中心和慢病联合诊疗中心等"四大中心"，在区县（市）建立县域临床检验中心、临床影像会诊中心、临床心电会诊中心、临床病理诊断中心和消毒供应中心等"五大中心"，让大医院的优质资源得到共享。

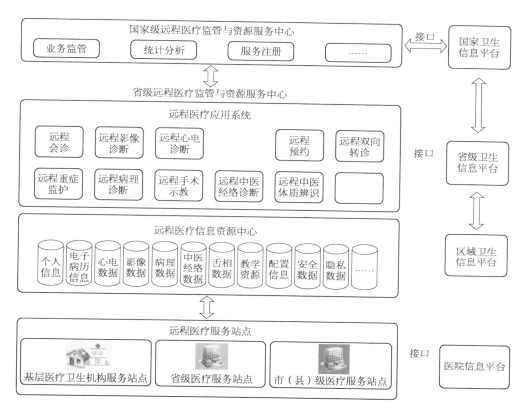

图 3-2　我国远程医疗信息系统总体架构

图表来源：《远程医疗信息系统建设技术指南》，奇璞研究

以临床影像会诊中心为例，基层医疗机构遇到疑难的胸片、CT 等影像资料时，可上传至市级大医院的临床影像会诊中心，会诊中心专家会在半小时内提出会诊意见传回到基层医疗机构。而且大医院的会诊是免费的，以前检查仅互认检查报告单，现在市级医院跟社区服务中心影像的结果可以互相调用，目前影像结果的调用达到 4.2 万次。

有了会诊平台，直接提高了基层医疗机构诊疗判断能力。同时，会诊也提高了基层医疗机构医师的业务水平。

### · 应用场景多样　新商业模式层出不穷 ·

可以说每一个专业化应用的场景即可构造一个商业模式。从远程医疗几个主要使用者来看，主要有面向患者应用的远程医疗商业模式、面向医生应用的远程医疗商业模式和面向医院应用的远程医疗商业模式。

1. 面向患者的商业模式 基于患者的远程医疗平台解决的首要问题是节省医生和患者的精力和时间，线下的就诊可以换到线上视频来进行，这一技术看似是最简单的，却也是作为线下服务补充最有效的。

对于患者来说，优秀的远程医疗系统需要提供与医生实时的视频交流，需要方便地联系到需要的医生资源。以美国远程医疗企业 American Well 为例，它为美国的保险公司、雇主和个人提供远程医疗服务，实现旗下诊所与相关客户基于电脑端、移动端等远程问诊、诊断、电子病历传输、咨询等医疗服务。由于这种远程医疗形式具备方便、节省排队时间、与医生易产生亲近感、节省医疗费用开支等作用，受到美国医疗保险公司的支持（图 3-3）。

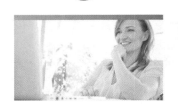
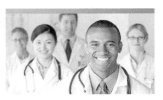
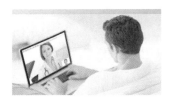

**Enroll**

Creating an account is easy, and only takes a minute. Once your account is created, your information is stored safely and securely for all future online visits.

**Select a doctor**

We believe in choice. That's why we show you the doctors available in your state, and let you review their backgrounds and ratings so you can decide who to see.

**See a doctor**

Over the web or using one of our mobile apps, you can see and speak with a doctor over live, high-quality video.

图 3-3 美国 American Well 远程医疗系统

图表来源：公司网站

对于患者端，操作方便、节省排队时间、与医生良好的互动体验将是患者端远程医疗商业模式成败的关键。对于使用医院医生资源的患者来说，提供便捷的预约挂号服务、相比于线下服务更长的服务时间等将是提高患者远程医疗服务度的重要因素。由于我国特殊的公立医院环境，不太可能对所有患者提供远程医疗服务，所以医院患者端的远程医疗很有可能具备以下一些特点：一是主要面向农村偏远地区患者和社区医院患者；二是结合医院预约挂号系统；三是结合分级诊疗，使远程医疗成为医院服务的一个重要中转环节。

对于面向商业化患者的远程医疗商业模式，除了满足快捷的预约医生服务外，良好的医生服务态度和在线交流感觉则成为关键。一方面这需要提供远程医疗服务的服务提供商具备高素质的医师团队；另一方面还需要为医生提供高水平的辅助医疗信息系统，例如电子病历、医学影像数据、辅助诊断系统等。远程医疗系统的复杂程度和投入将会较高。

2. 面向医生的商业模式　从国内外经验来看，共同面对的问题是，医院的系统五花八门，病人的资料来自不同医院，每次换医院或者医生都需要共享过去的病史和检查资料，因此电子病历系统和影像传输存储成为最迫切的需求之一。这些需求也无疑提高了医疗辅助服务的专业化程度。

除了这些非常实际的需求，另外一类是目前使用频率不高的可穿戴设备。比如梅奥诊所的心脏支架术后追踪APP，研究证明使用APP使心脏病复发的可能性降低了40%。但这样有临床实验支持的数据追踪产品非常少，很多产品虽然对医生来讲很有用，但由于时间短，使用人群有限，效果还不能用数据来说明。

远程医疗从实际弥补面对面医疗服务的不足，到解决更深一层次的问题——支持医生决断，是一个必然的趋势，这中间需要一个发展过程。对于远程医疗服务提供者来说，是一个不断专业化的过程。早期的视频技术和文件传输的技术门槛比较低，市场从业者也很多。但一旦深入到病人追踪和健康管理，对从业者要求变高，专业性增加，还涉及产品的临床测试等问题，进入门槛明显会变高，一旦市场接受，爆发增长的潜力很大。

如何将上述辅助医生诊断系统与医生服务界面的有效结合是一个十分重要的问题，远程医疗服务商在提供与患者可视化界面的基础上，为医生提供专业化、可视化的辅助诊断系统，方便医生更快速、更准确地为远程医疗患者提供服务。

除了专业性远程医疗辅助系统以外，还有针对远程会诊和医生示教等方面的远程医疗系统。基于医生的远程医疗商业模式是细分市场较多，是目前投资活跃的领域。

3. 面向医院的商业模式　对于医院的远程医疗商业模式，主要是考虑医院可以提供的特殊医疗服务领域是一般的医生远程医疗系统不具备的，例如提供远程家庭监护、提供远程急救监护等领域。

正如前述，在我国，医院端是远程医疗行业的主体，医院端的远程医疗系统集各类远程医疗商业模式之大成。以浙江大学医学院附属第二医院（下称：浙医二院）为例。

2008 年 7 月 31 日，浙医二院覆盖全省 50 个县市的远程医疗网络正式开通，标志着全国第一个远程医疗网络正式投入运营。自 2007 年下半年，浙医二院联合浙江大学医学院附属妇产科医院（省妇保）、浙江大学医学院附属儿童医院（省儿保）、浙大健康管理有限公司等单位积极筹备全省可视远程会诊医疗网。在试点工作的基础上，于 2008 年 1 月起在全省开展建设医疗网络架构，利用社会资金为每家协作医院构建设备，开通各地基层医院与浙医二院远程会诊系统，使边远地区和海岛的疑难、危重病患者在当地医院就能享受到省级专家"面对面"的诊疗服务。据初步统计，系统在仅仅正式开通 1 个月左右就会诊了各地患者 600 余人次，其中 97% 左右的病人继续留在当地医院治疗，仅 3% 左右的病人确需转到省级医院进一步诊疗。

浙医二院远程医疗系统有几个突出特点。

一是采用一套高清视频通信系统，采用了以色列 RADVISION 的 SCOPIA MCU 作为整套系统的核心音频、视频处理设备，同时配备了 100 台意大利爱斯乐高清视频会议终端 X7 和 10 台 Pro-s 视频会议终端，使这套覆盖了浙江省市、县级 50 多家医院的庞大系统全部实现了高清。

二是具有远程医疗终端设备，如远程听诊器等，较早应用了可穿戴设备。

三是结合预约挂号系统。浙江省广大百姓如需看专家找名医，只需登陆浙大远程医疗网，即可了解医院、专家及其门诊排班时间，并即时通过网银或其他网上支付工具进行网上挂号、付费。会诊中心将就近安排协作医院为其提供远程会诊服务。

四是结合"双向转诊"和"分级诊疗"。在解决了"双首付款"、医生衔接培训、医生定期随诊等一系列问题后，浙医二院与杭州市滨江区首度尝试开展社区卫生服务双向协作。利用此系统开通了社区医疗服务中心专家可视远程病房移动查房系统。浙医二院有关科室专家与社区服务中心诊治医师保持联系，指导开展病人的治疗（表 3-3）。

从这个例子也可以看到，我国医院端的远程医疗系统是我国实施远程医疗业务的主体。

表 3-3 基于不同客户的应用场景的远程医疗商业模式汇总

| 面向客户的应用场景 | 远程医疗商业模式 | | 意　义 |
|---|---|---|---|
| 患者 | 预约平台<br>可穿戴设备 | | 解决入口模式 |
| 医院 | 远程家庭监护<br>三级远程医疗系统<br>远程急救<br>远程重症监护 | | 解决区域内和跨区域传输协议<br>解决公共卫生服务<br>解决特殊情况卫生服务 |
| 医生 | 远程会诊<br>远程培训示教系统 | | 解决远程医疗场景下医患互动模式<br>解决人机一体化，医生可持续成长 |
| | 专业支撑系统 | 电子病历系统<br>远程心电<br>远程辅助诊断<br>远程影像<br>辅助用药信息系统 | 解决专业化分工 |

数据来源：奇璞研究。

## · 地区特色鲜明　商业模式因地制宜 ·

我国医疗资源分配不均匀。在中国，城市和农村地区医疗服务的差距非常明显。城市的医疗卫生专业人士、执业医师、注册护士和床位数远高于农村地区，城市地区医务人员的数量约是农村地区的两倍，造成医疗资源结构性失衡，医疗资源过分集中在大城市、大医院，基层医疗机构的服务能力不足、服务质量不高（图 3-4）。

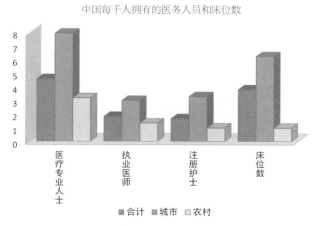

图 3-4　我国医疗资源分布不均匀
图表来源：《远程医疗信息系统建设技术指南》，奇璞研究

医疗资源分布不均衡进一步降低了医疗资源的使用效率。由于基层医疗机构的服务能力不足、服务质量不高，病人更倾向于到城市的大型医院就诊，这一行为进一步加剧了资源利用的低效性。我国大型医院比其他医院诊疗人数和入院人数都多，病床使用率更高（表 3-4）。

**表 3-4　我国医院病床使用率** (%)

| | 2009 | 2010 | 2011 | 2012 |
|---|---|---|---|---|
| 总计 | 84.8 | 86.7 | 88.5 | 90.1 |
| 三级医院 | 102.5 | 102.9 | 104.2 | 104.5 |
| 二级医院 | 84.8 | 87.3 | 88.7 | 90.7 |
| 一级医院 | 54.5 | 56.6 | 58.9 | 60.4 |
| 综合医院 | 85.6 | 87.5 | 89.3 | 91.0 |
| 专科医院 | 83.5 | 85.7 | 87.0 | 87.6 |

数据来源：奇璞研究。

远程医疗可以有效提升医疗资源的可及性，提高医疗资源使用效率。特别是远程医疗应用于居民分布范围比较广的农村和边远地区，远程医疗商业模式要考虑到当地实际特点。

例如为生活在偏远地区的人们提供可靠的医疗检测服务的"健康心翼"项目，在技术手段和商业模式上就必须适应客户这一特点。"健康心翼"项目为位于山东、安徽、四川和重庆的 4 个医疗资源稀缺的地区提供服务。当地社区卫生所部署了由中卫莱康研发的基于第三代移动通信技术的远程心电监测系统，该系统由内置心电图传感器的智能手机、基于 WEB 的电子病历软件、位于诊所的远程心电监测工作站组成。每个工作站包括一台联网计算机终端，医务人员可以随时访问患者的电子病历。智能手机自动通过中国电信 3G 网络将患者数据发送给北京中卫莱康呼叫中心的心脏病专家，随时获得反馈。

根据中卫莱康统计数据，该项目自 2011 年实施以来，在 4 个社区卫生所，共有 96 名社区医生使用，11 012 名患者从中受益，其中有 1 171 人被检查出患有严重的心血管疾病，并被推荐到更高级别的医院做进一步的检查和诊断。

从这个案例我们可以看到，基于现有通信网络、便携式远程终端设备、分布式工作站和集中式呼叫中心等商业模式的设计，都是充分考虑到患者位于地广人稀和非发达地区的结果。

　　而近期四川省在家庭开展远程医疗方面动作频频，充分契合四川地广但医疗资源分布不均的特色。2014 年 10 月，"健康四川"服务云平台作为国内第一个以省级卫生计生行政部门主导的 APP 正式上线，并在年底前将所有三级医疗机构全部接入云平台，通过门户网站、手机 APP、微信等手段，为老百姓提供就医导航、预约挂号、健康档案查询、检验检查结果查询、新农合（医保）信息查询等服务。2015 年 8 月，四川省又出台了国内第一个省级卫生计生行政部门制定的《关于开展家庭远程医疗试点工作的指导意见》等配套文件，对试点工作的目标、原则、步骤、准入等进行了规范。2015 年 10 月，以"健康四川"作为全省家庭远程医疗的入口和开放统一信息系统平台，开展互联网医疗服务试点。

## 三、奇璞研究模板——远程医疗

　　综合以上，我们提供的奇璞研究模板如图 3-5。

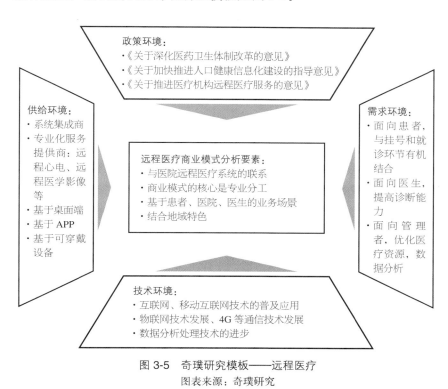

图 3-5　奇璞研究模板——远程医疗
图表来源：奇璞研究

# 研究报告二
## 中国医疗健康类 APP 的商业模式特点与思考

信息缺乏是医疗健康行业的致命问题。信息包括人们本身身体健康状况和疾病状况的信息、医疗服务性能和质量的信息、医疗服务成本和价格的信息、医疗机构和医生的服务质量、药品和检查的种类和价格的信息。现阶段，这些信息不仅缺乏，而且在供需双方之间分布不对称，医疗服务需求方由于缺乏各种信息，在医疗健康中往往处于被动地位，需要依靠医疗服务提供方来进行指导。

数字化信息技术、移动智能技术、互联网、物联网、大数据等一系列现代信息技术的发展，为改善和解决医疗健康领域的信息短缺问题提供了强有力的手段。随着智能手机的普及和移动互联网技术的发展，医疗健康类手机 APP 的数量正在飞速增长，为弥补信息短缺的问题提供了重要的工具。

但是，目前各个领域的 APP 都出现一种趋势。有数据表明，现有的 400 多万个 APP 应用平均生命周期只有 10 个月。85% 的用户会在 1 个月内将下载的应用程序删除。5 个月后，这些 APP 的留存率仅有 5%。超过八成的 APP 沦为摆设，成为无人问津的沉睡"僵尸"。这种现象在医疗健康的 APP 中也有反映。

如何使得医疗健康类 APP 真正创造和提升价值，是提高医疗健康 APP 生命力的关键。这些价值主要体现在对于医疗健康领域的三个利益相关方的影响上。首先，对于消费者和病人，APP 需要帮助他们获得更多、更及时的信息，使得医疗健康服务流程更方便、更节约时间和费用，同时可加强对慢性病的管理。对于医疗健康提供方来说，APP 需要帮助他们更好地发挥专业能力，提高工作效率、质量和经济效益，改善与病人的沟通，更方便获得病人的信息。最后，对于医疗服务的支付方（医保、政府、企业和个人），APP 需要有助于节省医疗费用、提高医疗支出的使用效率。

医疗健康领域的创新需要关注使用者、医疗提供方和医疗费用支付方三方的利益，为他们创造价值，只有这样医疗健康 APP 才能够避免昙花一现的现象。

# 一、医疗健康 APP 市场现状

## · APP 对传统医疗健康市场影响巨大 ·

基于安卓和 iOS 等移动终端系统的医疗健康类 APP 应用是移动医疗技术的一种，通过使用移动通信技术来提供医疗服务和医疗信息。目前国内已有近 3 000 多款移动医疗 APP，主要提供寻医问诊、预约挂号、购买医药产品以及查询专业信息等服务。它为医疗卫生服务提供了一种有别于传统模式的有效方法，在医疗人力资源短缺的情况下，通过移动 APP 可解决医疗服务可及性的问题。

移动医疗 APP，改变了过去人们只能前往医院"看病"的传统生活方式。无论在家里还是在路上，人们都能够通过 APP 随时听取医生的建议，或者是获得各种与健康相关的资讯。医疗服务，因为 APP 的参与，不仅将节省之前大量用于挂号、排队等候乃至搭乘交通工具前往的时间和成本，而且会更高效地引导人们养成良好的生活习惯，变治病为防病。可以说，病人在医院经历过的所有流程，从预约挂号到出院结账，都可以用移动 APP 予以优化。因为移动应用能够实现快捷医患互动和高度信息共享及专业信息查询，从而达到简化工作流程，提高整体工作效率的目的。

## · 医疗健康类 APP 市场发展迅速 ·

移动医疗市场规模快速发展，市场快速扩展。2011 年国内移动医疗市场规模 15.8 亿元，2014 年是移动医疗行业逐步成熟后进入发展期的拐点年，市场规

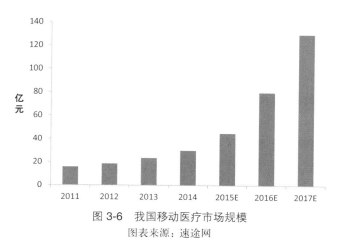

图 3-6  我国移动医疗市场规模

图表来源：速途网

模增长至 30 亿元，同比增长 89.9%，移动医疗市场爆发式发展的阶段已经到来，预计 2015 年国内移动医疗市场规模可增至 45 亿元，2016 年增至 80 亿元，2017 年可达 130 亿元。市场发展迅速，行业前景广阔（图 3-6）。

截止到 2013 年，医疗健康类 APP 产品已达近 3 000 多种，2014 年预计达到 5 000 种，2015 年预计达到 6 000 种左右（图 3-7）。医疗健康类 APP 犹如雨后春笋。

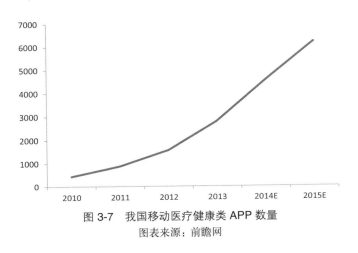

图 3-7　我国移动医疗健康类 APP 数量

图表来源：前瞻网

从分类上说目前尚没有准确的分类方法，大致主要包含以下几类。

（1）一类是没有与硬件端绑定，这是移动 APP 较为普遍的形式。其中又分为如下几类。

1）资讯型：提供医疗健康相关的资讯和信息，主要提供用户关注领域中最新发生的信息和权威观点。

2）百科数据型：提供用户关注领域的"百科全书"，例如用药助手等。

3）线下对接服务型：这种类型不单单是信息或者数据的集合，而且帮助客户找到线下资源，例如医药电商 APP、预约挂号类的 APP 以及好大夫在线这种向医生咨询的 APP。

4）专业细分类型：例如只关注妇幼类型的 APP、养生类型的 APP 等。

（2）另外一大类是需要手机与其他硬件端绑定的类型，这一类的 APP 无不起到收集数据并提供数据分析，甚至联系相关医生、指导用药等方面的作用。

1）健康类 APP：这一类的特点是与健身器械相结合，例如 Nike+ 等，提高用户的健身积极性，跟踪自己的健康类数据。最新推出的 Apple Watch 即植入了 8 款健康类 APP。

2）医疗类 APP：即通过医疗级硬件终端将数据传输至手机 APP 中，再由手机 APP 提供数据记录分析，手机血糖仪等即属于这一类（图 3-8）。

从下载量上看，线下对接服务类型的 APP 最值得市场青睐。截止到 2014 年 12 月 26 日，超过 100 万次下载量的有七款，多为这一类类型（图 3-9）。

国外远程医疗发展相关 APP 见表 3-5。

**表 3-5　国外远程医疗发展阶段**

| APP 名称 | 用途 | 描　述 |
|---|---|---|
| StepWise | 减重 | 一款具有卡路里和减重跟踪功能的计步器，用于跟进健身进度 |
| Instructor | 短时健身锻炼 | 可开启一个 7 分钟锻炼项目，由科学家设计，共有 12 种锻炼项目 |
| Aqua Pura | 水分摄取 | 帮助你追踪摄水量状况，并提供一个可视化方式来回顾过去 1 周的消耗情况 |
| WaterMinder | 水分摄取 | 追踪摄水量并提醒你补充水分 |
| Deadline | 生活习惯 | 会询问你一系列关于生活习惯的问题，然后将通过数据分析来预估你的寿命 |
| Biceps | HIIT 训练 | 一个为专业训练人士设计的语音控制计时器 |
| Run 5k | 初级跑步训练 | 一个帮助缺乏经验的跑步人士的语音指导。Run 5k 会告诉你什么时候需要慢跑，什么时候开始走，什么时候休息 |
| Fitness Spades | 游戏化训练 | 像玩游戏抽取卡片那样，根据随机指令来完成锻炼项目 |

数据来源：动脉网，奇璞研究整理。

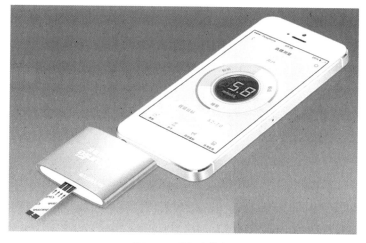

图 3-8　手机血糖仪

图表来源：公开资料，奇璞研究整理

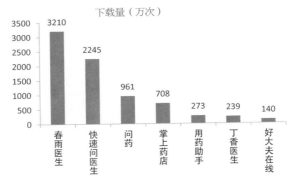

图 3-9　移动医疗 APP 下载量排名统计（截止到 2014 年 12 月底）

图表来源：公开资料，奇璞研究整理

## 二、医疗健康 APP 行业及商业模式的若干特点

奇璞研究针对医疗健康 APP 使用的情况，近日进行了客户问卷调查，共回收调查问卷 300 余份，总结了该行业的若干特点，值得行业内相关的商业模式借鉴（由于本次调查样本覆盖有限，调查结论仅作讨论参考，须注意）。

### · 行业发展空间巨大，但竞争十分激烈 ·

本次调研对象分布情况较好，覆盖了健康产业人群和非健康产业人群，其中健康产业人士占比三成，非健康产业占比七成（图 3-10）。

在健康产业从业人士占比达到三成的情况下，安装医疗健康 APP 的客户占调查者的比例仅占 44.4%。通过交叉数据分析，非健康产业从业人士没有安装医疗健康 APP 的比例达到 61%，从安装空间来看市场空间仍旧可观（图 3-11）。

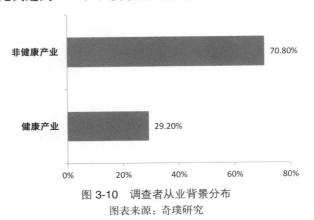

图 3-10　调查者从业背景分布

图表来源：奇璞研究

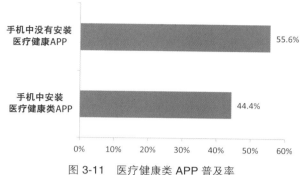

图 3-11　医疗健康类 APP 普及率

图表来源：奇璞研究

　　在安装医疗健康 APP 的人士中，我们发现六成的客户仅安装 1 款 APP，八成的客户仅安装 1~2 款医疗健康 APP，相对于目前市场上 4 000 余款 APP 的情况，可谓竞争激烈（图 3-12）。

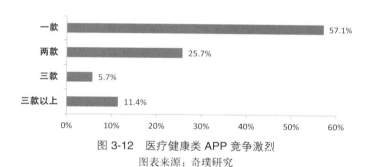

图 3-12　医疗健康类 APP 竞争激烈

图表来源：奇璞研究

　　以医药电商为例，目前市场上医药电商的 APP 数量很多，从开发者的情况来看，主要分为三种：一是原有医药连锁企业，利用丰富的线下资源，开展医药电商 APP；二是药品企业，通过销售自我生产的药品，以达到降低药品终端价格、确保药品质量等目的；三是非医药行业企业，通过 APP 起到连接消费者和药品销售企业的目的（图 3-13）。

　　以九州通的好药师 - 去买药 APP 为例。九州通医药集团股份有限公司是主要从事医药产品、医疗器械、保健品等产品的批发业务，同时涉及药品研发和生产、零售连锁以及以药品为中心的增值业务的大型企业集团。公司的前身是1999 成立的武汉均大实业有限公司，主要从事药品的批发相关业务。2003 成立九州通集团有限公司，理顺了公司架构，完成了管理转型。2010 年 11 月 2 日上午九州通医药集团正式在上交所挂牌上市。

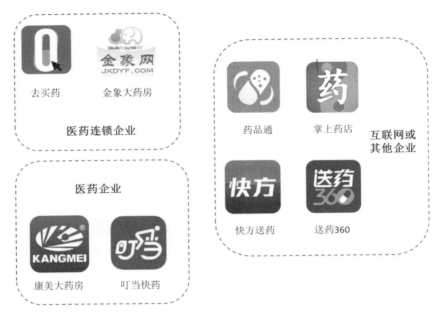

图 3-13    目前医药电商 APP 代表

图表来源：奇璞研究

目前，九州通是中国最大的民营医药物流企业，在全国医药商业企业中位列第三名，中国民营医药商业企业第一名，已连续 5 年入围"中国企业 500 强"。截止到 2013 年，公司拥有下属省级大型医药物流中心 22 家（二级公司）、地市级物流配送中心 31 家（三级公司）及业务办事处 400 个（配送站），覆盖了国内大部分行政区域，形成了国内辐射面最广的医药配送网络。

好买药 APP 依托于九州通庞大的线下连锁药店网络和丰富的配送网络，在医药电商 APP 行业处于前列。

公司的医药电商 APP 商业模式具备如下一些特点（图 3-14）：

一是较为完备的 O2O 体系。九州通医药电商打通线上资源和线下各类渠道，与 10 万家终端药店、各地物流中心和配送中心联为一体，逐步实现线上线下全部对接，这相比于其他药品类医药电商和纯互联网医药电商来讲，线下资源整合力量更为强大。

二是横向上系统的打通和联合。未来九州通将打通好买药 APP 平台、九州通医药交易平台和好药师网络平台，将 B2B 和 B2C 端数据整合、PC 端和移动端数据整合，打造九州通平台上的大数据平台（图 3-15）。

三是基于药品配送的服务拓展。一方面基于 APP 平台，汇集大量客户数据

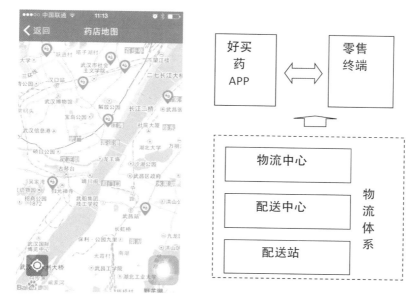

图 3-14　九州通 APP：强大的 O2O 能力
图表来源：奇璞研究

和药品数据，好药师 - 去买药有望形成药品商对消费者的直接沟通渠道和平台，平台价值潜力进一步凸显；另一方面静待处方药外配模式的完善，逐步构造处方药交易平台，为后续逐步成长为 PBM 类公司奠定基础。

### · "重度垂直" 类医疗服务 APP 最受客户欢迎 ·

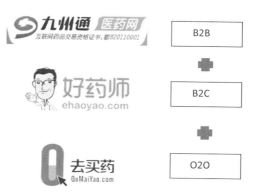

图 3-15　九州通未来各平台的整合
图表来源：奇璞研究

　　根据前文的分类，我们对医疗健康 APP 的类别使用情况进行的调查。从调查结果看，妇幼类、养生类和预约挂号类的 APP 安装份额最大，三者合计占到一半以上（图 3-16）。

　　可以看见，"重度垂直" 类的应用比较受到客户的青睐，将一个市场细分做精做透并形成线上和线下的闭环，应该是各类 APP 应用努力的方向之一。

　　以问诊咨询类为例。这一类是对线下资源整合能力要求比较高的一类，竞争相比壁垒比较高。其中以春雨医生和好大夫在线两个比较典型，二者的商业模式

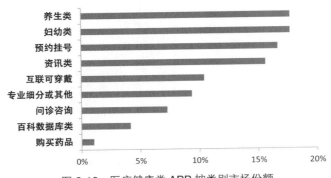

图 3-16　医疗健康类 APP 按类别市场份额

图表来源：奇璞研究

都是通过互联网链接相关的医生，并都向导诊的功能发展。其中春雨医生是下载量和使用人数比较高的一款 APP，商业模式上很有特点。

春雨掌上医生 APP 是一款"自查＋问诊＋导诊"的健康诊疗类手机客户端；用户可通过春雨掌上医生，查询有可能罹患的疾病，免费向专业医生提问。目前，春雨医生注册用户有 4 500 万，注册医生 5.5 万个，日均问题量 6 万个（图 3-17）。

春雨医生主要的商业模式是"问诊＋自诊＋导诊"。咨询问诊是春雨医生最初的主要功能，由于较为专业的医生队伍和高效的回复广受好评。之后，为了缓解医生资源的不足，同时提高服务效率，春雨医生通过其自身的大数据系统建立了病症自查模式，让机器的智慧来提升人的效率，以近乎为零的边际成本来做大春雨的平台。自诊的内容来源于问诊产生的数据，春雨把问诊的 1 000 多万数据格式化、结构化，沉淀下来作为自诊的搜索引擎。用真实数据所做自诊模型的边际成本基本为零。

在 2014 年后春雨医生加入了导诊模块，2014 年 4 月，春雨医生发布空中医院版本，加入了线下预约、私人医生和快捷电话等功能，旨在完成医疗 O2O 的商业闭环，解决用户的黏性较低，用户群变现难度较大的问题（图 3-18）。

对比好大夫在线，我们可以发现春雨医生的特点是更倾向于患者体验端，自诊的设定和

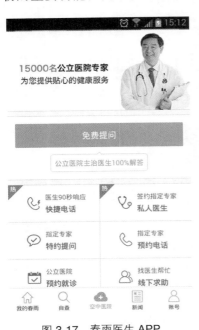

图 3-17　春雨医生 APP

图表来源：奇璞研究

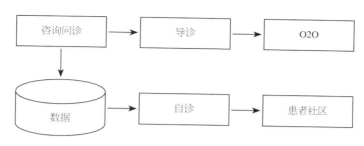

图 3-18　春雨医生 APP 商业模式扩展
图表来源：奇璞研究

患者社区提供了较好的客户体验；而好大夫在线侧重在于医生交互，在于进一步对于医院的扩展。可以设想，未来问诊咨询类的 APP 将越来越重视线下资源的扩展，春雨发展"空中医院"已经说明了线下资源的重要性，行业"重度垂直"趋势越来越明显（表 3-6）。

表 3-6　春雨医生和好大夫在线对比

| APP | 春雨医生 | 好大夫在线 |
|---|---|---|
| 商业模式 | 问诊 + 自诊 + 导诊 | 通过提供诊疗信息向病人收取咨询中介费方式获利 |
| 模式优点 | 医生专业度高，回答效率高；自诊是亮点，解决医生资源有限的问题 | 起步早，医生资源相对丰富，盈利模式相对清晰，形成商业闭环 |
| 模式缺点 | 用户变现能力弱 | 患者的体验、医患沟通的效果、较高的收费将制约其发展 |

数据来源：奇璞研究。

另外问诊咨询类的产品一直都没有很好地实现盈利，都尚未找到一种有效、可持续的盈利模式。这也是为何问诊咨询类 APP 经历了数轮融资后还在持续摸索发展方向，并持续获取外部融资的原因（表 3-7、3-8）。

表 3-7　春雨医生融资情况

| 时　　间 | 融 资 类 型 | 融资金额（单位：万美元） |
|---|---|---|
| 2011 年 11 月 | A 轮融资 | 300 |
| 2013 年 | B 轮融资 | 800 |
| 2014 年 8 月 | C 轮融资 | 5 000 |

数据来源：公开资料，奇璞研究。

表 3-8 好大夫在线融资情况

| 时 间 | 融资轮次 | 融资金额 |
|---|---|---|
| 2007 年 | 第一轮 | 雷军和联创策源（300 万元） |
| 2008 年 | 第二轮 | DCM 第二轮约 300 万美元的投资 |
| 2011 年初 | 第三轮 | — |
| 2015 年 6 月 | 第四轮 | 挚信资本、崇德资本（6 000 万美元） |

数据来源：公开资料，奇璞研究。

### · 可穿戴设备空间巨大，健康监测具备入口潜力 ·

从可穿戴设备的普及度来看，调查者中使用可穿戴设备的比例占 26%，比例尚低，行业发展空间较大（图 3-19）。

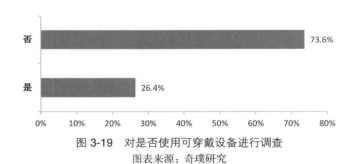

图 3-19 对是否使用可穿戴设备进行调查
图表来源：奇璞研究

从目前可穿戴设备使用的效果来看，满意度也差强人意。仅有 18% 的被调查者表示对使用效果满意（图 3-20）。

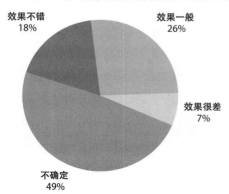

图 3-20 对使用可穿戴设备的效果调查情况
图表来源：奇璞研究

可穿戴设备中不得不提 Apple Watch，从最新的披露情况看，Apple Watch 内置八款健康类 APP，同时内置 NFC 芯片。苹果也公布了全新的医疗应用 ResearchKit，是苹果专为医学研究者打造的一款软件基础架构。研究人员可以基于这个开源的架构创建出各种健康应用，通过 iPhone 适应后可以收集各类病患的健康数据，帮助人们诊断各种疾病（图 3-21）。

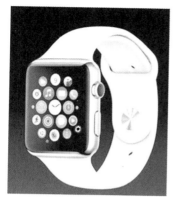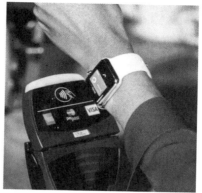

图 3-21 Apple Watch 产品及使用场景
图表来源：奇璞研究

Apple Watch 对于可穿戴设备的定义十分准确，可以视为 iPhone 功能的延伸，集合传感器和手机控制器的随身携用硬件设备。通过 Apple Watch 收集人体体征和健康类数据，并通过 iPhone 对接到 HealthKit 和 ResearchKit 两大数据平台，完成后续应用服务对接功能。可以说，Apple Watch 将成为未来健康数据的入口级设备（图 3-22）。

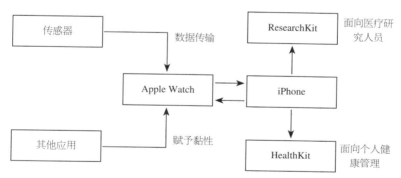

图 3-22 Apple Watch 为基础的健康数据入口
图表来源：奇璞研究

## 三、政策建议：
### 中国应加强医疗健康类 APP 的监管

医疗健康类 APP 在近些年快速蓬勃发展，但鱼龙混杂的医疗健康类 APP 市场一方面对 APP 使用者造成了一些负面影响，另一方面也对医疗健康类 APP 的快速发展产生了副作用。

首先，医疗健康类 APP 提供诊疗意见的专业性尚待考证。医疗健康类 APP 提供大量与医疗、健康相关的信息，部分来源于医疗资料、部分来源于网络、部分来源于注册者的解答，其中的专业性、真实性、可信度有多高尚待考证，一些非专业的诊疗意见会影响公众对医疗常识的认知和自我健康的判断。

其次，医疗健康类 APP 数据分析的准确性未知。很多医疗健康类 APP 发挥诊疗功能最主要的是使用大数据的分析和运用，而这个过程涉及信息的获取、分析、计算等一系列复杂的过程。而我国尚未对此类 APP 制定强制的技术标准和认证，因此分析结果的真实性、可靠性存在疑问，如果误诊极易产生负面影响。

最后，医疗健康类 APP 一旦产生负面影响，消费者追索赔偿权得不到保障。医疗健康类 APP 属于第三方应用终端平台，除了一些实体单位上线的医疗 APP，其他单纯的医疗 APP 是多方共同应用的平台，应用者多为非实名注册用户，尤其是信息的提供者，一旦出现危害后果，追诉目标很难确定。使用者需要追诉研发者、权属者，还是信息提供者，或是联合追诉尚未有相关的法律规定。

在美国，海量的移动医疗 APP 为消费者提供了过多的选择，在移动医疗 APP 良莠不齐的情况下，有多个第三方组织正在努力解决这个问题，如 Happtique、Patient View、Health Tap、Wellocracy 和 IMS Health App Script，致力于为大家提供 APP 的评级、评估以及某些情况下的认证机制。

而在中国尚未出现独立的第三方对移动医疗 APP 进行评级，因此，一方面为了保护消费者权益，另一方面为了保证医疗健康类 APP 质量，净化医疗健康类 APP 市场，促进其健康、稳步发展，需要对医疗健康类 APP 出台相应的政府监管措施。

## · 发达国家可借鉴的监管模式 ·

美国作为发达国家，对于医疗健康类 APP 监管相对较早，监管体系也相对较为完善。

2011 年 7 月 21 日，美国食品药物管理局即 FDA 颁布了《移动设备医疗类 APP 管理草案》，该草案称：标签、宣称、广告等口头或文字描述中有诊断、治疗、疾病预防等用途的 APP 将被纳入管制范围，但受限的对象仅限于有"实质制造行为"的软件开发商，不包含经销商，如设计、贴标或提供云端医疗的开发商等。

2013 年 9 月 23 日，FDA 发布了《医疗 APP 开发指南》，明确了监管方法。对于那些风险较小的绝大多数移动医疗 APP，FDA 拟行使执法自由裁量权，这意味着它不会强制按照联邦药品与化妆品法案执行。FDA 将 APP 的监管和审批的重点集中在那些可能因产品质量问题而对用户健康造成威胁的 APP 和相关产品，具体如下：

（1）与常规医疗设备配套使用 APP——例如医生在智能手机或者平板电脑上使用影像文档与通信系统（PACS）查看医学影像做出诊断。

（2）将移动平台转变成常规医疗设备——例如能将智能手机变成心电图设备检测心率异常或监控心脏病发作等。

另外，众议院的两党联盟于 2013 年 10 月提出了《使用合理的监督技术以提高监管效率法案》（Sensible Oversight for Technology which Advances Regulatory Efficiency Act），而参议院中共和党与独立派的联盟则于 2014 年 2 月提出了《防止监管过度以促进医疗技术法案》（Preventing Regulatory Overreach to Enhance Care Technology Act）。这些法案的目的都是为了限制 FDA 对于移动健康领域的监管范围。

**表 3-9 美国移动 APP 法案情况**

| 时　　间 | 监管方案 |
|---|---|
| 2011 年 7 月 21 日 | 颁布了《移动设备医疗类 APP 管理草案》 |
| 2013 年 9 月 23 日 | 发布了《医疗 APP 开发指南》，明确了监管方法 |
| 2013 年 10 月 | 《使用合理的监督技术以提高监管效率法案》 |

数据来源：奇璞研究。

相比美国，欧盟对移动健康应用的认证批准流程显得高效开明。在进行批准认证时，欧盟授权成员国范围内超过 70 个评审机构进行审查，一旦一款设备通过了任何一个机构的审核批准，便可以在整个欧盟范围内进行销售。因此，相对来说效率较高。

2013 年 10 月，医疗设备监管部门国际论坛同意在未来五年内向医疗软件的标准化监管方向迈进。欧盟已经开始着手建立一个更加标准化的测试系统，并决定在 2015 年由欧洲议会发布一份关于使用电子设备进行医疗卫生保健工作的报告。这种标准化措施可以合理化审批认证流程，减少监管的不确定性（表 3-10）。

发展中国家乃至整个亚洲地区的对于健康医疗 APP 的监管相对来说较为不足。以韩国为例，在 2014 年 3 月之前，韩国认定带有移动健康应用和相关功能的三星手机不是医疗设备，并不存在任何的监管限制。

**表 3-10　美国与欧盟的移动 APP 监管模式比较**

|  | 美国模式 | 欧盟模式 |
|---|---|---|
| 监管范围 | 划定可以执行自由裁量权的设备范畴，部分 APP 不受监管 | 全部监管 |
| 监管严格程度 | 《移动设备医疗类 APP 管理草案》《医疗 APP 开发指南》等法律相继出台，法律较为完善，监管严格 | 欧盟授权成员国范围内 70 个评审机构进行审查，通过任何一个机构的审核批准便可销售，效率较高 |
| APP 审批速度 | 受监管的 APP 审批相对较慢 | 较快，效率较高 |
| 未来监管方向 | 提出《使用合理的监督技术以提高监管效率法案》和《防止监管过度以促进医疗技术法案》，限制 FDA 对于移动健康领域的过度监管范围 | 着手建立一个更加标准化的测试系统，减少监管不确定性 |

数据来源：奇璞研究。

　　而中国医疗 APP 起步相对较迟，但医疗 APP 是有关生命安全的健康产品，理应监管。因此，依据西方的监管经验，我国应着手对医疗健康类 APP 拟定相关的监管措施，确保医疗健康类 APP 市场健康的发展环境。

## 四、奇璞研究模板——医疗健康 APP

　　综合以上，我们提供的奇璞研究模板如图 3-23。

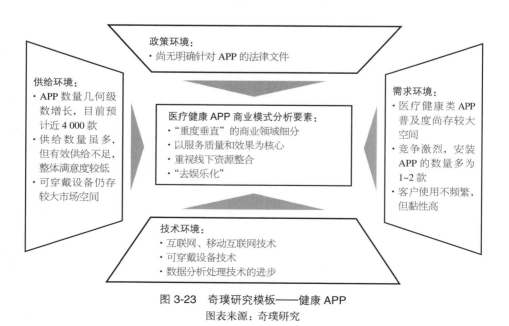

图 3-23　奇璞研究模板——健康 APP

图表来源：奇璞研究

# 研究报告三
## 从商业场景研究角度剖析医药电商

2014 年，国家食品药品监督管理局（CFDA）发布了《互联网食品药品经营监督管理办法（征求意见稿)》，文件中有一些亮点，对于推动网上药店发展具有重要意义。互联网加药店究竟在我国医改的大背景下可能产生什么影响，或者只是简单将药店搬到互联网上？对于我们目前的医疗卫生体制，网上药店是否会产生颠覆性的影响？

在一个市场机制发展充分的医疗卫生体制中，医疗卫生的四种主要资源（医院、医生、药品和检查）在相当程度上是在经济利益上分隔开的，分属于四个不同的经济利益机构。而在我国，这四种医疗资源捆绑在医院中，由医院控制了医生、药品和检查。这种利益共同体的资源组织方式给以药养医、以检查养医创造了条件。医疗服务价格严重偏低造成了以药养医的必要，而以药养医又使得医疗服务价格维持低价成为可能，这两方面的问题互相影响，难以解开死结。

公立医院改革就是要解放医疗资源的生产力，打破医疗资源捆绑一起的现状。公立医院改革采取的措施包含了这方面的内容：取消药品加成、医生多点执业、鼓励多元化办医。在公立医院改革的背景下，互联网可以发挥重要的影响。远程医疗和移动医疗扩大了医生发挥作用的舞台。互联网与医生诊所的结合为医生多点执业和自由执业提供了新的机会。网上药店的发展将有助于推动医药分家的改革，也有助于医生的多点执业和自由执业。

网上药店的阻力主要在于利益，而不在于技术。网上药店的安全性在技术上并不是难以解决的问题，而且与实体药店相比，网上药店更有利于监管。关键在于如何解决将药品处方从医院内流出来。这需要医保的配合，医保允许报销网上药品；也需要医疗服务价格改革的配合，提高医疗服务价格有助于消除以药养医的必要性。分级诊疗、基层医疗的发展和医生的多点执业都将为网上药店的发展创造条件。网上药店的发展在我国目前的医改背景下具有非常重要和积极的意义。

# 一、商业场景及组成要素

## · 什么是商业场景 ·

随着移动互联时代的到来，"场景"一词越来越多地被各类媒体和分析师提及，最早将这一概念引入商业分析的情况是用于移动APP的应用所引出的"应用场景"，即研究一款APP在什么"场景"下得以被应用。对其研究的主要出发点是在移动互联网条件下，需要通过何种方式改变客户生活习惯和思维方式，将非移动互联场景转化到移动互联场景，其中APP应用场景的实现就至关重要。

我们可以为接下来要讨论的"商业场景"概念定义如下：商业场景指单个人或一群人借助某种具体的媒介满足某一具体需求实现情景。

## · 商业场景研究的特殊性 ·

虽然目前对新兴经济研究成果丰富，但大多局限于商业模式、平台模式、入口模式等较为微观的研究范畴，研究的主要着眼点在模式流程的实现和盈利模式。这类研究使宏观与微观的分析开始出现脱节的迹象。商业场景研究立足于中观层面，通过对商业场景若干要素的研究，分析出某商业场景可以实现的程度大小（图3-24）。

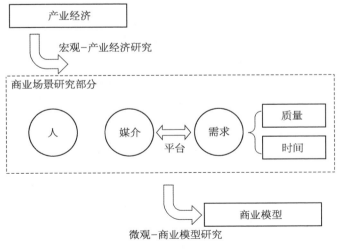

图 3-24 "商业场景"研究的特殊性

图表来源：奇璞研究

商业场景与商业模式不同。商业模式或商业模型多指较为微观的层面，特指某个企业的商业模式，不同企业在商业模式层面进行竞争；而商业场景将会在若干商业模式上进一步提炼，说明某一商业场景实现需要解决的关键性问题。另外商业场景也与平台思维有所不同，平台思维主要研究如何通过不同的政策集聚平台链接方，属于商业模式范畴。

另外商业场景的研究多为对比研究，即研究不同商业场景下关于人、媒介、需求要素的不同，并进行对比，目的是说明商业场景成立需要满足的条件已经是支撑商业场景下各商业模式的关键要素（表 3-11）。

表 3-11 商业场景研究和商业模式研究对比

| | 研究范围 | 研究对象 | 研究目的 | 分析方法 |
| --- | --- | --- | --- | --- |
| 商业场景研究 | 中观层面，细分行业 | 普适性、成本、需求质量、花费时间 | 场景是否可以实现 | 对比分析 |
| 商业模型研究 | 微观层面，公司 | 商业流程、盈利模式 | 流程和盈利是否可以实现 | 模型策略分析 |

数据来源：奇璞研究。

## 商业场景组成要素

对于商业场景的研究，我们建立如下的研究模型：

$$\triangle CM = f\left(\triangle D, \ \frac{1}{\triangle P}, \ \triangle Q, \ \triangle T\right)$$

正如上文所述，商业场景研究是进行不同商业场景之间的对比研究，我们用 $\triangle CM$ 表示对比结果；$\triangle D$ 表示商业场景的普适性对比，某一商业场景越多的实现，即说明这种商业场景的普适性高；$\triangle P$ 指商业场景借助实现的媒介成本对比，媒介成本越低，商业场景成立的概率就越高，有时它也指机会成本；$\triangle Q$ 和 $\triangle T$ 则指不同商业场景下提供的需求质量和花费时间的对比。

## 医药电商行业的商业场景分析

对医药电商的商业场景分析，也是从以上四个方面与传统商业场景进行对比分析，即：

D——需求的普适性。由于传统药品销售的商业场景已经十分成熟，医药电商只能从一些细分市场进行"野蛮生长"；例如在药品可及性较低的农村，或通过增加品类的丰富度来弥补线下资源的不足；我们会在后文首先分析医药电商商业场景面临的传统线下药店或社区医院的挑战。

P——媒介成本。传统获药渠道主要是通过零售药店或医院（我们将医生看为获取处方药的一个必须渠道）；医药电商的媒介主要是通过 PC 端或移动端，商业场景的媒介成本几乎等于零，所以从媒介成本说，医药电商具备很强的优势，如果再通过压缩药品流通渠道以降低价格，则总体成本优势将更加明显；由于媒介成本的分析需要考虑较为复杂的医生服务价格问题和药品终端价格问题，本文暂不详细讨论。

Q——需求质量。这里包括药品的配送质量和医生服务质量；从需求质量角度来说，传统商业模式由于可以提供药师或医生的治疗建议，无疑具备更大优势，医药电商应通过各自商业模式的构建来弥补这方面的不足。

T——花费时间。这里包括药品的配送时间和医生服务获取的时间。由于医药电商互联网的属性，应该逐步发挥在需求花费时间方面的商业场景优势，但目前相比传统商业场景，在花费时间的优势还不明显。如果医药电商实现医生远程医疗，则可以大幅压缩医院的排队时间，提高客户体验（表 3-12）。

表 3-12　传统商业场景与医药电商的要素对比

| 商业场景要素分析 | 传统商业场景 | 医药电商商业场景 | 商业模式建议 |
| --- | --- | --- | --- |
| $\triangle D$——场景普适性 | ✓ | | 医药电商可在传统医药服务较弱的某些地区或某类人群上发展市场 |
| $\triangle P$——媒介成本 | | ✓ | 医药电商具备取得普遍应用的市场潜力 |
| $\triangle Q$——需求质量 | ✓ | | 医药电商在提升服务质量，对接医生服务和处方药销售方面是发展大趋势 |
| $\triangle T$——花费时间 | ✓ | 如果可以实现医生远程医疗，可大幅压缩排队时间 | 目前医药电商优势不明显，应在提高医生资源获取的方便程度和药品配送速度两个方面加大提升力度 |

数据来源：奇璞研究。

如果仅分析商业场景的 Q 和 T 两个因素，则可以细分出四个主要的医药电商商业场景。

假设通过医药电商或线下渠道获取的服务质量一定，则满足需求所花费的时间和渠道成本将成为重要的考量因素。对于非处方药来说，由于不需要医生资源的介入，所以假定在某地通过线下药店获取某非处方药的时间成本是 $t_0$，

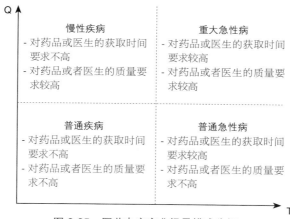

图 3-25　医药电商商业场景模式分析
图表来源：奇璞研究

线下获取非处方药价格为 $p_0$，则医药电商需要在缩短配送时间或降低终端价格方面获得优势，才可以支撑医药电商场景的实现，而这两个因素无疑都关系到药品的物流配送环节，所以可以说非处方药的医药电商核心竞争能力之一是物流配送能力。

对于处方药，由于医生环节是获取处方药的必经条件，所以相对而言医生资源的获取以及处方外配则是商业场景实现的关键，这一点我们会在后文多点执业部分详述。

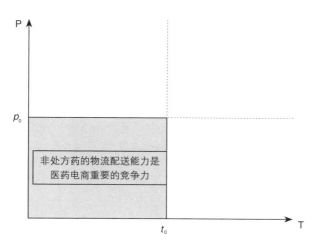

图 3-26　非处方药医药电商的核心竞争力之一是物流配送能力
图表来源：奇璞研究

## 二、医药政策对医药电商商业场景的影响喜忧参半

**· 零售药房和分级诊疗提高医疗资源易得性，是医药电商最大竞争对手 ·**

我国线下药店规模庞大，截止到 2013 年底我国的药店总数（包括连锁门店和单体药店）为 433 873 家，连锁门店和单体药店的数量都呈现不断上升的趋势，连锁业态发展不成熟，市场份额还不高（图 3-27、3-28）。

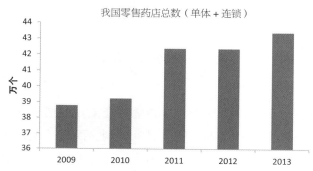

图 3-27 我国线下药店数量规模较大

图表来源：《2014 年中国医药市场发展蓝皮书》

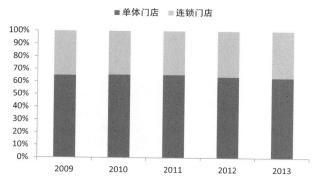

图 3-28 连锁业态尚不是零售药店主要业态

图表来源：《2014 年中国医药市场发展蓝皮书》

从药店服务人数密度看，相比于美国 4 400 人的单体药店覆盖人数，我国单体药店平均服务人数仅 3 000 人，药店网点已经较为密集，一般非处方药的易得性很高（表 3-13）。

表 3-13 医药电商商业模式分类

| 区 域 | 药店总数 | 连锁门店（%） | 单体药店（%） | 每店服务人数 |
|---|---|---|---|---|
| 沿海发达城市（9 省市） | 164 642 | 30.3 | 69.7 | 2 785 |
| 内陆地区（12 省市） | 155 060 | 24.4 | 75.6 | 3 515 |
| 西部地区（10 省市） | 135 297 | 51.7 | 48.3 | 2 434 |

数据来源：奇璞研究。

　　另外从处方药的获取时间成本上看，因为目前处方药的获取渠道主要是医院，所以在医院花费的时间就是传统处方药商业场景的媒介时间成本。以华西医院为例，除医生治疗时间，所有等待时间需要花费近 2 小时，如果算上路途时间，总计 3~4 小时。表 3-14 为四川大学华西医院平价就诊时间。

表 3-14 四川大学华西医院平价就诊时间

| 就诊环节 | 等待时间均数 | 等待时间四分位数 | | |
|---|---|---|---|---|
| | | 25% | 50% | 75% |
| 现场预约 | 23.5 | 5.0 | 12.0 | 30.0 |
| 当日挂号 | 32.6 | 5.5 | 15.0 | 30.0 |
| 候诊 | 45.0 | 10.0 | 20.0 | 60.0 |
| 缴费 | 11.0 | 5.0 | 10.0 | 15.0 |
| 取药 | 24.1 | 5.0 | 10.0 | 20.0 |
| 总计 | 112.7 | 25.5 | 55.0 | 125.0 |

数据来源：《华西医院门诊患者就医等待时间的定量分析与研究》。

　　如果不考虑线上和线下医生服务的差异，医药电商在处方药配送方面至少要达到 3 小时以内方对传统处方药场景构成竞争力，这在目前情况下只有少数医药电商在少数地区方可以实现，医药电商处方药的商业场景尚面临很多挑战。

　　我国正在逐步推进分级诊疗体系，分级诊疗就是通过社区首诊、分级就诊、双向转诊的方式，依靠社区医院，增加医生服务和药品服务的易得性，从而提高医院的诊疗效率，缓解对于从业医护人员的需求压力（表 3-15）。

　　国家统计局的网站显示，从 2004 年到 2013 年，社区卫生服务中心个数翻了两倍多，其诊疗的人数更是翻了十倍多，社区卫生服务中心病床使用率也一直保持在百分之五十以上。未来医疗需求的解决方式有可能是患者到社区医院并由社区医院配药,社区医院成为药品配送网点,从而进一步压缩医药电商市场空间。

表 3-15　分级诊疗进一步推动医疗资源易得性

| 指　　标 | 2013 年 | 2012 年 | 2011 年 | 2009 年 | 2007 年 | 2004 年 |
|---|---|---|---|---|---|---|
| 社区卫生服务中心（站）数（个） | 33 965 | 33 562 | 32 860 | 27 308 | 27 069 | 14 153 |
| 社区卫生服务中心诊疗人次（亿次） | 5.08 | 4.55 | 4.09 | 2.61 | 1.27 | 0.46 |
| 社区卫生服务中心入院人数（万人） | 292.06 | 268.66 | 247.34 | 164.24 | 74.32 | 15.2 |
| 社区卫生服务中心病床使用率（%） | 57 | 55.5 | 54.4 | 59.8 | 59.6 | 61.2 |
| 社区卫生服务中心出院者平均住院日（日） | 9.83 | 10.05 | 10.15 | 10.55 | 13.1 | 20.97 |
| 社区卫生服务站诊疗人次（亿次） | 1.49 | 1.44 | 1.37 | 1.16 | 0.99 | 0.51 |

数据来源:奇璞研究。

因此,总体来说,零售药房和分级诊疗将提高医疗资源易得性,是医药电商商业场景最大的竞争对手。一方面医药电商企业应加大与零售药房的合作,探索更多 O2O 模式,快速实现区域覆盖;传统医药流通企业也可以依靠丰富的线下网店和渠道,结合医药电商模式,实现传统商业模式的提升改造。另一方面,医药电商企业应充分利用分级诊疗的政策机会,探索社区医院对接医药电商的商业模式。

### · 多点执业利好医药电商,服务质量提升医药电商吸引力 ·

从 2009 年国务院发布《关于深化医疗卫生体制改革的意见》之后,国家对于推动义务人员多点执业的决心就逐步显现。《关于深化医疗卫生体制改革的意见》提出稳步推动医务人员的合理流动,促进不同医疗机构之间人才的纵向和横向交流,研究探索注册医师多点执业。至此之后,国家关于多点执业的政策频频亮相,2010 年广东省作为唯一试点,率先进行多点执业的尝试。2014 年 1 月,卫计委公布了《关于医师多点执业的若干意见（征求意见稿)》,要求取消多点执业地点地域和数量的限制以及两道审批程序,仅需“征得其第一执业地点的书面同意”。而在 2015 年 1 月 12 日,国家卫计委发布《关于印发推进规范医师多点执业的若干意见的通知》,进一步放开了对于医师多点执业的管理,规定医师多点执业实行注册管理;另外,多点执业从“取得第一执业地点的书面同意”改为“取得第一执业地点医疗机构的‘同意’”,国家放开多点执业的决心可见一斑（表 3-16）。

表 3-16　多点执业主要政策

| 时　间 | 政　策 |
| --- | --- |
| 2009 年 4 月 | 《中共中央国务院关于深化医疗卫生体制改革的意见》明确提出，稳步推动医务人员的合理流动，促进不同医疗机构之间人才的纵向和横向交流，研究探索注册医师多点执业 |
| 2009 年 9 月 16 日 | 卫生部医政司下发《卫生部关于医师多点执业有关问题的通知》（下称《通知》），对医师多点执业做出规范，各地陆续据此制定了当地的医师多点执业试行办法 |
| 2010 年 1 月 1 日 | 广东省作为全国唯一省级试点，开展医师多点执业试点工作，符合条件的副主任医师及主任医师，将可申请在广东省地域范围内多点执业 |
| 2014 年 1 月 | 国家卫计委公布了《关于医师多点执业的若干意见（征求意见稿）》，取消多点执业地点地域和数量的限制，以及两道审批程序，仅需"征得其第一执业地点的书面同意" |
| 2014 年 5 月 | 国务院办公厅印发了《深化医药卫生体制改革 2014 年重点工作任务》，进一步明确了 2014 年医改的任务目标。其中指出，将加快推进医师多点执业 |
| 2015 年 1 月 12 日 | 国家卫计委发布《关于印发推进规范医师多点执业的若干意见的通知》，进一步放开了对医师多点执业的管理，规定医师多点执业实行注册管理，相应简化注册程序，同时探索实行备案管理的可行性。条件成熟的地方可以探索实行区域注册，以促进区域医疗卫生人才充分有序流动。另外，国家对多点执业的要求从"取得第一执业地点的书面同意"改为取得第一执业地点医疗机构的"同意" |

数据来源：奇璞研究。

因此，从国家政策可以看出，多点执业是未来不可逆转的大趋势，而多点执业必然能增加通过网络渠道所获得的医生资源。

多点执业会进一步增加医生资源的易得性，同时进一步推动医药分开，医药电商商业场景也会依托医生资源的加入而更加丰富（图 3-29、3-30）。例如远程

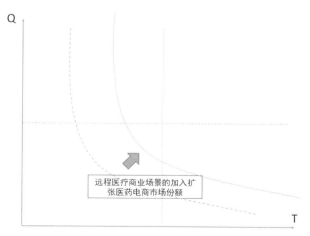

图 3-29　远程医疗商业场景的加入有望大幅提升医药电商市场份额

图表来源：奇璞研究

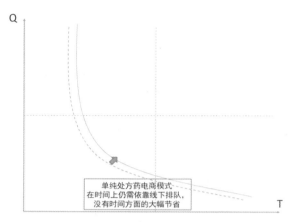

图 3-30 单纯处方药医药电商对市场份额扩展帮助有限
图表来源：奇璞研究

医疗的商业场景有望加入医药电商商业场景中，在提升服务质量的同时，也大幅压缩传统商业场景线下排队的时间，推动医药电商市场规模的扩张。

另外我们认为处方药医药电商的商业场景势必依托于"医药电商＋医生"商业场景的实现而实现，单纯的处方药外配在缺失医生资源的前提下，在 Q 和 T 两个维度都不具备明显优势：一方面单纯处方药医药电商仍旧依托线下医生开具处方，排队时间没有节省；另一方面缺少远程医疗环节的医药电商，在服务质量上提高程度也有限。除非医药电商可以大幅压缩药品价格成本，导致渠道费用在 $\Delta P$ 方面的医药电商优势，否则单纯处方药医药电商在商业场景上较难成立。

另外，脱离了多点执业情景下的处方外配，将会在利益协调方面面临较多困难。在目前的情况下，由于"以药养医"情况的客观存在，医疗机构的药房和零售药店、医药电商之间存在着利益之争，导致医疗机构从医生到工作人员都不希望处方外流。例如前期阿里在石家庄地区的尝试以失败告终。即便非电子化的处方外配，在实际过程中也面临层层阻碍。以已经实施处方外配九年多的宁波为例，处方外配则面临以下诸多难题：①开具外配处方难。当参保人员要求外配，而医疗机构的药房也有该药品时，大部分医生都会劝说参保人不要外配，甚至拒绝开具外配处方。②现在宁波市 90% 以上的二级和三级医院都已经实现了无纸化操作的电子处方，要外配则需医生手工开处方，增加了医生的工作量，在医生高强度的工作状态下，手动开方不实际。③加盖外配处方专用章难。外配处方专用章的管理没有专门的服务窗口，有些医院是由门诊办公室管理，当参保人来盖章时，工作人员往往以管理人不在或者该办公室无此章等理由搪塞；而大部分的社区医疗卫生服务机构在社区服务站没有外配处方专用章,只有总院才有。综上,我们认为在多点执业没有有效推进的情况下,单纯的处方药医药电商商业场景较难成立。

只有当多点执业有效推进,给医药电商对接医生端提供机会,进而自然切入处方药外配时,医药电商才面临真正的重要发展机遇,医药电商与医生的对接模式是未来医药电商商业模式重要的组成部分。

### 医保支付提升商业场景普适性,不对商业模式造成实质影响

将商业场景按照 $\triangle D$、$\triangle P$、$\triangle Q$ 和 $\triangle T$ 四个维度进行分析,有助于我们探讨具体政策或技术对于商业模式的具体影响。线上医保支付环节主要是指通过移动手机端,可以直接对接医保信息,通过移动端完成相关支付,所以就花费时间 $\triangle T$ 来说确实是线上支付省去了排队付费的环节;就需求质量来说,线上和线下区别不大。我们认为相比于花费时间的缩短,医保支付带给医药电商的主要影响是商业场景普适性的提高,即线上医保支付从"不能"到"能"的过程。

从数据上分析,我国医疗开支中有三分之一来源于社会支付,即以政府医保为主的医疗保险,可以设想在线上实现医保支付可以为医药电商总体市场带来的巨大增量。

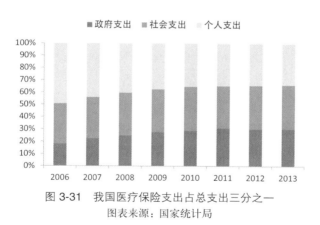

图 3-31 我国医疗保险支出占总支出三分之一

图表来源:国家统计局

## 三、医药电商要在"提质增速"上做足文章

### 医药电商商业模式

下面我们将具体讨论医院电商商业模式在商业场景里的实现。

对于医药电商的商业模式分类,可以从多个角度。我们这里从两个维度对医

药电商进行分类：一是医药电商的组织模式，即 B2C 模式或第三方平台模式（由于这里主要探讨商业场景，所以暂不考虑 B2B 或其他）；二是根据医药电商销售的产品分类，分为处方药、非处方药、保健品和医疗器械（后文主要以处方药和非处方药为例进行分析）（表 3-17）。

表 3-17　医药电商商业模式分类

|  | 处 方 药 | 非处方药 | 保健品 | 医疗器械 |
|---|---|---|---|---|
| B2C | — | 七乐康 | 绿瘦商城 | 医流巴巴商城 |
| 第三方平台 | 上海医药嘉定大药房旗舰店 - 京东 | 天猫医药馆 | 天猫医药馆 | — |

数据来源：奇璞研究。

　　对于重大急性病类，由于医药电商在需求获得质量和花费时间上都不具备优势，所以在这一场景下医药电商商业模式较难成立；对于慢性疾病类，对于需求获取质量要求较高，需要专业的指导，但对花费时间要求不高，B2C- 处方药的模式更适合这一商业场景，目前这一场景医药电商的主要对手是线下医院；普通急性病虽然不需要对需求获取质量有太高的要求，但对获取药品的花费时间还是具备很高的要求，对目前这一商业场景下商业模式存在较大挑战；普通疾病属于目前医药电商发挥较大作用的商业场景类别，但多为第三方平台 - 非处方药的商业模式（图 3-32）。

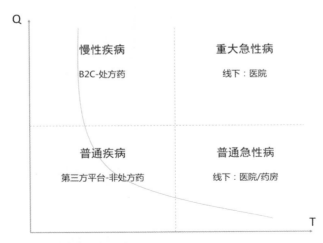

图 3-32　不同商业场景下有利的商业模式

图表来源：奇璞研究

## · 第三方平台模式：差异化竞争已经开始 ·

随着京东拿到互联网药品交易资格证 A 证，以 1 号店、天猫、京东、八百方为主的第三方医药电商格局基本形成，并沿着医药电商商业场景的 Q 和 T 两个维度，逐步产生差异化竞争。

天猫医药馆的突出优势是流量，这也是吸引众多网上药店入驻天猫医药馆的重要因素。此外，天猫医药馆已经并入了阿里健康，天猫医药馆背后的阿里巴巴集团已经拥有非常完善的电商体系：大范围的推广与广告投放为天猫源源不断地输入流量和用户，更有支付宝作为其后盾，这些都为入驻药店提供了良好的经营环境。2015 年 10 月 22 日，阿里健康公布了其"阿里健康未来药店合伙人计划"，这是一项以 O2O 为核心，推崇"一站式社区健康服务便利店"概念，旨在通过阿里的移动互联网技术和运营经验、基于大数据的会员营销体系，以及促销活动、物流、药师咨询等配套服务，为药店提供一个 B2C+O2O 相结合的互联网运营平台，这对其之前单纯以流量取胜的竞争模式是一种有力的补充。

八百方是全国第二个获得药品网上零售试点许可的平台，其优势在于服务。执业药师在线咨询，通过及时、准确地回复解决消费者在购药各个环节中的各种疑问；每个部门都有药师出身的复合型人才，八百方整体的产品及运营服务内容，都体现出独特的医药电商专业特性。专业用药咨询及具有健康管理特色的会员服务体系让八百方在医药电商平台中显得与众不同，这也为后续对接医生端提供可能（图3-33）。

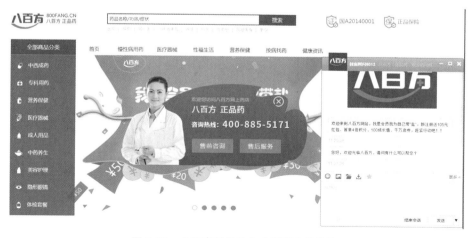

图 3-33　八百方特色的执业药师在线咨询

图表来源：八百方公司网站

　　京东的主要优势之一是物流系统，同时京东正打造"全国医药中心 - 各地医药物流中心 -1 公里配送范围"的全国医药物流配送体系，相信随着网售处方药的放开，这个优势将进一步体现出来。目前，京东医药商城采取的是与药店进行区域合作的模式，京东与线下药店签订协议时会按照药店的服务半径来决定其需要配备的执业药师数量。截至 2015 年初，京东已经与线下 30 家连锁店签订协议，这 30 家连锁店的门店数量都超过 100 家，每家药店位于不同的城市，可以设想随着 O2O 战略的推进，京东医药馆可以提供更加方便快捷的服务。

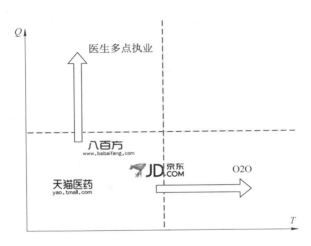

图 3-34　不同医药电商第三方平台的差异化竞争
图表来源：奇璞研究

## · B2C 模式：随政策放开，商业场景将更加丰富 ·

　　所谓医药电商的 B2C 的模式，即医药生产商或流通商直接通过互联网对接客户端的商业模式，这一过程也不排除利用第三方平台，但更多的商业模式出发点是增加供给方的销售能力。

　　以绿瘦商城为例。绿瘦商城是专业的网上瘦身商城，专注于安全瘦身领域，是绿瘦国际集团全资注册的旗下品牌。绿瘦商城目前拥有用户 1 034 万，500 多家产品供应商，在线专职瘦身顾问 1 000 多名，产品涵盖口服瘦身产品、瘦身特效妆品、大小型瘦身器械，以及瘦身服饰等四大类型、数十个一线品牌、数百种优质商品。日订单处理量超过万单、网站日均 PV 超百万。依托优秀的互联网运营能力，绿瘦商城已经逐步实现异地扩张，率先启动"自主模式"，带头采取积极措施、主动出击，在湖北省监利县容城镇城东工业园区内开建面积接近6万平方米的生产基地，用以支持生产绿瘦玉人胶囊、绿瘦左旋肉碱等核心产品，建成后每年产能将达到10亿元，有望成为国内最大的健康瘦身保健食品生产基地。

除了医药生产企业直接通过互联网实现销售的B2C模式外，零售药店设计医药电商也是重要的部分，如七乐康、九州通等；相信随着我国医师多点执业的放开、分级诊疗的推进，以三甲医院、民营医院或社区医院为主体的医院类"医药电商"也一定会应时而生。B2C模式将在各个细分市场逐步发展，商业场景将更为丰富，商业模式也更为多样。

## 四、奇璞模板——医药电商

医药电商行业商业模式有多种，这里的医药电商特指一般意义上的第三方类型和B2C类型医药电商。

综上，本文从商业场景四个要素角度，分别从宏观医药政策和具体商业模式两个维度对医药电商商业场景各要素进行了分析。一方面，随着医药政策的推进，医药电商场景面临线下更加易得的医药资源的挑战，但也面临对接医生服务和处方药电商的重大发展机遇；另一方面，医药电商应在各自商业模式的基础

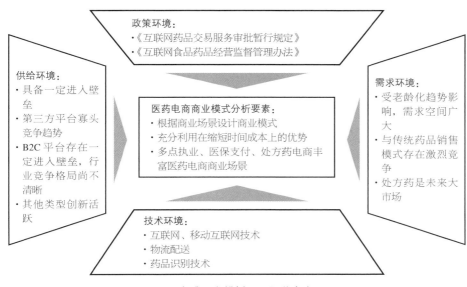

图 3-35　奇璞研究模板——医药电商

图表来源：奇璞研究

上，在服务质量和便利性等角度走差异化、细分化发展之路，在各自商业场景实现前提下走"提质增效"之路。

**参考文献：**

[1] 刘红，刘姿，石应康，等 . 华西医院门诊患者就医等待时间的定量分析与研究 [J]. 中国医院，2012（11）：36-37.

[2] 吴锦 . 我国零售药店分布现状及其发展建议 [J]. 中国药房，2013（17）：1627-1629.

[3] 赵兵辉 . 网售药品第三方平台哪家强 [N]. 南方日报，2015-01-06.

# 研究报告四
## "医生集团"发展模式简析

医生是最为重要和稀缺的医疗资源。如何吸引最优秀的人才进入医生职业，如何发挥医生的积极性，如何最有效地使用医生资源，这些是一个高效的医疗卫生体制最需要关注的问题。作为自由执业者的医生，即医生作为所有者而非雇员的就业方式，最能够调动医生的积极性，保证医生享有自由执业和多点执业的权利，使得医生不被某一个医疗机构垄断，可以发挥最大的作用，医生的效率最高。同时，由于医生不必非要成为大医院的雇员，而更愿意去基层的医生诊所或医生集团自由执业，从而为医生的就业开辟了广阔的天地。

我国目前绝大多数的医生都是医疗机构的雇员，而且公立医院垄断了大多数优秀的医疗人才，从而使得医生多点执业无法实现。即使一些医生敢于迈开多点执业的步子，也找不到合适的就业场所。大量医学院毕业生如果无法进入三级医院工作，便放弃了当医生。如何进行我国医生就业制度的改革，任重而道远，而目前出现的医生集团和医生诊所就是这项改革渐变。

目前我国出现的医生集团，更多的还是体制内的，即医生没有放弃公立医院的职业，利用业余时间组织起来。在我国目前的医疗卫生体制背景下，这不失为一种可行的改良方式，对于医生也更有吸引力。随着医生集团的出现，他们既可以与医院签约，也可以建立自己的诊所，这样便为愿意多点执业的医生提供了就业的机会和场所。

当医生集团大量出现后，也为医生形成自己的组织和利益集团创造了条件。

在一个健全的医疗卫生体制中，医生是最为强大的利益集团，可以为实现自己的利益发挥积极的推动作用，通过医生与其他利益集团的互动，形成一种互相制约的作用。但是在我国的体制下，医生组织并不能代表医生的利益，因此医生的合理利益无法得到保障，他们成了一个弱势群体。因此，在我国目前的体制下，医生集团的出现具有多重积极的意义。

# 一、医生集团：天时、地利、人和

## · 医生集团的概念 ·

医生集团（Medical Group）又称为"医生执业团体"或者"医生执业组织"，是由多个医生团队组成的联盟或者组织机构。"医生集团"可能属于医院，也可能是独立的"医生组织"，一般是独立法人机构，以股份制形式运作。

世界上大多数发达国家和地区的医生都采用医生集团的自由执业方式。据美国医疗协会（American Medical Association）2012 年的报告统计，83% 的美国医生在"医生集团"中行医。在美国"医生集团"模式已开展数十年，起步早、形式多样。有些集团是单纯由医生组织成立、独立运营的，而有些则是医生、医院及其他供应商的共同联合。

而国内"医生集团"模式起步晚，但随着国外"医生集团"模式的成熟和渗透以及国内政策的利好，国内"医生集团"模式逐步发展。2015 年初，国家颁布《关于印发推进和规范医师多点执业的若干意见的通知》，要求最大程度上简化多点执业程序，鼓励探索备案制。在政策大背景下，不少医生联合起来形成互助联盟，形成实质上的"医生集团"。

目前，国内主要的"医生集团"主要有：万峰医生集团、张强医生集团、杏香园医生集团、孙宏涛体制内医生集团、广州"私人医生工作室"等，形式各异，数量众多。

## · 医生集团发展面临"天时地利人和"的发展环境 ·

1. 医疗需求迅猛增长——天时　一方面，人口老龄化趋势明显，据国家统计局网站显示，从 2005 年至 2014 年，65 岁及以上人口占总人口的比例从 7.7% 上升至 10.1%，且呈现不断上升的趋势。人口老龄化的加剧拓展了人们对于医疗市场的需求（表 3-18）。

表 3-18 我国老龄化趋势明显

| 指 标 | 2007 | 2008 | 2009 | 2010 | 2011 | 2012 | 2013 | 2014 |
|---|---|---|---|---|---|---|---|---|
| 年末总人口（万人） | 132 129 | 132 802 | 133 450 | 134 091 | 134 735 | 135 404 | 136 072 | 136 782 |
| 15~64 岁人口（万人） | 95 794 | 96 547 | 97 419 | 99 898 | 100 243 | 100 334 | 100 557 | 100 398 |
| 65 岁及以上人口（万人） | 10 702 | 11 023 | 11 343 | 11 934 | 12 261 | 12 728 | 13 199 | 13 815 |
| 65 岁及以上人口占总人口的比例（%） | 8.10 | 8.30 | 8.50 | 8.90 | 9.10 | 9.40 | 9.70 | 10.10 |

数据来源：卫计委网站。

另一方面，人们收入不断上升、生活水平日渐提高，在满足生活基本需求的同时，人们开始注重生活品质，经济水平的提升对于医疗需求的增加是重大利好。

2. 多点执业政策——地利 从 2009 年国务院发布《关于深化医疗卫生体制改革的意见》之后，国家对于推动医务人员多点执业的决心就逐步显现。如下表所示，在此之后，国家频频下发关于医务人员多点执业的通知（表 3-19）。由此可见，多点执业是未来不可逆转的大趋势，在政策利好的大背景下，不少医生联合起来形成互助联盟，形成实质上的"医生集团"。国内各种"医生集团"如雨后春笋般纷纷出现。

表 3-19 多点执业主要政策

| 时 间 | 政 策 |
|---|---|
| 2009 年 4 月 | 《中共中央国务院关于深化医疗卫生体制改革的意见》明确提出，稳步推动医务人员的合理流动，促进不同医疗机构之间人才的纵向和横向交流，研究探索注册医师多点执业 |
| 2009 年 9 月 16 日 | 卫生部医政司下发《卫生部关于医师多点执业有关问题的通知》，对医师多点执业做出规范，各地陆续据此制定了当地的医师多点执业试行办法 |
| 2010 年 1 月 1 日 | 广东省作为全国唯一省级试点，开展医师多点执业试点工作，符合条件的副主任医师及主任医师，将可申请在广东省地域范围内多点执业 |
| 2014 年 1 月 | 国家卫计委公布了《关于医师多点执业的若干意见（征求意见稿）》，取消多点执业地点地域和数量的限制，以及两道审批程序，仅需"征得其第一执业地点的书面同意" |
| 2014 年 5 月 | 国务院办公厅印发了《深化医药卫生体制改革 2014 年重点工作任务》，进一步明确了 2014 年医改的任务目标。其中指出，将加快推进医师多点执业 |
| 2015 年 1 月 12 日 | 国家卫计委发布《关于印发推进规范医师多点执业的若干意见的通知》，进一步放开了对于医生多点执业的管理，规定医师多点执业实行注册管理，相应简化注册程序，同时探索实行备案管理的可行性。条件成熟的地方可以探索实行区域注册，以促进区域医疗卫生人才充分有序流动。另外，国家对多点执业的要求从"取得第一执业地点的书面同意"改为"取得第一执业地点医疗机构的'同意'" |

数据来源：奇璞研究。

3. 医生人心——人和 "医生集团"模式为体制内医生提供了新的发展方

向，也成为很多医生走出体制，探索市场化定价的一个积极尝试。一部分体制内的医生主张医生不离开医院的情况下，在工作之余采取医生多点执业的模式加入医生集团，医生集团对签约医生采取多劳多得的奖励方式。并且越来越多的医生也考虑真正走出体制，形成真正的医生集团组织。"医生集团"在医生界引起的"躁动"可谓不小。代表性医生集团见表 3-20。

表 3-20  代表性医生集团

| 医生集团模式 | 典 型 代 表 |
| --- | --- |
| 体制外医生集团 | 张强医生集团 |
| | 万峰医生集团 |
| | 杏香园 |
| | 中欧医生集团 |
| 体制内医生集团 | 大家医联 |
| | 中康医生集团 |
| | 广州医生工作室 |
| | 心血管医生集团 |
| 移动医生集团 | 三甲医生集团 |
| | 微医集团 |

数据来源：奇璞研究。

## 二、美国医疗集团运作模式

### · 美国医疗集团发展历程 ·

纵观美国医生集团的发展历史，我们可以发现医生要素的市场化释放是促进医生价值回归的重要因素，同时也是促使形成"医生 - 医院 - 保险公司"三足鼎立、相互制衡的医疗服务行业利益分配机制的重要变动力量。

1930 年以前，医生同时拥有医院的所有权和管理权，管理者只是扮演了次要角色。从 20 世纪 30 年代逐步发展到 70 年代，专业分工逐步出现，医生逐渐将精力关注于临床工作，医院的管理逐步交由专业的管理人员。1974 年随着美国健康计划与发展法案的通过，管理者逐步加大对医疗资源的控制权，到 1983 年 Medicare 预期支付体系建立，管理者日益重视控制成本，医生主要关注患者治疗，专业化规模化的优势逐步显现。在这之后的近 30 年，管理型医疗模式一直呈现扩张的态势，而个体执业比例下降比较明显，从 1983 年的 43.8%，下降到 2014 年的 18.6%，10 人以上医生集团的占比由 20.5% 上升至 39.4%（图 3-36）。

　　进入 21 世纪后，美国医生集团呈现两个发展特点：一方面由于和医保对接的成本逐年增长以及医疗信息化成本逐步提高，美国独立执业成本也水涨船高，导致雇佣医生比例逐步提高，小规模医生集团经营日益困难；另一方面，受到互联网对传统行业的改造，以及 HITECH、ACA 法案对医疗保险和电子医疗健康数据的标准建立，大型医生集团则出现与保险公司加速合作的态势，将医疗风险向医院转移。

　　根据美国医学会（AMA）的统计，个体执业和团体执业仍旧是目前美国医生最为普遍的执业模式，仅有 7.2% 的美国医生是雇佣执业。

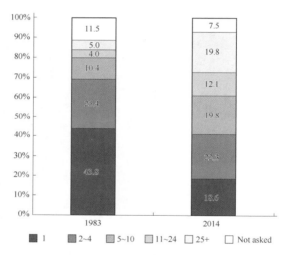

图 3-36　1983 和 2014 年执业团体规模分布变化
图表来源：《美国医生集团的发展与现状》，国家卫计委发展研究中心

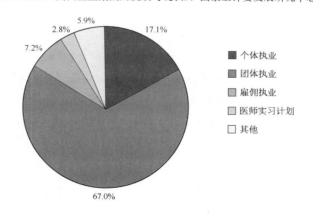

图 3-37　2014 年美国医生执业模式分布
图表来源：《美国医生集团的发展与现状》，国家卫计委发展研究中心

### ·美国医生集团发展模式经验·

由于美国医生团体可以独立执业，市场化地位得以确立，所以医生始终是医院方和医疗保险组织都争取的重要力量，从美国医生集团发展历程看，主要形成了"医生 - 医院"模式和"医生 - 保险公司"模式。

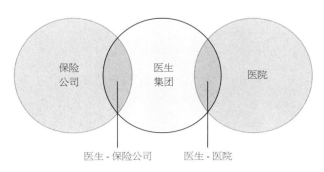

图 3-38 医生成为保险公司和医院相互争取的力量

图表来源：奇璞研究

医生行为的判断主要是根据个人价值最大化，当保险一方给予的价格严苛时，医生集团倾向于与医院形成一体化，最为极端的情况就是脱离自由职业成为雇佣医生；当保险公司给予待遇优厚，风险向医院方推进时，医生集团更倾向于与保险公司合作，实现价值最大化。

1."医生－医院"模式　在 20 世纪 80~90 年代，当美国 HMO 组织逐步确立并扩大市场份额时，医生和医院都感到了极大的压力，促进了医生集团与医院的行业重组。一是医院的横向联合，形成医联体，并进而走向连锁医疗机构；二是医生的横向联合，发展出医生集团；三是医院和医生纵向的联合，比较极端的情况就是医院直接雇佣医生。

随着"医生 - 医院"模式的深入发展，逐渐形成了多种医生集团模式，主要包括：独立医生组织（independent physicians association，IPAs）；开放的医生 - 医院组织（open physician-hospital organization，OPHOs）；紧密的医生 - 医院组织（closed physician-hospital organization，CPHOs）和完全一体化组织（fully integrated organization，FIOs）。

以上这四类"医生 - 医院"模式的分类，主要是考虑医生与医院相互紧密关系：IPAs 医生最为自由，除了处理与保险公司合约这一工作以外，专注于患者服务疾病治疗；OPHOs 医生则需要借助医院设备、护理、病床等服务，但相对医

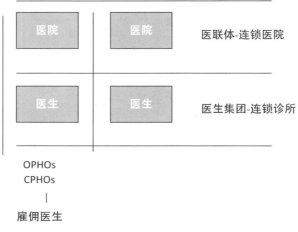

图 3-39　医疗行业加强联合的几种模式
图表来源：奇璞研究

院医生在经济上仍旧独立，采取与医院合约分成的方式实现医生个人或医生集团的经济独立；CPHOs 医生将与相关医院结为更紧密的关系，集中表现在业务上需要配合医院安排进行合作性医疗服务，更进一步，有的 CPHOs 则需要医生签订排他性协议，医生服务逐步内化到医院组织，医院已经开始提供医生一部分固定收入；到了 FIOs，医生完全被雇佣于某一家医院，固定工资的比重很高。这些组织中的医院和医生个人关系呈现逐步由弱到强的过程。

表 3-21　医生 - 医院组织模式

|  | 独立医生组织 | 开放医生 - 医院组织 | 紧密医生 - 医院组织 | 完全一体化组织 |
|---|---|---|---|---|
| 协助保险签约 | ✓ | ✓ | ✓ | ✓ |
| 管理服务 |  | ✓ | ✓ | ✓ |
| 合作性医疗 |  |  | ✓ | ✓ |
| 医院排他性 |  |  | ✓ | ✓ |
| 完整所有权 |  |  |  | ✓ |
| 医生工资 |  |  |  | ✓ |
| 提供保险 |  |  |  | 部分 |
| 契约变迁 | 分成合约 |  |  | 固定工资合约 |

数据来源：奇璞研究。

　　这类与医院形成某种合作形成的医生集团在美国占大多数，例如美国胜特思专科医生集团，即是医生话语权较大的具备医院性质的大型医生集团。胜特思专科医生集团已囊括了近300位高端知名专科医疗专家和教授，同时还包括了专为名流服务的著名的海景医院霍格医院（Hoag Hospital）、橙县最大的综合医院教会使命医院（mission hospital）在内的6家知名医院，致力于照顾到国际患者的每一个需求，为其提供全面、量身定做的医疗服务。

　　2."医生－保险公司"模式　从美国医生集团发展情况上看，"医生-保险公司"深度融合的公司不多，比较成功的是代表性公司凯撒医疗集团。这类医生集团与其说是医生集团，倒不如说更带有HMO组织的成分。

　　凯撒医疗集团融合健康保险提供者和医疗服务提供者的功能于一体，为会员们提供全方位一体化的健康服务，包括疾病预防、疾病诊疗和病后康复等。凯撒医疗集团目前成为美国最大的非营利性管理型医疗组织，分支分布在美国17个州，有38家医院，16.4万多名员工，其中有1.5万名医师，4.5万名护士，会员达到900多万人（图3-40、3-41）。

　　凯撒医疗模式最早起源于第二次世界大战，一位叫作加菲尔德（Garfield）的医生联同几名资本家为一位船厂老板凯撒设计了一个全新的医疗保险模式，为造船工厂的3万名员工以及钢铁公司提供医疗服务，并将其命名为永久健康计划（permanente）。

　　该模式从设计之初就充分借鉴了医疗保险的组织方式，具体是这样的：雇主与工会合作，工业集团每月为每名工人预付1.5美元作为工伤医保费用，同时集团从工人工资里扣除5美分转给加菲尔德医生的诊所，用于工伤以外的其他医疗费用。这就使得医生集团整体的收入水平是固定的，医生也不可以接受会员之外

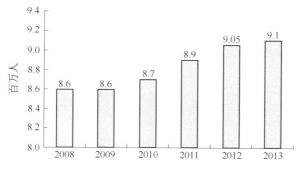

图 3-40　凯撒医疗集团覆盖会员数量稳步增长

图表来源：公司资料

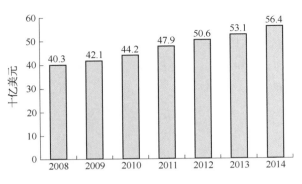

图 3-41　凯撒集团收入水平稳步上升

图表来源：公司资料

的病人，这就导致医生十分熟悉客户群体，并更加关注会员的工作安全和日常健康状况，降低患病概率。

## 三、我国医疗集团未来发展趋势

### · 医生集团的"专科型"与"平台型" ·

医生集团根据所涉及科室的范围，可以分为"专科型"和"平台型"两种。前者例如张强医生集团、万峰心血管专家联盟、哈特瑞姆心律专科医生集团等，都是围绕某一个专科而成立的医生集团，而且这些医生集团基本上都是独立单一的组织机构。后者例如人才联盟、挂号网的微医集团、中康医生集团等，都囊括了许多不同专科的医生团队，这些医生团队之间相互独立。换言之，这些医生集团更多发挥的是平台的作用。而从各自发展的思路来看，几乎都是走向"医生集团＋医院"的模式，这种发展思路的一个趋势就是专业型医生集团的"个人品牌化"以及平台型医生集团的"综合管理化"。

由于医生集团组织方的经营模式差异，根据国外医生集团发展的趋势，专科型的医生集团将逐渐呈现个人品牌化的趋势，专科型的医生集团主要关注患者服务，通过不断增强该医生集团在所在专科领域的学术地位和水平，吸引组织该领域内高端医生资源加入和持续对所在领域进行医生教育，不断扩展专科型医生集团在所在领域的行业地位，实现医生集团价值。相对而言，平台型医生集团将逐步承担综合管理任务，提高医生组织和患者之间的交流效率，提升平台盈利水平，以优秀的管理能力取得各方对该平台的认可，这类平台型的医生集团可以向

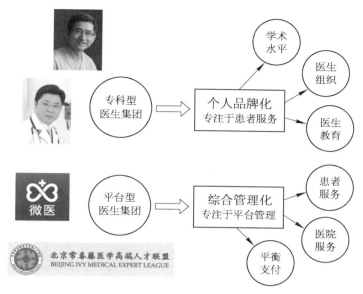

图 3-42　不同类型的医生集团发展趋势

图表来源：公司资料

线下医院扩展或向医疗保险公司扩展，不断扩大平台影响力。

### · 医生集团突破体制约束大势所趋 ·

美国近年来出现了雇佣医生比例逐渐提高的趋势，这是由其特殊医疗政策市场环境造成的，并不能说明雇佣医生是未来发展的主流趋势。从美国方面来说，一方面美国医生具备成立各类医生组织协会的传统，医生协会通过代表医生在市场上谋求医生利益，保障了医生整体上在美国享受较高薪酬水平，即便医生"回归"医院，医生的服务价格已经被市场充分发现，医生的价值得到体现，医生协会组织的传统仍旧保持；另一方面，医生"回归"医院也是医生在权衡独立执业的成本、收益、风险等各类因素后自我选择的结果，而不是通过体制强制的结果。

反观中国医生现状，推进包括医生集团模式在内的独立执业，对我国医疗服务市场和卫生社会环境影响深远，具备积极的意义。一是对医生而言，通过加入医生集团而促进医生服务市场化，促进医生服务价格的市场发现，通过市场化的价格体现不同类型医生的服务价值，回归医生服务患者的本质；二是对医院而言，通过医生独立执业，实现社区医院和全科医生直接对接医生，促进医疗体系下沉和分级诊疗，也进一步促进医疗公平性的增加，同时通过医院对接医生集团的方式，医院也将自己的资源更多地用于医院管理，促进医药分开，促进医院分工和医院管理的专业化提升；三是对医疗保险而言，可以预见在独立执业条件下，中国的"医生集团＋保险"商业模式开始出现，促进医疗保险由目前以经办业务为主，向健康管理性保险业务转变，推进医疗保险向本质回归。可见，推进包括医生集团在内的医生独立执业，对我国医疗体系重构具备深远影响和积极意义。

目前现有的医生集团，仍旧一定程度上受制于目前的体制。在目前医生独立执业大环境还不充分具备的情况下，很多医生集团沦为了医生和患者之间的"中介"，特别是"平台型"的医生集团，帮患者找到想看的医生，帮医生找到合适的患者。而这些患者的到来最终还是要到医生所在的公立医院接受治疗。

另一方面，医生如何突破体制束缚也是我国医疗行业一直存在的问题，相信随着我国医生多点执业、自由执业等相关政策的出台，医生集团发展的行业环境和社会环境不断改善，医生集团突破体制束缚是行业发展趋势所在。

### · 医生集团的"互联网＋"·

由于互联网技术，特别是移动互联网技术近年突飞猛进的发展，中国的医生集团成长的技术环境与国外有很大的差别，前面的"平台型"医生集团即是"互联网＋"的产物。

从互联网对医生集团业务运营的影响看，主要有以下几点（图 3-43）：

一是极大扩充医生集团的影响力。新媒体的传播模式使具备个人品牌的医生集团具备比以往更为强大的影响力，一方面是新媒体强大的宣传传播能力，使正面的或负面的信息迅速扩张覆盖面；另一方面则是医生集团可以利用移动互联平台，以较低的成本实现向患者提供医疗服务，进行远程协作医疗和网络医疗教育，这些都使医生集团突破地域限制。传统的医生集团在某一专业领域可能有数十家医生集团，但在互联网条件下，某一专业领域只可能有少数几家医生集团，细分行业垄断趋势明显。

二是医生集团将加速医疗信息标准化。医生是使用电子病历的使用主体，如果没有医生有效地参与互动，面向未来的集约、可互操作、标准一致的电子病历就很难出现。以目前我国医疗信息化情况来说，大多电子病历已经处于"死数据"的状态。医生集团的规模扩大将有助于以电子病历为主的各类医疗信息标准化建立，包括远程心电中心、区域影像中心、区域检测中心等都将很容易实现电子病历的嵌入，并进而催生出诸如电子病历系统供应商等细分医疗信息行业。

三是医疗管理智能化。传统上，由于医生集团的出现，患者服务主要由医生集团承担，进而促使医院人员将主要精力放在医院的管理方面，包括对护工等人员管理、财务管理、相关法律文书管理、医疗设备和医护设备管理、药品管理、医疗信息管理等方面，以降低整体管理成本为主要动力。随着互联网技术特别是移动互联网技术的发展，目前医院管理的综合成本不断降低，医生集团已经可以用较低的成本覆盖医院管理，这便会进一步加速医院向重资产化方向演变，"医生集团 + 连锁医院"的模式或许会成为未来医生集团切入医院行业的主要方式，例如凯撒医疗集团已经开始出现了这种特点。

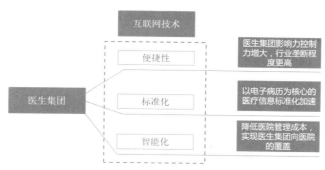

图 3-43 "互联网 + 医生集团"的若干趋势
图表来源：奇璞研究

## 卫生服务管理系统的重构

医生集团的发展需要我国卫生服务管理系统的重构。目前我国医疗卫生管理体制条块分割、面向医院为核心的管理体制，将逐步向一体化管理、医生管理体系标准化和防治结合等方向发展（表 3-22）。

（1）探索将医疗保险和医疗服务实行一体化管理。实行医疗保险和医疗服务统一管理，有利于提高卫生资源的利用效率，更好地控制医疗费用，是国际发展趋势。目前，我国三项基本医疗保险制度分属于不同部门管理，造成重复建设和资源浪费。

（2）探索建立医生管理标准化体系。我国目前医疗卫生管理体制较多的针对对象是医院部分的管理，对医生的管理应亟待加强。目前我国还没有类似于美国

*Stark Law* 这样一部详细规范医生执业行为的政府法律。建议在推进多点执业、发展医生集团的同时，加强对医生执行行为的管理，包括医生教育、医生培养和资格认定，医生组织与协会管理、医生服务价格定价机制、医生医疗信息档案、医生医疗保险等，为后续医生独立执业和医生集团体制下医生的正常流动提供政策保障。

（3）强化防治结合的服务理念。在医生集团提供医疗服务的行业环境下，将更加重视患者的疾病预防和日常保健工作，将卫生服务系统的管理理念逐步从重视治疗转变到重视预防上来。

**表 3-22　中美医生集团现状与相关规范对比表**

| | | 美　　国 | 中　　国 |
|---|---|---|---|
| 医生执业模式及其与医院的关系 | 执业模式 | 个体执业、团体执业、雇佣执业 | 以体制内雇佣执业为主，近年医生集团势头发展迅猛 |
| | 医生与医院关系 | 医生属于社会人，医生集团与医院为合作关系 | 医生为单位人，与医院为雇佣关系 |
| | 各执业模式之间关系 | 独立关系。医生加入医生集团后须保证至少 75% 的服务经过集团提供 | 非排他性，存在体制内外同时执业的现象。尚无明确规定要求执业医生通过集团提供服务的比例 |
| 医生集团规范 | 注册形式 | 单一合法实体 | 多为投资管理公司、医疗科技公司、非法人联盟等。尚无规定 |
| | 机构性质 | 营利或非营利 | 营利性，尚无规定 |
| | 执业范围 | 根据医生的执业许可范围 | 尚无规定 |
| | 资金管理 | 集团统一管理分配 | 尚无规定 |
| | 利润来源 | 主要医保资金 | 以患者支付为主，尚无规定 |
| | 与其他机构合作模式 | 区分提供医疗服务的医生集团和提供管理服务的 MSO 组织，专业分工明晰 | 兼具医疗服务与管理的经纪人公司，尚无法律规定 |
| | 与医保合作 | 保险与医生集团合作较为普遍，适用于成员医生和雇员 | 医保主要与医疗机构合作，适用于雇员医生，目前尚无与医生集团合作模式 |
| | 医生执业保险 | 有医疗事故险、劳动报酬险、医保欺诈险等多种商业保险 | 尚无针对医生个人的执业险 |
| | 转诊 | 医生集团不能从转诊中获得收入 | 尚无规定 |

数据来源：国家卫计委发展研究中心，奇璞研究。

## 参考文献：

[1]  高军，杨洪伟，胡善联.美国卫生组织体系 20 年的变革和经验 [J].中国循证医学杂志，2010，10（5）：545-546.

[2]  尹世全.不同医疗保障制度下的医院 / 医生合约比较 [J].医学与社会，2009，22（6）：17-20.

[3]  好医友.医生集团：医疗界的"中国合伙人"，全新模式接轨国际潮流 [OL].2014-04-26.

[4]  新康界.凯撒集团为何是医疗模式成功的典范 [OL].新康界，2014-10-31.

[5]  国家卫计委体制改革司.美国凯撒医疗集团探索整合型医疗保健模式初显成效 [J].深化医药卫生体制改革动态，2011（40）.

# 第四章
# 中国健康产业创新案例

中国健康产业创新平台（奇璞）自 2014 年创建，一直致力于成为行业内创新汇聚、研究及推广的平台。去年，我们以"创新提升价值"为主题举办了首届中国健康产业创新平台奇璞奖的评选，共有 8 个不同领域的创新项目获得了年度大奖，他们分别是（表 4-1）：

表 4-1　2014 奇璞奖获奖项目名单

| 项　目 | 奖　项 |
| --- | --- |
| 温州医科大学附属第一医院 | 医疗服务创新 |
| 宋冬雷医生 | 医生服务创新 |
| 中信国健 | 药品行业创新 |
| 三诺生物 | 医疗器械创新 |
| 扁鹊飞救 | 医疗信息创新 |
| 迪安诊断 | 健康产业发展创新 |
| 北京医改办 | 卫生政策创新 |
| 泸州福音医院 | 健康行业公益创新 |

2015 年我们以"奇璞健康创新实验室"为理念，继续中国健康产业创新平台的探索。今年在奇璞平台上"一展身手"的创新项目精彩纷呈，呈现产业内不同领域、不同阶段的创新动态。

2015 年度奇璞举办了三场主题分别为"医疗 IT""医疗产品""医疗服务"的路演，把每个领域具有代表性的创新通过路演的形式进行思考和总结。这其中包括了医疗 IT 专场中的医惠科技以及易联众信息技术有限公司分别在健康管理领域所做的探索、安捷力的医药渠道大数据平台，以及支付宝未来医院（表4-2）。医疗产品路演则介绍了百特中国点滴安全的业务创新、新博医疗的乳癌筛查新技术"乳光超"、礼来亚洲基金的创新投资思路及思路迪的肿瘤精准医疗项目。医疗服务路演分享了杭州市江干区在社区医疗服务上的经验、民营专科连锁上市公司爱尔眼科的发展模式、公立医院昆明市儿童医院在优化医疗服务上的尝试，以及瑞慈医疗的全医疗产业链布局。

**表 4-2　2015 奇璞路演项目名单**

| 医疗 IT 路演（4 月 11 日） | 医疗产品路演（7 月 4 日） | 医疗服务路演（10 月 17 日） |
|---|---|---|
| 安捷力 | 百特中国 | 杭州江干区社区卫生服务中心 |
| 医惠科技 | 新博医疗 | 爱尔眼科 |
| 支付宝未来医院 | 礼来亚洲基金 | 昆明市儿童医院 |
| 易联众 | 思路迪 | 瑞慈医疗 |

　　2015 年 5 月发起的"奇璞加速器"项目联合了三大医疗健康行业顶尖孵化器贝壳社、阿基米德、健盟而发起。根据以实业带动创业的理念，奇璞加速器为七位产业领袖（**他们分别是阿斯利康中国及香港地区总裁王磊、迈瑞医疗董事长徐航、迪安诊断董事长陈海滨、鱼跃医疗董事长吴光明、泰格医药董事长叶小平、美年大健康董事长俞熔，以及 BD 全球副总裁、大中华区总经理邓建民。**）与超过 60 多个医疗创新项目进行联结对接提供平台，这是国内第一次对于创建联结产业领袖和创新项目对接平台的尝试。经过沟通与筛选，共有 14 个创新项目与产业领袖走入实质的对接合作阶段（表4-3）。

**表 4-3　2015 奇璞加速器对接项目名单**

| 奇璞加速器项目 | 对接商业领袖 |
|---|---|
| 思路迪 - 肿瘤精准医疗全程管理 | 王磊 |
| 哮喘管家 - 慢性病管理 | 王磊 |
| 小麦医生 - 慢性病综合管理平台 | 邓建民 |
| 尚戴 | 俞熔 |

（续表）

| 奇璞加速器项目 | 对接商业领袖 |
|---|---|
| 心血管医生集团 | 叶小平 |
| 我恢复 - 智能移动康复管理平台 | 俞熔 |
| 智众网 - 血压血管医疗健康云平台 | 王磊 |
| 杏树林 - 哮喘患者移动管理 | 王磊 |
| 汇医慧影 - 第三方影像咨询中心 | 俞熔 |
| 海斯凯尔 - 基于影像引导的肝纤维化无创诊断系统 | 徐航 |
| 爱科 - 抗呼吸道合胞病毒新药 | 叶小平 |
| 老年居家康复治疗 | 吴光明 |
| 芯超生物银行 - 医疗大样本平台 | 陈海滨 |
| 苗润科技 - 悦呼吸 | 王磊 |

奇璞一直关注着这些产业内创新生态的演进和创新项目的发展。我们号召 8 个 2014 奇璞奖获奖项目对今年以来的最新发展进行了总结，并以案例的方式呈现给读者。同时，我们也挑选了部分 2015 奇璞加速器对接项目和 2015 奇璞路演项目的案例分享给读者。

# 案例 1 2014 医疗服务创新奇璞奖

## 打造公立医院患者就诊新模式：温州医科大学附属第一医院

温州医科大学附属第一医院（以下简称"温医一院"）是首届"奇璞奖"医院服务创新类的唯一获得者。在该院，面对日益庞大的患者规模和医疗需求，管理者不断冲破思想的禁锢和篱笆，将"以人为本，全面全程患者关怀"的理念深深植入到医院管理的每一个环节，并通过信息化条件下的流程再造和资源重组，创建了可复制、独具特色、符合实际的多渠道预约模式、实名制就医模式、自助机服务模式以及多途径预存及结算模式，达到了方便患者就医、方便医护工作、方便管理决策三个重要目标，系统性地改善了就医流程和就医体验。

在持续改善患者就医体验的同时，面对时代的新需求和"互联网＋"的发展趋势，该院又以开放的心态，主动探索面向未来的医疗服务模式，在全国首家推出院外关怀系统、手机门诊系统，并试图通过移动互联网技术，以及可穿戴设备、医疗大数据平台等新载体和快速的医生远程指导平台，为患者提供全面全程的健康服务。

温医一院的信息化实践，并不仅仅是技术的单独使用和理念认知，而是真正打造了处处体现"以人为本"的公立医院患者就诊新模式。这对解决中国"看病难"的传统难题，提供了切实可行的整体解决方案，也为中国医改提供了具有启发意义的思路。

### · 温医一院概况 ·

温医一院创建于 1919 年，前身是温州首家由国人自己创办的西医院。历经近百年发展，医院早已成长为浙南闽北最具口碑同时也是最为繁忙的大型综合性医院。作为浙江省首批（1993 年）四家三甲综合性医院之一，医院集医疗、教学、科研、预防保健于一体，担负着逾 2 000 万人口医疗保健及危重疑难病症的救治任务。

医院目前拥有新老院两个院区，总占地 530 多亩，其中 2012 年 10 月投用的新院占地 500.6 余亩。医院核定床位 3 380 张，新院实际开放床位 3 115 张，老院开放床位 380 张。在岗职工 4 897 人，拥有高级职称 521 人。设有 56 个临床科室，10 个学科中心，72 个病区，79 个护理单元，拥有浙南地区最大的医疗保健中心。2014 年全年急诊量达到 372.84 万人次，最高日门诊量 1.7 万人次；出院病人 12.91 万人次，手术达 6.05 万例次（图 4-1、4-2）。

在医疗核心技术方面，医院成绩斐然，拥有辉煌的历史。1953 年，医院成功施行浙江首

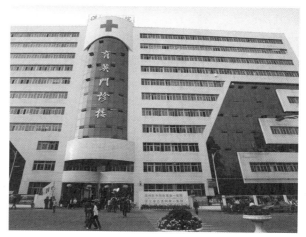

图 4-1 老院门楼。位于温州市区中心的老院的门诊大楼，20 世纪 90 年代按 2 000 人次门诊量设计，实际最高日门诊量达 1 万余人次，平均日门诊量达 8 000 余人

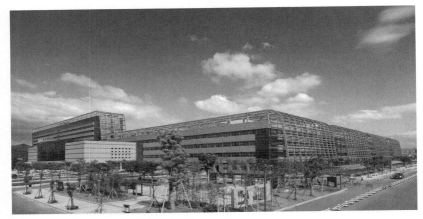

图 4-2 新院实景。新院占地面积 500.6 亩，建筑面积 35.5 万平方米，总投资约 23 亿元

例开颅取子弹手术；1963 年，在省内首次施行断肢再植成功；1973 年，由钱礼教授编写的我国第一部腹部外科专著《腹部外科学》出版发行；1978 年，缪天荣教授发明对数视力表获国家科学大会奖，并于 1989 年成为国家强制标准；1985年，开展首例肾脏移植手术成功；90 年代初，开展异基因骨髓移植；2001 年，生殖医学中心成为首批国家卫生部批准实施人类辅助生殖技术准入机构；同年开展首例肝移植；2003 年，开展首例心脏移植；2007 年，成为浙江省首批血缘和非血缘造血干细胞移植和采集定点单位；2013 年，开展心肾联合移植。

医院拥有 30 多个重点学科和 6 个重点实验室，与国际 20 多所大学、科研机构及医院建立合作关系。作为温州医科大学最大的教学基地，拥有临床医学一级学科博士点，5 个一级学科硕士点；19 个教学系，49 个教研室，1 个临床技能培训中心；设有卫计委专科医师培训基地 12 个，卫计委内镜技术培训等基地 6 个。

医院先后获全国百姓放心示范医院、全国模范职工之家、全国杰出青年文明号、全国医院文化建设先进单位、全国女职工建功立业标兵岗、全国三八红旗集体、全国五四红旗团委、第八届全国省级医院思想政治工作先进集体、浙江省文明单位、浙江省示范文明医院等荣誉。

### · 创新背景 ·

中国很多公立大医院都曾遭遇过医疗用房严重短缺的发展瓶颈，温医一院也不例外。2010 年前后，该院就医人群"井喷式"上升，就诊的患者和家属挤满了位于温州市区中心、占地仅 31 亩的老院。加床、加号还是难以满足需求，超负荷的运行给医院和患者都带来了极大的医疗安全隐患。现实的困境和新医改的要求迫使管理者思考，在新的历史条件下，如何利用先进技术手段，破解患者"挂号排队时间长、看病等候时间长、取药排队时间长、医生诊疗时间短"的问题。

他们意识到，医疗行业多年固有的服务模式，往往是以牺牲患者体验为代价，这让医疗服务日渐非人性化和机械化，已不能满足患者对于看病的服务需求，服务创新成为医院迎接未来新挑战的必经之路。模式创新比功能改善更重要，而信息化不仅使得医疗服务与创新有了更多丰富的手段和方法，更成为撬动医院服务模式创新的支点。2010 年 9 月，一场由院长陈肖鸣教授亲自主导的信息化条件下的医疗服务流程再造在老院原设计日门诊量仅 2 000 人次，实际最高日门诊量却高达上万的门诊空间内拉开序幕（图 4-3）。

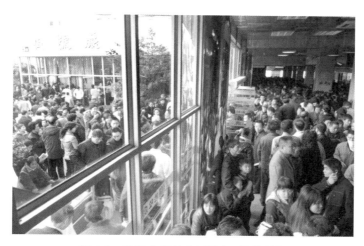

图 4-3 2009 年门诊大厅及窗口拥堵现象

### · 创新成果：创新点燃转型"引擎"，打造"零排队"服务模式 ·

温医一院医疗服务流程新模式的价值在于，它是真正做到了以患者为中心，从理解患者的需求出发方便患者就医，借助信息化技术手段，取消了传统的排队挂号、取药、缴费等对患者而言无价值的非医疗流程，最大限度地去除了"等待、多余的过程、返工、茫然无助"等服务流程中反复出现的主要浪费因素，充分考虑到成本的合理性，不仅做好服务、提高效率，而且降低了医院的管理运营成本。

1. "理解需求"的预约模式    温医一院的预约平台充分体现了开放性思维带来的"跨界"与"整合"，根据大部分患者的习惯，引入"114"和"12580"公共电话平台，主推 7×24 小时电话预约，同时推出现场、网络等预约方式，又有微信、手机 APP、支付宝、"趣医院"平台等新生事物的融合，充分满足了不同层次不同人群的需求。在预约平台上，医院号源全开放、实时共享，市民无论通过何种手段都可以直接预约感兴趣的医生，每次预约信息的变动都会自动进入 HIS（医院信息系统）信息里，每个环节都有短信的温馨提示服务。

对比其他医院的预约服务，会发现温医一院有很多贴心的做法。会诊首诊负责制，纠正分诊错误，对于需要会诊的患者，首诊医生直接从医师接诊平台登陆预约系统，帮助患者预约好会诊的医生和就诊时间。特检预约零排队，门诊医生帮助患者直接预约辅助检查，预约信息具体到分钟、到机器。等待预约，对于在已有的门诊时间内挂不到专家号的患者，医院可以设置等待预约，把对某专家有需求的患者统一集中在一起，另外安排时间为他们看诊。不仅如此，当患者完成首诊后，接诊医生还会为其后续的复诊、会诊及辅助检查进行"诊间预约"。疑难病会诊预约，对于病情涉及多学科、多系统、多器官，需要多个专科协同会诊的患者，医生工作站直接帮助患者预约多学科会诊时间并通知各专科。这些创新每一项都是从患者实际情况出发做出的考量，都体现了管理者充分理解了患者的实际需求。

在该院，门诊分时段全预约模式彻底颠覆了传统窗口排队取号的挂号模式，患者已经实现 100% 预约就医，其中 2014 年至少提前半天进行预约的预约率已达到 84.14%，居全国首位，远超国家卫计委要求的"至 2017 年底，三级医院预约诊疗率大于等于 50% 的目标"。

2. 通过信息化建立起患者在院全程健康档案管理的模式    在信息化条件下的实名制就医模式中，该院将患者的身份信息和医疗档案建立起自动对应关系，患者在院内的所有医疗记录都自动归档到同一个账户下，实际上构建了患者的健康档案，医生可以更清楚掌握患者的既往病史、过敏史，方便医生做出最佳的诊断，以及之后的跟踪管理，避免了传统的"一个患者多个号""多个患者一个号"等问题引起的病历混乱。对患者而言，实现病史的连贯性，诊疗安全更有保障，确保了预存资金安全，还消灭了黄牛倒卖专家号的不良行为。2014 年，该院实名制就医率达 80%。

3. 破解反复排队付费难题的门诊预存预缴模式与多途径结算模式    温医一

院大胆打破常规，创造性地将传统病房的支付方式运用到门诊结算中，以现金预存，银联卡、电话与手机银行、整个地区的建设银行柜台、支付宝转账预存（全国首家）等多种预存模式，以及诊间结算（当预存账户内有足够余额时，患者无需挂号就可以直接预约医生和就诊，并且患者在门急诊就诊时发生的所有费用，如检查、治疗、药品等，都可凭就诊卡即时自动结算，自费部分在预存余额中扣除、医保部分直接实现医保结算，患者就诊后可以直接去做检查或到药房取药。与过去相比，免除了排队挂号和缴费两个环节）、自助机结算等多种结算方式，颠覆了传统的门诊收费柜台财务人员收费模式，取消挂号、收费等排队环节，且无论何种结算方式，门诊、病房支付系统均实现与医保实时结算，有效节约了患者排队付费的时间。该院 2011 年的调查统计显示，患者平均一次排队缴费时长约 10 分钟，而诊间结算服务则为每位患者至少节约 20 分钟的反复排队时间。

4. 全国独创出入院护士站结算模式　在病房，该院独创的"出院护士站结算模式"充分体现互联网思想在医院管理中的应用，化整为零，用护士碎片时间的服务取得了患者便利的实现与医院成本的合理性的双重目的。

在这种模式中，医生下达入院医嘱后，患者及家属只需直接到护士站刷卡办理入院手续。这大大缩短了患者等待时间，特别是晚上急诊的患者，以往家属得特地跑到急诊收费处排队缴费，再到病区办理入院手续，有时家属手续没有备齐，还需要多次往返病区和相关部门，折腾耗时且很多时候都是无效等待，而如今他们则得到了更为及时的处理。而办理出院时，家属也只需到护士站结算并打印清单，出院余款自动转入门诊预存账户，再按需到收费处打印出院发票。

这种做法破除了必须由财务人员收费的刻板管理，每个值班护士都可以为患者收费结算，且刷卡方式易于钱财保管。同时，相比较其他医院由财务人员等推着"移动结算车"进病房的"床旁结算方式"，护士站结算更方便、简单、效率高，节省了财务人员、医务人员的人力成本，避免了患者多次往返医院收费处的苦恼，也可以避免他们在病房等候服务人员上门而造成的时间浪费，在成本和效率方面的优势尤为明显。

作为目前全国唯一一家推行护士站结算模式的医院，结算率已经高达 70% 以上。护士站结算和自助机结算给患者带来极大便利，得到了浙江省财政厅的高度认可，并决定将全省医院的出院结算发票进行变革，以适应互联网条件下的支付问题。

5. "零成本"的多功能自助机服务模式　温医一院自主研发的自助服务机

是门诊流程改造的亮点。这种多功能自助机诞生于 2011 年 5 月，能够实现多种门诊和住院功能，将办理手续、费用预存与结算、化验单打印、信息查询、满意度调查等功能融于一机。其中，预存与结算功能相当于"将银行柜台前移"，290 余台由 6 家银行负责管理的多功能自助服务机遍布医院的各个角落，强大的"自处理"能力使医院在面积扩大近 5 倍、就诊患者呈几何级攀升的情况下，全院总的收费人员数却没有任何增加，新院除急诊外所有的收费人员到现在仍只是寥寥的 11 人。银行提供 30 名导医人员、32 名现金运送人员，节省医院专职预约人员 15 名、收费人员 102 名。除医保费用外，2014 年医院自助缴费额近 16 亿元，为人工收费额的 2 倍以上。投入设备后，患者对挂号收费流程满意度从 75% 上升到 97%。

温医一院的自助服务机在国内医院中不仅是设备数量多，功能最齐备，使用率最高，独到的借力模式使得自助服务"能量升级"，在患者服务环节中迸发出巨大潜力。这种模式实现了医院、银行、患者的三赢：对医院来说，节省了自助设备硬件投入、导医（指导患者操作自助机）的人员投入、现金运送人员投入，年节约成本 1 000 万；同时引入 6 家银行，充分竞争，提高银行的服务意识；由银行实行错时押款，延长自助机服务时间，住院、急诊达到 24 小时开放。而对于银行，相当于将柜台延伸到医院自助机终端。每一台自助机相当于一个现金柜台，每一位导医相当于一位柜员。患者预存率越高，意味着银行的存款率也就越高。对于患者来说：保证资金安全，不用携带大量现金就诊，可以选择存入就诊卡或银行转账；方便就医，可以不用窗口排队自助操作，并有专人指导操作。

6. 四两拨千斤的"借力"模式　整合社会资源为我所用是温医一院实现价值增值，最大程度使患者获益的重要服务模式之一。前文所述的自助机运行模式即是借力模式成功的典范之一。2010 年，该院在浙江省内率先与电信 114 话务台、移动 12580 合作，充分利用公共平台以及群众容易记忆的特点，把医院定时、定点的电话预约升级为一年 365 天、一天 24 小时的预约服务模式，极大地方便了患者，使得预约量突飞猛进。该院还以开放的胸怀，积极与支付宝、"趣医院"等互联网时代的新生平台合作，将老院二楼收费处直接交由银行负责收费，将社会资源为我所用，服务患者又节约成本。

借力模式背后依然折射出医院"处处以人为本，全程全面关怀患者"的理念，医院拿出自己的土地，建立了公交始发站、城际汽车站，在市政府的支持下，开通了 9 路直达公交，还有 11 路经过医院的公交，1 路新老院直达巴士，1 个水上巴士，社区巴士。院内辟出无障碍通道，开放内部通道，患者开车可直达就诊大楼。对于急救患者，该院的直升机停机坪可以派上用场。

医院组建了一支 6 000 余人的志愿者队伍，培训上岗，使得医院各个角落都有志愿者亲切而忙碌的身影，为患者提供无微不至的关怀。志愿者护送小分队常年推着轮椅在院区内巡，免费推送有出行困难的患者。如果患者需要长时间使用轮椅，可以免费借用。预约使志愿者服务发挥了它的极致作用。在该院，门诊术后和出院患者在出院前，均可以拨打志愿者管理办公室电话，提前预约志愿者轮椅护送服务。医院被评为温州市志愿服务基地，学生、商人、退休职工……很多温州人都志愿报名、纷纷加入该院的志愿者活动，在新加坡、中国台湾等地医院看到的义工在温州出现，这也是提高了温州人道德的素养和形象。

短短五年，温医一院颠覆了传统的就医模式，信息化条件下的流程再造和医疗服务新模式探索受到社会的肯定。特别是，门诊流程再造使患者就诊平均排队时间从 6 小时缩短至 30 分钟完成整个就诊过程，成效显著，在业界更是声名鹊起（图 4-4~4-6）。

2013、2014 年连续两年，在温州市综合性公立医院第三方患者满意度评估中名列第一。2014 年 5 月，全国人大常委会副委员长陈竺到院调研后说："业务量如此庞大繁重的一家医院，走廊里没有菜市场式的混乱场面，运作上有条不紊，这是令我印象最深刻的，这一切都源于医院的流程再造、信息化建设和服务

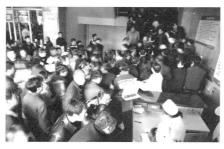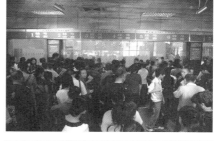
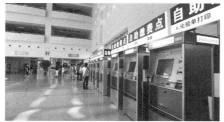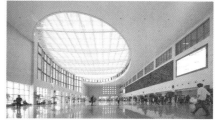

图 4-4　改善前后门诊就医环境

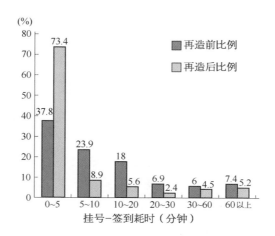

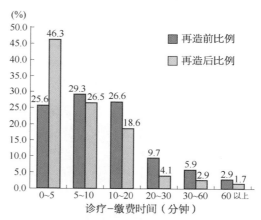

图 4-5 缩短患者排队等候时间

模式的完善，300 多万的年门诊量，预约能达到 70%，且一半以上是在院外预约的，这大概在全国是做得最好的。"美国的医学代表团在参观和体验后，在《国际重症和损伤科学杂志》（2014 年 4~5 月）上撰文详细介绍了医院在收费和服务方面的创新之举。"温州医科大学附属第一医院服务流程的颠覆式创举，对国内外医疗行业都具备较高的借鉴价值。创新医疗服务模式，是中国的，也是世界的。"《移动医疗》作者 Dave Levin 来医院参观后写下："感谢你们对贵院在医疗服务信息化建设中诸多亮点的分享，上述成果使得临床实践能够更好地服务于医生、患者及其家属。此行见闻让我们感到非常非常的震撼！"2015 年 10 月，该院流程再造被写入《浙江省人大教育科技文化卫生委员会关于我省公立医院综合改革情况的调研报告》，并获赞誉。

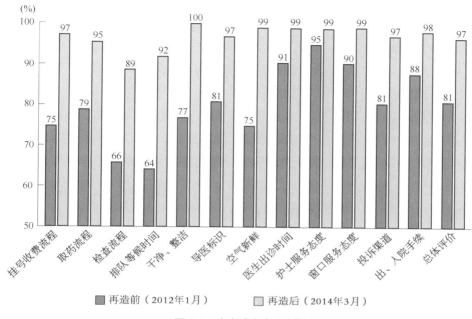

图 4-6　患者满意度大大提高

　　荣誉接踵而至，2014 年 8 月，该院被授予全国首家"中国医患友好度示范医院"和中国数字医疗网"2013—2014 年度优秀移动医疗项目"荣誉称号。同年 9 月，该院在"2014 第十届中国医院院长高层论坛暨公立医院改革座谈会"上，由于信息化智慧医疗及医疗联合体等方面取得的成绩得到与会专家的充分肯定，获得"医改管理创新奖"。9 月，门诊业务流程再造项目荣获"2014 年浙台两岸医疗品质促进交流竞赛活动"金奖。12 月，在由健康报发起的"2014 中国健康服务公信力排行榜"评选活动中，该院入选三级甲等医院公信力榜单；在"智造中国高峰论坛"上，该院获 2014 年数字商业最佳商业实践奖。2015 年 4 月，该院在移动医疗领域中荣获"2015 年最具成长力医疗健康 APP"奖项。8 月，在两年一届的中国医院协会"创新科技奖"获奖名单新鲜出炉，该院《信息化条件下的医院流程再造》获二等奖。在 2015 年 9 月召开的代表亚洲最新成果与最高水平的亚洲医院管理大奖——"亚洲医院管理奖"颁奖典礼上，温医一院获得客户服务类金奖，成为本年度参赛的中国内地医院中唯一金奖获得者，也是该奖项从 2002 年首次举办至今，第二家获得亚洲医院管理奖金奖的中国内地医院。与此同时，多年来呕心沥血、致力于"智慧医院"建设的医院院长陈肖鸣教授，也因其卓有成效的管理，先后获得《中国医院杂志》最具领导力中国医院院长"卓越贡献奖"（2012 年）；被国家卫计委医管局、《健康报》评为医院服务"改革创新"人物奖（2013 年）；被中国医院协会授予"中国医院优秀院长"荣誉称号（2014 年）；在第二届中国健康服务业大会上获得"中国健康服务业十大风云人物"荣誉称号（2014 年）；在中国移动医疗产业论坛上被评为"移动医疗产业最具领导力先锋人物"（2015 年）；上榜由国家卫计委主管、中国卫生杂志社主办的《中国卫生》"2014 年度十大新闻人物"（2015 年）。

### · 推广性：社会影响显著上升，信息化成为行业标杆 ·

让患者享受到更高水平和质量的医疗服务，切实解决群众"看病难"顽疾是国家新医改的重要目标。在信息化浪潮势如破竹、公立医院人力成本日益提高、效率广受关注、患者体验越来越受到重视的新时代背景下，用医院信息化手段打造真正的"以人为本"的公立医院患者就诊模式将是不可逆转的发展趋势，温医一院的改革创新具有可借鉴、可复制的独特优势，其经验启示也为中国公立医院的创新发展提供了有益的参考借鉴。

早在 2010 年 11 月，温医一院就进一步将信息化建设成果"下沉"到基层，将信息系统"移植"到托管的文成人民医院，随后该院将自主研发的信息系统软件在全国多家医院推广应用。2014 年 3 月，信息化建设应用成效显著的温医一院与全球 500 强企业、中国最大的综合 IT 服务提供商联想集团跨界合作，成立"温州医科大学联想智慧医疗研究院"，整合双方优势资源，试图采取"医企联合"的新模式共同打造"智慧医疗"架构及解决方案，通过联想公司的推广，将温医一院先进的管理理念和软件"移植"到其他医院，从而加速推动中国更多的传统医院向智慧医院转型。连云港赣榆区人民医院是智慧医疗研究院的"试验田"，2014 年 7 月，赣榆区人民医院与智慧医疗研究院展开合作后，使该院实现了信息化建设的后来居上。目前，这种模式已经在全国 4 家医院开展，并在逐步探索完善。

截止到 2015 年 10 月，包括《健康报》在内的国内各大媒体多次头版头条报道温医一院的信息化建设。已有 50 多家省市卫计委、100 多家国内三甲医院、400 多家县级以上医疗机构，以及多家银行、企业、商业公司等前来参观学习，医院接待来访人员达 4 000 余人。无论是来访的国外医疗专家、移动医疗的专业研究者，还是国内的各级领导、医院管理者、患者，他们在医院实地参观、访问和就诊后，无不用"震撼"这两个字来表达他们内心的感受。

### 战略规划：面向未来的探索，试水患者全面的健康管理

温医一院的管理者敏锐地"嗅"到移动互联网和大数据的高速发展与老龄化社会慢性病井喷对于医疗服务模式的挑战，积极探索利用信息化技术对慢性病治疗进行健康管理。在该院，看病前患者可以利用"院外关怀系统"进行信息输入、预约等服务，看病过程中可以用移动医疗进行付费，下一步医院还将探索患者看病后利用移动医疗进行"预检、平台预警、医生干预远程"等服务模式，使患者真正享受到全程全面的关怀服务。

1. 首家试水让患者享受"家庭医生式"的"关怀模式" 2014 年 8 月，温医一院在全国首创院外关怀系统，患者可以通过微信、支付宝、网页实现医患主动沟通、健康咨询、健康评估、医疗咨询、移动健康服务等。在就诊前，患者可在院外关怀系统自行输入主诉、上传照片，将自己的症状描述通过文字或语音的方式提供给医师，供医师下诊断时参考，使患者的主诉得到充分的表达；医院在部分病区试点安装平板电脑，患者住院期间可以将自己症状的变化输入院外关怀系统，使医生能更好地掌握患者病情变化，同时患者还可以查询医疗信息、上网等。

与此同时，医院网站改版，整体设计方向由原来的以医院为中心向患者为中心转变，患者能够直接在门户网站上实现预约等就医相关行为与使用院外关怀系统。

2. 从手机门诊走向桌面云技术的家庭医生服务模式 手机门诊系统是一个超出患者预期的东西，它融入"家庭医生"的概念，医生可随时随地为患者开诊断、预约辅助检查，患者还可以在手机上查看检查检验结果，简化烦琐的就诊流程。在手机门诊的基础上，医院与中国移动合作，开设"移动秘书台"。患者拨打一个统一的秘书台电话，由秘书台根据患者需求、医生实际情况等进行分流、转接。就好比总机、分机一样，这个秘书台电话是总机，医生的手机就是分机。在规定的时间内，患者的电话可以直接转接到医生手机上，由医生在电话中接受患者咨询等。

桌面云技术无疑是当下新技术的一大亮点，医院部署了 500 个用户的桌面云系统，通过桌面虚拟化，医生可以在任何时间任何地点，只要有互联网，就可以查房看病历。患者可以在家里打电话给医生，描述自己的病症，医生打开电脑查询患者的资料，直接开化验单、检查单等医嘱，这种随时随地的医疗体验，不但充分整合了医生的碎片时间，提高了工作效率，对患者来说，则获得了更加及时的治疗。医院还积极探索通过云上的电子双向转诊，使得远程医疗

变得更加便利。

3. 探索基于移动终端的远程"智能健康监护模式" 基于移动智能终端设备医疗智能软件机的开发和完善，建立"患者预检、平台预警、医生远程干预的管理模式"是该院目前信息化条件下做好患者服务的重要举措。通过可穿戴医疗设备对患者血糖、血压、血氧等慢性病的重要数据进行家庭监测，并通过信息技术采集的数据合法上传给医院信息系统，作为临床诊断及监护的依据，及时提供预警以及相应的诊治意见。并希望借助云存储技术将监测数据通过云端进行存储和分析。

4. 探寻基于医学大数据的未来医学模式 大数据给传统医学模式带来巨大冲击，而信息化建设永无止境，该院正积极与美国相关领域的专家学者开展合作研究，试图通过大数据技术对海量数据进行筛选分析，聚焦患者的个人基因、环境、生活方式等个体化差异，为医务人员临床决策、科研人员研究方向提供信息支持。当前，正在开展的主要项目为糖尿病患者相关数据研究，它利用大数据分析工具把信息技术用于患者的跟踪管理服务，建立可靠的统计数据模型，为疾病预防、及早阻断疾病的进一步恶化等提供有效的帮助。

现代管理学大师彼得·德鲁克曾经说过，今天企业间的竞争已经不是产品间的竞争，而是商业模式之间的竞争。对医院而言，服务模式的创新显得尤为重要。温医一院的发展历程让我们看到，今天的医疗机构同样需要找到一种适合自身发展的模式，整合医院内部运行的各种因素，形成一个高效率具有核心竞争力的运行系统，并通过最佳途径、最快速度满足患者的需求，真正做到以患者为中心，实现患者价值的最大化，同时达到可持续盈利的整体解决方案。

# 案例 2 2014 医生服务创新奇璞奖

## 打造医生个人品牌的创新实践：宋冬雷医生

### · 宋冬雷简介 ·

教授、医学博士，博士生导师。"冬雷脑科医生集团"首席专家，创始人。上海市医学会神经外科学分会委员兼神经介入学组副组长，中华医学会神经外科分会神经介入专业组委员，中国医师协会神经介入专家委员会委员，中国医师协会神经介入诊断和治疗协调委员会副秘书长，卫生部"脑卒中防控工程"中青年全国委员会常委，中国老年学学会心脑血管病专业委员会常务理事（图4-7）。

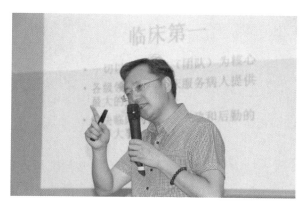

图 4-7  宋冬雷医生

· **项目背景** ·

2013 年宋冬雷医生离开公立的华山医院，以自由执业的名义来到民营医院，当他不再依靠原有医院的知名度时，又该如何吸引病人呢？

现今中国的医疗体制下，病人大多冲着医院的名气来看病，到了医院也不知道每个医生专攻什么？该找哪个医生？往往都是乱投医，医生每日的门诊量也达到饱和状态，来到民营医院之后，病人量急剧下降，曾经的门庭若市，现如今却鲜有人问津，每天的门诊量只有两三个病人，此时宋冬雷最需要的就是建立医生自己的个人品牌，让病人冲着医生而来，毕竟医院只是个看病的场所，真正的主角应该是医生才对，为此宋冬雷通过多种途径来和病人互动，让病人觉得找对医生也不是一件难事。

· **创新举措** ·

1. 建立了自己的神经外科团队  来到新的执业地点后创建医生个人品牌的第一步，就是成立自己的工作团队及工作室，团队中包括主诊医生，即宋冬雷本人，另外还有专科医生、住院医生在医疗上为病人提供帮助，以及服务性人员，如医疗助理承担着沟通桥梁的作用，每个岗位各司其职，共同为病人服务。

2. 网络途径，多种实时在线服务　现下是一个互联网的时代，网络的传播速度是惊人的，因此充分利用好现代媒体和各类平台显得尤为重要，在网络上与病人实现零距离的对接，让病人感觉到名医并不遥远，原本可能需要去医院通宵排队都未必能挂上一个号，如今只要打开电脑或手机，就可以与专家进行在线交流，这对病人来说是相当便捷的。因此宋冬雷首先利用了如今最红火的两个平台，注册了微博及微信公众平台，在这两个平台上发布一些治疗成功的病例、自己的一些治疗心得，对医疗制度及改革的个人想法等，引起网友的关注，这样就慢慢地聚集起了人气。在微信公众平台上还有关于疾病的知识，病人可以通过自动回复了解该疾病的一些基本知识，并且可以在线发送影像片、化验结果，能在线上予以回复，进行初步的沟通，如需进一步详细沟通还可帮助病人预约门诊，一些治疗后的病人还能完成随访，出院后若有疑问也能通过平台提出，免去了病人路途上的往返，大大地方便了病人。另外还有一些传统网站如好大夫网站，同样也能给予病人一些疾病上原则性的指导。当微博和微信上的人气慢慢积累起来后，一些线上 APP 也纷纷找来，如邻家医生、青苹果、健康优医汇等，在这些 APP 注册后都能在线与病人沟通，解答病人的疑问。通过这样的传播，让更多的病人知道了宋冬雷医生。

3. 远程视频工作室　分别在南通瑞慈医院、苏州市立医院（东区）开设神经外科工作室，病人在当地通过远程视频的模式来进行就诊，病人的资料可通过网络传输过来，针对性强，免去了路途上的奔波，同时也达到了病人就诊的目的。

4. 增设医疗助理岗位　医疗助理目前在国内还是一个比较新鲜的词，他们的主诊医生都配有自己的医疗助理，是医生与病人之间的一座"桥梁"，起着一个沟通的作用，既服务于病人，同时也服务于医生。医疗助理对病人的服务从院前、院中到院后，是一个连贯的过程，在这个过程中，和病人随时都能保持联系。院前可以帮助病人预约，了解病人的基本情况，收集病人的资料，就诊的过程中陪同在旁，能了解病人的整个就诊情况，需要做何检查、化验，需要何种治疗，是否需要住院等，这些都可以由助理来帮助安排，跟踪结果，给病人反馈检查结果，安排入院，就诊过程中帮助主诊医生完成一些琐碎的工作，比如电脑操作、病史录入、开药、开具检查化验等，让医生能和病人进行充分的沟通，不会被其他事情占用时间。就诊结束后，如果病人有任何的疑问都可以随时和助理联系，解答他们的问题。住院后也是一样，助理每天都会跟随医生查房，了解每个病人的情况。大家都知道外科医生非常忙碌，常常在手术台上一站就是一天，病房的病人想了解病情常常是找不到医生的，这个时候助理就可以发挥他们的作用了，先和病人进行沟通，了解病人的需求，以帮助其解决问题，增加了病人的归属感，同时也建立起了医患之间的信任。另外助理还需要将所有病人的资料进行汇总统计，以便医生查询。

5. 与传统媒体合作　虽然通过互联网扩大影响力的速度非常快，但是仍然少不了传统媒体的宣传，毕竟电视、杂志的影响面比较广，"老少皆宜"。宋冬雷先后参与了江苏卫视《万家灯火》栏目、《相约健康》栏目的录制，以及各类报纸杂志的采访，进一步扩大影响力。

6. 进行学术营销　从 2014 年 3 月起先后在浙江、江苏、安徽及上海周边地区举办沙龙讲座，邀请当地的医生共同参与病例讨论并且推广他们自己的服务团队，实现双向转诊，为当地更多的病人服务。与《医学界》杂志合作，通过网络在线直播的方式进行讲座，与在线的各位同仁进行讨论交流。通过与同仁之间的交流进一步扩大宋冬雷个人的品牌效应，当遇到一些疑难病例的时候首先就会想到宋冬雷教授，治疗成功后也会在病人之间扩大影响力。

### · 创新效果 ·

经过这一年多的努力，宋冬雷的门诊量从原来每次只有 2~3 位病人，现在已经达到了每次门诊基本都能约满，他的手术量也从原先的每星期 2~3 台，到现在每天都有 2~3 台。各个网络途径上的"粉丝"量也已经突破了上千的人次，宋冬雷医生的个人品牌已经逐渐被大家所认可，离开公立医院后，至少到目前为止，"生存"已经没有问题了，更为关键的是病人对他们的服务都是非常满意的。

助理就像"管家"，随时和病人保持联系，帮他安排住院时间，跟踪检查结果，减少了病人的往返奔波，以及对出院后病人的跟踪随访，可以真正帮助到病人，病人也会切身感受到便利，因此很多病人都是由原来的病人介绍而来，这就是对他们服务认可的一种体现。口口相传，他们的品牌才会逐渐树立。

### · 推广性分析 ·

要想做到这些其实并不难，如今的互联网非常发达，并且无需成本的投入，基本上每个专家都有自己的微信、微博，各种移动医疗软件开发的也很多，需要利用好这些平台，来为自己"造势"，让更多的人认识到"我是医生，我的专长在哪里"。并且一定要注重对病人的服务，口口相传更有助于品牌的建立。

### · 2015 年新举措 ·

跳出体制外 3 年，已经学会游泳的宋冬雷，病人越来越多，但他发现民营医院的平台依旧有太多的局限性。他想为中国的医改摇旗呐喊，他想通过自己的努力帮助医生的价值最大化，他想给病人提供一个自己理想当中的诊疗场所，思忖再三，宋冬雷 2015 年依然离开了上海德济医院，正式成立发起自己的脑科医生集团。

该集团是通过股份制运作的实体企业，是国内首家由体制外医生组成的脑科医生集团。医生集团目前以数名全国知名专家为核心，辅之以多名年富力强、技术全面的高级专家组成，可开展脑外伤、颅脑肿瘤、脊髓肿瘤、脑血管病、脑卒中的外科及多种微创治疗。

他的医生集团将通过合作建立自己的手术基地、发展会员医院以及建立自己的脑血管云平台作为目标。冬雷脑科医生集团沪上首批合作基地有上海国际医学中心、浦南医院等，慢慢发展周边二三线城市的会员单位，通过远程视频会诊和学术指导的方式，帮助当地医生成长，更快速地为病人进行会诊，实现合同共赢。

开通视频会诊后，医生集团的专家可以在视频会诊中进行患者教育、患者咨询、病历管理、随诊等服务。在视频会诊基础之上，冬雷脑科医生集团还将打造脑血管的云平台，借助移动互联网，面向全国推广自己和团队的品牌，服务患者，获得回报。

# 案例 3  2014 药品行业创新奇璞奖

## "仿制、仿创、创新"三步走的创新模式：
## 上海中信国健药业股份有限公司

单克隆抗体（单抗）药物被誉为生物制药皇冠上的明珠，该类药物具有靶向性强、特异性高和毒副作用低等特点，代表了药品治疗领域的最新发展方向，并且在肿瘤和自身免疫系统缺陷治疗领域得到了有力的推广。2000—2010 年，抗体药物在全球生物制药中的市场份额从 10.5% 上升到 56.4%，成为生物制药行业中占比最大的子行业。2014 年，8 个抗体药物入围全球销售额排名前十大药物。预计 2015 年全球抗体药物市场规模有望达到 680 亿美元。反观我国，抗体药物却起步晚、发展迟缓，较欧美发达国家差距明显。90% 原研药由美国开发，行业技术壁垒森严。国家"十二五"规划将生物产业确定为国家的一项战略性新兴产业，借着这股东风，中国的生物制药领域也开启了新的局面。

### · 抢先领跑，跻身行业第一集团军 ·

十多年前，面对尚属起步阶段的国内市场和强劲的国外制药巨头，上海中信国健药业股份有限公司（以下简称"中信国健"）坚定地选择最具挑战性的发展目标。经历了五年的研发孵化阶段，2002 年，中信国健注册成立，注册资金 6.86 亿元，是由中国中信集团有限公司投资控股的生物医药高新技术企业。专注于抗体药物的研发、中试和产业化，研发药物覆盖治疗肿瘤、自身免疫性疾病、器官移植排斥反应等重大疾病领域的靶向药物。作为一家以研发为基础的生物制药公司，中信国健已成功构建了抗体药物开发和产业化平台并掌握核心技术，具备持续开发新药的创新能力。公司生产规模位居行业前列。

很幸运，中信国健仅用 10 多年的时间，就获得了大多数企业需要几十年才能完成的经营积累。公司从创立之初员工不足 30 人、专注研发的行业新兵，目前已发展成为员工 1 200 余人、产能规模达 38 000 L、单产品销售规模达 8 亿元

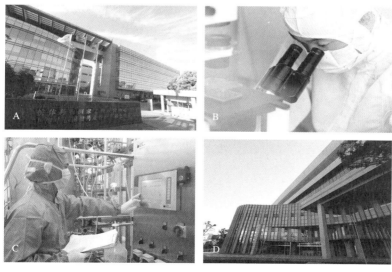

图 4-8  公司全景（A）、药物研发（B）、生产操作（C）、抗体中心大楼（D）

的抗体药物领军企业，并创造了多个"第一"（图 4-8）。

2005 年，公司 3 条 750L 生产线通过 GMP 认证，成为国内首家获得 GMP 认证的大规模抗体生产线的企业。2006 年，抗体融合蛋白新药益赛普®上市，成为我国正式批准上市的第一个单抗类药物，并于 2009 年获得国家专利金奖（图 4-9A）。2008 年，中信国健牵头组建的抗体药物国家工程研究中心获国家发改委立项批准，该中心也是目前国内唯一的国家级抗体药物工程研究机构。2009 年，亚洲最大的人源化单克隆抗体生产线开工建设。2010 年国内首个符合欧盟标准的 2 条 3 000 L 生产线通过国家新版 GMP 认证。2011 年，国家 Ⅱ 类新药、中国首个重组抗 CD25 人源化单克隆抗体注射液健尼哌上市（图 4-9B）。2013 年，中信国健被评为国内抗体制药领域唯一的"国家认定企业技术中心"。2015 年，符合欧盟标准、全国最大规模的 30 000 L 抗体药物生产线开始试生产。

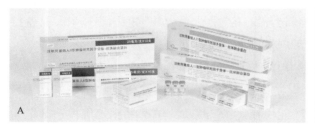 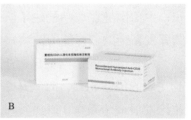

图 4-9　益赛普®（A）、健尼哌®（B）

中信国健的明星产品益赛普®适用于治疗风湿类关节炎、强直性脊柱炎和银屑病。自 2006 年上市以来，为患者重获健康生活提供了坚实的基础和保障。作为国家 863 计划生物技术领域第一个产业化的单克隆类药物，益赛普®荣获了多项专利和国家级奖项：2007 年获"国家技术发明奖"；2009 年获第十一届"中国专利金奖"。是我国上市最早、使用人群最广、安全性最高、性价比最好的生物制剂，市场占有率超过 65%。另一个产品健尼哌®用于预防肾移植后急性排斥反应，显著提高了器官存活率和患者生存质量，安全性高，市场占有率也达到 70%。

### · 创新哲学与创新实践 ·

中信国健奉行着"务实、创新、客户导向"的企业价值观，致力于成为一家具备持续创新精神、值得社会信赖、始终关注员工成长的卓越企业。

**创新哲学之一：专注，坚持抗体药物领域**

抗体药物独具"靶向、高效、安全"的优势，被认为是未来生物医药领域发展的主旋律。抗体药物在欧美发达国家已被广泛应用，而中国单抗药物的研发从 20 世纪 80 年代才开始，与国外水平差距较大。但随着科技水平的提高和研发投入的加大，抗体药物也逐渐在国内市场崭露头角，需求不断增长。近几年，抗体药物市场增长势头强劲，2013 年国内生物技术药物细分市场中，单抗药物已占据 24% 市场份额。我国生物技术药物 2005—2013 年市场保持了 30% 以上的快速增长，单抗市场年复合增长率达 47.3%。虽然目前国内单抗药物年销售总额不足 50 亿人民币，但发展潜力和前景巨大。

中信国健也较早以敏锐的目光捕捉到了行业发展动向，瞄准抗体药物领域，抗体药物能解决临床治疗需求，技术门槛较高，市场足够大，在这个领域他们坚持、专注、没有左顾右盼。自主开发的药品益赛普®，成为中国首个批准上市的抗体类药物，对推进中国生物医药行业的技术进步具有重大贡献。并且在我国批准实施临床试验的人源化单克隆抗体新药中，中信国健开发的人源化单克隆抗体新药占到了 80%。2002 年创立之初，中信国健每年的研发投入均不低于 5 000 万元，近几年随着营业收入递增，研发投入已经超过销售额 15%。由中信国健牵头组建的抗体药物国家工程研究中心是目前国内唯一的国家级抗体药物工程研究机构。中信国健生物技术研究院先后承担国家 863 计划课题、国家重大新药创制课题、国家高技术产业化等多个国家级项目，获有专利 100 余项，有力推动国家抗体药物领域向"高新高端"发展。

**创新哲学之二：仿制·仿创·创新**

他们制定了走仿制、仿创、创新三部曲的战略方向。在早期，通过模仿，聚集人才、建立平台、形成能力、获取利润，让企业生存下来；在获得更多资源后，根据市场需求，进行创新品种、工艺的开发，提升药物的安全性、有效性、经济性和便利性，实现仿创结合；接下来，形成创新药物加服务的模式，以客户为导向，创造价值，走创新之路。

虽然是仿制药，但他们从药品研发阶段到产业化再到工艺优化，都制定了严苛的标准，与原研药的一致性对比也是达到了高水准。为了确保药品质量安全、有效、均一，他们制订了"科技引领、质量制胜、顾客至上、追求卓越"的质量方针，并提出了质量提升五年计划。不仅通过了国内新版 GMP 的认证，更引进国外质量管理先进理念，建立欧盟 GMP 体系，全方位建设质量管理体系，向欧美标准进军。

由于法规和竞争情况发生变化，必然会使得仿制药未来的道路越来越窄。我们已经在做创新探索，研发创新药。以后我们的资源会逐步投入到创新的技术、产品和服务领域。创新的方式也会通过合资、委托、自己开发几条路并行运作。在未来，他们将会努力实现"中国创造"。

**创新哲学之三：客户需求是创新之本**

客户需求是创新之本。中信国健肩负着"专注于生物靶向治疗领域，研制和销售高品质的药品，以满足患者的需求；以治疗疾病、改善生活质量为目标，与临床机构、专业人士、患者密切合作，提供专业服务"的使命。药品研发从客户角度出发，创造价值。

他们要求：①研发服务于市场，药物开发周期很长、环节很多，容易造成研发和市场的脱节，鼓励科学家和医生交流，让研发人员熟悉市场，产品设计中充分考虑药物的安全性、有效性、经济性和便利性。②市场服务于医生和患者。实行学术推广，通过行业、协会、论坛及中信国健风湿学院，为医生搭建学术交流平台；通过与中国医师学会共同设立益友俱乐部，搭建大数据分析平台，为患者提供与医生、与患者间的沟通渠道；通过患者关爱工程和慈善赠药等社会公益活动来回馈社会；从以上三个方面做到培育国内市场，推动行业发展。

**创新实践之一：产品创新**

中信国健有两个已上市产品，三个待上市产品，同时在研产品十余个。产品管线覆盖自身免疫、肿瘤以及移植等其他领域。

益赛普®用于治疗类风湿关节炎、强直性脊柱炎、银屑病、银屑病关节炎等自身免疫病。与传统的药物相比，益赛普®是一种革命性的治疗药物。它能够抑制某种特定炎症蛋白（TNF）的激活，从而很好地控制炎症，明显缓解风湿性疾病如类风湿关节炎、强直性脊柱炎以及银屑病的晨僵、疼痛、肿胀、腰背痛、皮损等临床症状。

益赛普®拥有疗效确切、使用安全（中国人群中最多使用经验）、治疗费用合理（较国外产品更适合国内患者）、品质优异、剂型丰富、中国专家共识推荐、能提供给患者全面服务、覆盖医院最广泛等优势，目前使用患者超过 20 万例。该产品的研制通过开发一种全新结构的抗体融合蛋白药物，不但填补了临床上缺乏安全有效的治疗中重度类风湿关节炎药物的空白,而且还攻克了抗体类药物产业化过程中的多项核心技术难题,使我国拥有了第一个实现产业化上市的具有自主知识产权的抗体融合蛋白药物,为我国抗体药物产业化奠定了重要的基础。该产品自上市后受到了广大医生和患者的青睐,并获得了中国专利金奖、名牌产品等多项荣誉。

**创新实践之二:技术创新**

中信国健的研发内容涵盖了从抗体药物靶源发现、药物筛选、抗体工程、高效细胞株构建、小试和中试工艺开发、制剂工艺开发、临床前药效安全性评价到临床研究的完整抗体新药核心研发链条。在成功克服单克隆抗体药物产业化难题的基础上,重点布局我国病人急需的关键抗体药物,加速推进抗体类生物仿制药物的临床和产业化,积极跟踪国际最新的靶向治疗动态,打造自主创新的科研平台,以为我国的重大疾病病人提供更高效的治疗手段和药物。

他们成功构建了六大核心技术平台:①抗体构建及细胞株优化平台,能构建高效表达载体系统,生长刺激因子抗凋亡基因,获得高效表达工程细胞株,适合无血清高密度生长。②高效无血清培养基开发优化平台,自行研制和生产无血清培养基,打破了国际垄断。③大规模高效细胞培养工艺平台,对配方和培养工艺进行系统优化,使抗体表达量突破 3 g/L,成本仅为进口产品售价的四分之一。④大规模蛋白纯化工艺平台,自行研制高效介质,建立千克级抗体蛋白高效纯化工艺;自行研制和生产新一代高效重组蛋白 A 亲和层析介质技术获得国家技术发明奖二等奖。⑤稳定的抗体制剂工艺平台,开发冻干、水针、预充针剂型,对辅料选择和配方优化、包材深入研究。⑥质量管理和质量分析平台,通过国际通行的 PIC/S 认证,主持制定药品国家标准 3 项,开发国际先进的适合于单抗药物质量检测分析方法。

**创新实践之三:组织创新**

中信国健以打造一支"凝聚智慧、富有活力、敬业创新、勇于开拓"的优秀团队为目标,不断提升组织管理水平,优化运营体系。

他们始终相信员工是公司持续发展的根本动力和服务于社会的有生力量,他们尊重员工、重视员工,为每位员工量身定制系统性的培养计划,提供多方位的成长和发展机会。员工价值的成长来源于专业的不断精深,以及为组织承担更大的管理责任。因此,中信国健会为员工创造良好的学习和人际氛围,提供覆盖全员的丰富培训资源,搭建广阔的舞台帮助员工实现自我价值。

公司通过项目化管理方式，引入管理工具方法，减少流程消耗，提高工作效率，为全力推进公司重点项目提供了组织保障；重视企业文化建设，积极发挥企业文化的凝聚、导向、激励、约束等作用，以打造企业持续发展能力；建立知识管理系统，培养相互信任、乐于分享的工作氛围；构建集团化管控架构，设立研发、营销、海外、第二产业基地等子公司，搭建人才发展平台，实行人才的长期激励；推进团队学习发展，建设高效专业的人才队伍；设立药物开发管理委员会，实现研发组织扁平化，做到有效决策、快速执行。

**创新实践之四：市场创新**

在国内市场，他们的服务覆盖全国 31 个省、直辖市，1 500 多家医院，使用患者 20 万例。2011—2013 年，中信国健年销售总额连续三年实现 100% 的高速增长，利润总额三年翻了五番，盈利能力大大超出医药同类上市公司水平。2014年，公司销售额近 10 亿元。

2006 年益赛普在哥伦比亚上市销售，成为哥伦比亚市场上首个单克隆抗体类生物仿制药。这不仅标志着益赛普成为国内第一个实现出口的单克隆抗体药物，也标志着中信国健成为国内首家实现单克隆抗体类药物出口的制药公司。截止到 2014 年末，益赛普已经实现了哥伦比亚、墨西哥、印度的上市销售，并通过了萨尔瓦多、巴拉圭、巴拿马、厄瓜多尔等国家药品注册批准。产品注册已覆盖全球 30 多个发展中国家和地区，同时积极开拓欧美发达国家市场。公司积极开拓益赛普海外市场的同时，国内生产基地接受了多次海外 GMP 认证，有利于不断提升公司的质量管理水平。

**创新实践之五：社会责任创新**

作为民族药企，中信国健以开放、透明、积极的姿态向社会公开承担社会责任。从 2013 年起，他们连续三年发布企业社会责任报告。历经十余年的发展，中信国健已成功建立了国内领先的抗体药物研发和产业化生产平台，这种领先不仅体现在强大的科研能力和销售业绩上，更体现在对中国市场的前瞻性思考和企业社会责任的持续关注上。中信国健一直积极践行企业公民的责任，迄今慈善赠药价值约 550 万元，并参与了灾害救助、扶贫帮困等公益活动。

中信国健风湿学院是由中信国健创立的非营利医学临床学术交流和教育研讨平台，目前拥有国内 50 余名风湿学科带头人，18 家临床医生培训基地，4 家影像学诊断技术培训基地，开展学术交流研讨会议 3 000 余次、参与医生超过万人次。作为国内外风湿治疗领域临床交流与合作平台，为国内风湿科室的建立和完善提供了技术支持。

关注医生和学术发展的同时，他们也持续关爱患者，开展了风湿病患者公益关爱工程，开通 400 患者服务热线，与中国医师协会共同设立益友俱乐部，为患者提供健康科普教育，组织开展"世界关节炎日大型公益项目""益悦 阳光"银屑病优化治疗公益项目以及大大小小义诊上百场。2014"关爱关节 更关爱您"世界关节炎日大型公益项目历时近 1 个月，覆盖了全国 23 个省、市、直辖市的近 46 个城市，联合各医院开展风湿疾病义诊约 69 场，共有约 377 名医生参与支持本项目，超过 12 000 名患者参加，其中近 5 000 名患者来到现场与专家面对面，接受了免费公益义诊，开始进行规范化治疗（图 4-10）。

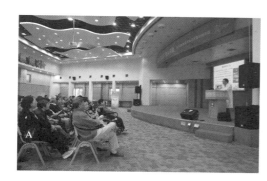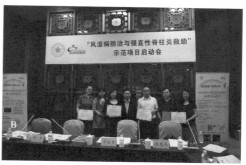

图 4-10 2014 年义诊活动现场（A），2014 年慈善捐助启动会（B）

公司还持续开展慈善赠药活动，累计捐赠金额超过 500 万元，使 500 余名患者获益。赠药项目令受捐助者得到长期规范的治疗，病情得到最有效的控制。增强了患者治疗的信心，令其回到健康的生活轨道，感受到社会的温暖。

他们始终如一的专注度、坚持"仿制·仿创·创新"三部曲、以客户需求为本的三点"创新哲学"，使得他们不同于大部分生物制药公司。在具体的创新实践中不但创造了价值，更推动了行业的发展，取得了良好的经济、社会效益，具有一定的推广和学习价值。

### · 凝聚力量，坚定前行 ·

2015 年，中信国健以"聚焦"为主题，对 9 项公司级关键项目施行项目化管理制度，其中 5 项为研发项目、3 项为生产管理类项目、1 项为财务管理类项目。目前 1 个项目已顺利完成，其余 8 项均在稳定推进中。截止到 2015 年 6 月底，公司上半年共生产制剂 68.7 万支，包装制剂 96.26 万支。上半年销售完成率 90%，接下来公司将重点就"如何平衡效率和成本"问题进行深化管理。

各项业务项目的如期进行也在推动着企业的发展。他们通过品牌差异化项目、互联网营销项目、市场准入项目提升客户的体验；通过第三方检测、TGA 认证、欧盟达标项目不断提高产品质量；在海外市场方面积极开拓新市场；重点推进的 3 万升试生产项目，也会将公司的生产制造规模推上新的高峰（图 4-11）。

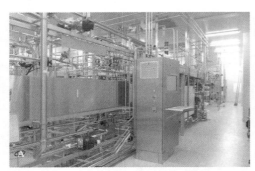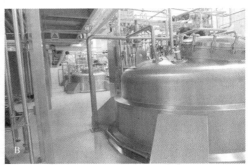

图 4-11  3 万升生产车间

在内部管理方面，他们努力建设持续开放和创新的能力、构建新的激励和绩效体系、完善人才配置体系，为公司的健康运营提供坚实的保障。

作为生物制药企业，尽管当前国内外同类产品竞争十分激烈，但生物制剂疗法与传统药物疗法的竞争更值得关注。这需要国内治疗理念与观念的改变，以风湿治疗领域为例，国内 1 000 多万患者，只有 7%~8% 的患者会使用生物制剂，而国外常规可达到 30%。这意味着，在医生教育和市场培育方面，中信国健依然还有很多工作要做。

企业的发展要具备"顽强拼搏、锐意进取、勇往直前、永不止步"的马拉松精神。未来，他们希望能继续以精准的战略眼光和强大的综合实力，一步一个脚印，向着将中信国健打造成为"具备持续创新精神、值得社会信赖、始终关注员工成长的卓越企业"的美好愿景坚定前行。

# 案例 4　2014 医疗器械创新奇璞奖

## 血糖管理的 O2O 创新模式：三诺生物传感股份有限公司

### · 公司简介 ·

1. 公司基本情况　三诺生物传感股份有限公司（以下简称"三诺"）是一家致力于利用生物传感技术研发、生产、销售即时检测产品的高新技术企业，自2002 年创立以来，始终专注于中国血糖仪的普及推动及血糖管理事业的发展，其"专注、专业、专家"的发展路线，被行业誉为"您信赖的血糖仪专家"。

作为湖南省高新技术企业和国家生物医学工程高技术产业化示范项目建设单位，公司生产的三诺牌系列血糖仪及配套试纸，以其良好的产品性价比，成为我国血糖监测市场国产血糖仪和血糖试纸的主要提供商，市场占有率已超过 28%，排在全国第一位，含进口品牌第二位，产品不仅畅销全国，且大规模出口国际市场。近年来，公司销售收入快速增长，盈利状况良好，目前已成为国内血糖监测产品行业的领导企业之一。

2012 年 3 月 19 日，公司在深圳证券交易所创业板上市，成为全国第一家成功上市的血糖仪企业，其中募集资金 5.8 亿元，主要用于生物传感器生产和研发基地的建设，在技术研发的同时，为技术成果的转化提供示范。三诺生物麓谷产业基地位于长沙国家高新技术产业开发区，建筑面积 66 000 平方米，生物传感器基地建成后血糖仪年产能 500 万台、血糖测试条年产能 20 亿支，是亚洲最大的血糖仪及试条生产基地（图 4-12）。

2. 主营业务及主要产品　公司主营业务是利用生物传感技术研发、生产、销售即时检测产品。公司主要产品为微量血快速血糖测试仪及配套血糖检测试条，构成血糖监测系统，主要用于血糖监测。血糖测试仪和试条是一一对应的封闭体系，不同品牌和型号的仪器和试条不能通用（图 4-13）。

使用产品时，使用者将血糖试条插入血糖测试仪中，通过采血笔获得微量终端毛细血管血样，自动虹吸加于试条反应区，即可即时得出血糖浓度值，具有操

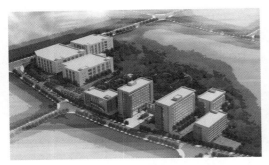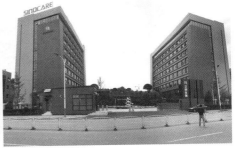

图 4-12 亚洲最大的血糖监测产品生产基地——三诺生物传感器生产基地

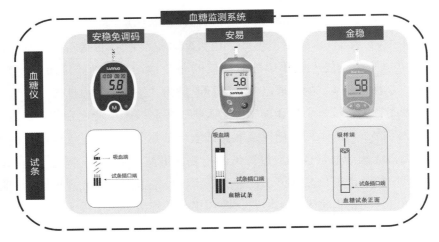

图 4-13 三诺经典血糖监测系统 sxt-1 型、安稳型和安准型

作简单、快速准确的特点。

3. 公司主导产品市场占有率 之前中国市场上的血糖监测系统以进口品牌产品为主，市场占有率约 70%，其中强生公司血糖监测系统产品占有国内市场约 35% 的市场份额，罗氏公司占有约 20%，雅培公司占有约 7.5%。国产血糖监测系统仅占国内市场的 30% 左右，以三诺为代表。随着近几年公司以上市为契机，不断加强营销团队建设，积极进行渠道优化和市场推广：①零售市场方面，公司通过优化营销渠道，加大品牌宣传，强化终端支配，推动公司产品市场占有率和品牌影响力进一步提升；通过规范与引导线上营销渠道，实现公司血糖监测产品位居线上同品类销量之冠。②临床市场方面，公司通过开展业

务团队建设，积极参与学术推广和医院招投标活动，市场拓展开始起步。③海外市场方面，公司通过继续巩固与 TISA 公司在拉美地区的市场合作关系，采取多种方式积极拓展其他新兴地区市场，整体取得了较为稳定的经营业绩。④针对多元化的市场客户需求，制定相应的市场策略，提升客户服务水平，由传统客户服务向健康顾问转型，为用户提供更多的糖尿病防控管理服务。截止到 2014 年，公司血糖监测系统产品（包括血糖仪及配套纸条）在国内市场上，无论是销售额量还是销售额已经赶超进口产品，在包括进口品牌在内市场份额位列第一。根据中康资讯关于《中国血糖监测产品零售市场研究报告》中的数据，2014 年公司血糖仪销售量所占份额升至 46.6%，同比增长 8.1 个百分点，销售额也超越强生血糖仪位列榜首，占据 28% 的份额；血糖试纸方面，2014 年公司的血糖试条销量集中度也进一步提升，同比增长 39%，占据 31.4% 的份额，与其他品牌的优势进一步拉大。

· **创新** ·

1. 创新背景　近些年来，贸易全球化加速，城市化快速发展，人口逐渐老龄化，由此导致的肥胖、不良饮食习惯和缺乏运动，使得全世界糖尿病的发病率都在上升，这其中包括年轻和贫穷的人群。目前全球大约有 3.5 亿人患有糖尿病，我国 18 岁及以上成人糖尿病患病率为 11.6%，糖尿病前期率为 50.1%，成人 2 型糖尿病知晓率仅为 30.1%。其中仅 39.7% 血糖达标。这些数据，无不冷酷地预示，如果我们不改变糖尿病，糖尿病就会改变我们；如果我们不有所作为，现在是一个糖尿病世界，未来将会是一个糖尿病并发症世界，这将严重降低糖尿病病人的生存质量，威胁国家的医疗保健服务，并吞噬多年来的经济发展成果。

那么，我们应该如何来改变这一现状呢？以目前的科技水平来看，唯一能有效控制糖尿病危害的办法就是早诊断、早干预和持续的干预。血糖监测是血糖达标的必要工具，但是拥有血糖仪仅仅是糖尿病病人有效控制血糖的开始，我们还要让糖尿病病人知道怎么测血糖、何时测血糖、测几次血糖、怎么应用测得的血糖值，并从行为方式以及用药调整方面进行指导，最终成为血糖监测专家，这将是激励我们继续努力的动力和梦想。

2. 创新成果

（1）产品创新：通过软硬件的专业结合重新定义了血糖仪，首家推出无屏幕血糖仪；首个通过连接智能手机实现丰富的血糖管理功能的血糖仪；唯一实现超高智能手机的手机血糖仪。它比传统的血糖仪小巧不少，是一个精致的小正方形，更加方便用户携带，一个血糖仪配上少量采样针和试纸刚好能被装进一个小钱包里；在使用体验方面，糖护士和传统的血糖仪并无太大区别，只是把显示屏换成了用户的智能手机，测试时把糖护士插进耳机孔，采样测试之后的数据就可以直接显示在手机屏幕上（图 4-14）。

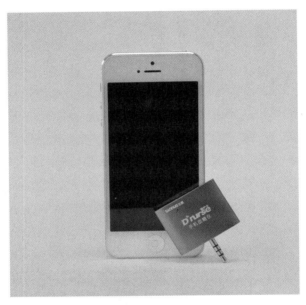

图 4-14 中国第一款通过 CFDA 认证的手机血糖仪——三诺
糖护士手机血糖仪

（2）应用模式创新：因为和软件结合，糖护士的优势更能体现在长期的数据存储和管理上。在测试前，用户需要选择场景：饭前、饭后和睡前，分类记录的方式会很方便后期的回顾整理；测试结果出来以后，血糖数据不仅可以保存在云端，还能够设置以短信的形式自动发送给绑定的对象，比如自己的医生或者家人等；和传统血糖仪相比，糖护士能够记录的数据相对来说是不太受数量限制的，并能生成表格和曲线，方便用户对自己的血糖变动情况进行长期的跟踪；除自己之外，糖护士还支持多个账户，每个糖护士能够管理的用户可以多达 20 个；此外糖护士还有个"护士提醒"的功能，会在合适的时候提醒用户用药和测量，当用户记录自己的血糖数据一定时间后，糖护士还会给出一个总体的评价，并提出相应的改善建议。

通过移动互联技术，三诺糖护士血糖仪将防治糖尿病的五驾马车（药物、饮食、运动、血糖监测、知识教育）有机整合，提高了患者自我管理的意识和兴趣。每次患者监测完血糖后，其监测的数据将自动保存在手机端，并形成数据曲线，方便糖尿病患者更好地记录血糖值、寻找血糖规律，第一阶段解决糖尿病患者数据的记录、整理、客观、全面等问题，同时解决医患教育落地的问题，让找规律更容易。第二阶段实现个性化的饮食和运动处方，帮助糖尿病患者自我稳定血糖，延缓并发症的发生，让控糖更有趣。

（3）商业模式创新：三诺糖护士与天津三潭医院、武警天津总队医院合作，探索医保按人头付费试点项目。在移动医疗与传统医疗信息化平台相结合的基础上，以专业医师指导为前提、加强患者自我管理为手段，有效提升了医疗机构改革服务模式动力，加强了医疗质量和管理质量，实现了医保基金的可控性，达到对院方约束与激励相结合的目标，使得医、保、患三者达到了前所未有的平衡和满意度。

### · 2015 年以来的发展情况 ·

（1）考虑到很多糖友不方便在公众场合用血糖仪测试血糖，三诺糖护士将硬件产品升级为杏，它在自动记录并上传数据同时，具有更好的隐私保护性，用户可以在测试完毕后，从容地在智能手机上的糖护士 APP 查看血糖趋势并获得反馈意见，以及可能的交流互动。

年长不习惯使用智能手机的用户，在使用糖护士杏时不会有太多使用习惯的改变，他甚至不需要关心是否有数据需要上传，但是在远端的医生、健康管理平台或者家属通过糖护士 APP 实时得到了他的血糖数据。远端的人们还可以在APP 上设置用药和测血糖的提醒推送到糖护士杏，杏的声音提醒会关照到年长者不会忘记这些重要的小事儿。当然，杏的高精度运动传感器完成了计步功能，会和血糖数据一起上传，便于管理血糖对应运动方案的调整（图 4-15）。

糖护士杏可以分离开来，用户可以一如既往地单独使用糖护士，也可以合二为一地使用，不同的使用场景不同的使用体验，都是以用户为中心。我们把杏的软硬件设计开源出去，合作伙伴可以自己开发类似的数据传输设备。这个开发相对于血糖仪的开发，无论是在优质生化技术资源的获取，还是在食药监局的注册

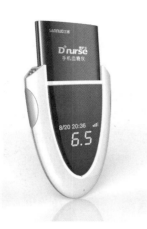

图4-15　开放型的糖护士手机血糖仪——杏

许可流程，都统统省去了。合作伙伴更可以定义自己的数据上传路径，不受糖护士APP的制约，这是三诺开放的心态。

（2）三诺研发糖护士手机血糖仪，是为了让移动与医疗更好地结合起来，为糖尿病患者服务。2015年，为了方便用户，三诺与当下最火热的移动端微信进行了深入合作，研发了微信血糖仪，并于2015年2月上市。微信血糖仪的创新体现在以下4点：

1）用户只需扫描血糖仪包装上的二维码（每个仪器对应一个二维码），即可登陆"甜蜜亲友团"公众号，以后每次监测完的血糖数据都可以通过蓝牙发送到微信上，存储在微信公众平台，并且随时查看血糖数据曲线，免除了传统血糖仪需要手动记录血糖数据的不方便，也免除了许多移动血糖仪需要下载APP的麻烦。

2）方便易用。血糖仪的用户大多数为老年人，而智能血糖仪又跟时下的移动相关，这就导致很多老人不会操作。而三诺微信血糖仪为了方便广大患者使用，机身用的是最经典传统的仪器，操作更加简便。老人只需插试条、扎手指、测血糖、分储血糖即可完成所有动作，微信端可以交给儿女们操作完成。

3）支持同伴教育。目前在糖尿病教育方面，国际上比较推崇同伴教育。即糖尿病患者一年365天一共8 766个小时，只有6个小时与医生打交道，剩下的8 760个小时都需要自己面对疾病。而中国糖尿病由于患病人数多、发现晚、就诊率低等特点，更需要糖尿病患者互相支持。而微信最大的特点就是社交，三诺微信血糖仪把微信社交的特性发挥出来，让患者在微信端按照自己需求的维度（如年龄、病程、血糖情况），找到需要的糖友，并添加为好友，形成互相支持、互相监督、互相鼓励的同伴支持关系，更有利于血糖的管理。

4）帮助年轻人实时掌控父母的血糖值。年轻人远在他乡打拼，父母在家慢慢老去，从来报喜不报忧的父母总是不愿意告诉孩子自己的身体健康，三诺微信血糖仪正是从这点入手，孩子只要与父母互相关注，父母每次监测的血糖值都可以实时传送到孩子手机上，让远在他乡的孩子也能随时知道父母的血糖值。

三诺微信血糖仪支持患者与患者之间进行交流，且好友之间能互相提醒、互相关爱，让监测血糖和控制血糖再也不是一个人在独自完成，让患者告别控糖的孤单，提高血糖达标率（图4-16）。

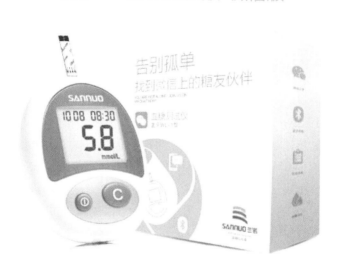

图4-16　与微信建立数据传输链接的微信血糖仪

### · 未来发展计划和发展目标 ·

三诺的未来将要做"糖尿病管理服务专家"，要实现这一目标必须有强大专业医院、医生资源做后盾，只有这样才能充分发挥公司血糖仪的硬件优势。为此2014年公司在深圳成立三诺健康产业投资有限公司并收购北京健恒糖尿病医院80%股权，三诺健恒糖尿病医院拥有的诊疗经验和优质的医生资源，可以为患者提供专业的问诊服务、血糖管理咨询、日常生活健康养护咨询、用药咨询等多种医疗服务等，是公司打造血糖管理大平台所必需的"软件"资源。而这只是三诺实现未来目标的一小步。

1. 整体发展战略  公司自 2002 年成立以来，始终秉承"恪守承诺、奉献健康"的企业宗旨，以血糖监测产品市场为支撑，引领糖尿病、心血管疾病和传染性疾病 POCT 产品的规模化和市场化，为急诊、床旁快速检测和慢性疾病管理提供检测工具和信息管理服务，实现公司持续、健康和快速发展，实现投资者利益和客户价值最大化。

为此公司制定了"技术创业、资本扩张、产业链运营"的三步发展战略。目前，公司正处于第三个发展战略阶段（2014—2018 年）——即"产业链运营"阶段，在此期间，公司发展重点为整合资本、市场、技术等方面的资源，将公司初步发展成为一个整体化、规模化企业，提高公司的行业地位，成为全球行业内具备一定影响力的血糖监测产品供应商和糖尿病健康管理服务的提供者。

2. 近期、中期发展目标  公司目标成为糖尿病慢性病管理的"产品 + 服务"平台型公司。2014 年，是公司实施"血糖仪专家"与"糖尿病管理服务专家"并举战略的开局之年，也是公司成为国内行业领导者的起航之年。

针对市场需求，未来公司将不断加大研发投入，完善研发管理体系，优化研发系统组织结构，进一步提高研发效率，推进重点研发项目的进度，同时创造更好的创新环境与机制，引进优秀研发人才的同时调动研发团队的创新能力，逐步构建和提升研发的核心竞争力，专注于生物传感相关技术的研发，打造生物传感器技术开发平台；利用移动互联网，构建以慢性病管理为基础的血糖管理平台，实现基于移动物联网平台的糖尿病预防、监测、诊断等数字化管理服务领域及相关云端数据建设，建立以糖尿病患者为中心的健康管理体系，构建以传感网为支撑的数字医疗服务体系；加快糖尿病、心血管疾病和传染性疾病相关监测指标的 POCT 产品的研发和注册，推进已注册产品的产业化；巩固血糖监测产品行业的领先市场地位，利用自身技术和价格优势，加大国际市场开拓力度，逐步扩大国际市场份额，树立国际品牌形象；整合资本、市场、技术等方面资源，打造出"产品 + 服务"的"监测 - 评估 - 干预"垂直闭环，建立糖尿病等慢病管理的生态圈，全面提升糖尿病患者的生活质量，打造全球慢性病管理领域领先企业（图4-17）。

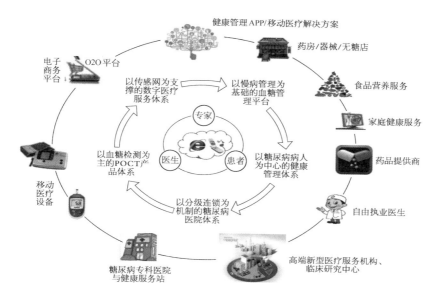

图 4-17　三诺的未来：互联网＋生物传感＋医疗＝智慧医疗

# 案例 5　2014 医疗信息创新奇璞奖

## 区域急救医疗信息网络系统：扁鹊飞救

### · 艾威梯简介 ·

艾威梯科技有限公司（简称"IVT"）成立于 2002 年。由国家"千人计划"专家高强博士创办。高强博士 1996 年 5 月毕业于加拿大蒙特利尔大学，获计算机通信软件工程专业博士学位，回国后于 2002 年在北京中关村创办了拥有 90 项发明专利的创新型技术企业。公司主要产品包括蓝牙 V4.0 协议栈，全球最流行的蓝牙应用软件 BlueSoleil®，蓝牙嵌入系统解决方案（SDK 加模块）及中国唯一支持中美胸痛中心双认证的扁鹊飞救® 系统，其中 BlueSoleil® 行销 145 个国家，装机量上亿套，在首届蓝牙峰会上获创新金奖及最受消费者喜爱奖。2013 年 IVT 为"神十飞船"提供蓝牙语音系统。扁鹊飞救® 系统于 2009 年被列入北京市第三批自主创新产品，2010 年 1 月该系统代表中关村的五大创新技术在美国 CES 与全球媒体

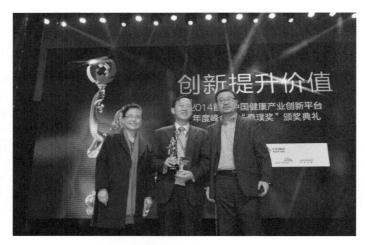

图 4-18    扁鹊飞救获得 2014 中国健康产业创新奇璞奖

见面，2014 年 12 月 20 日，该系统获首届中国健康产业创新"奇璞奖"（图 4-18）。

### · 创新背景和核心理念 ·

据《中国心血管病报告 2014》统计数据显示：我国心血管病患者高达 2.9 亿，死亡人数每年高达 350 万，占所有死亡人数的 2/5，平均每 10 秒就夺去一个人的生命！更为严重的是，随着经济发展和人民生活水平的提高，农村患病和死亡人数上升速度更快，目前已超过城镇，成为心脑血管病重灾区。我国农村占总人口比例较高，且乡村医疗卫生条件、居民健康意识大多仍比较落后，加上地理位置相对偏远，防控形势更加严峻，一旦发病急救难度更大。

急性心肌梗死、主动脉夹层、肺动脉栓塞、脑出血、脑梗死、车祸、产妇大出血是危及生命的急危重症。过去 20 年当中，我国院前急救没有太大改观，院前急救和院后救治没有有效衔接，从患者打电话到 120 请求就医，再到 120 将患者送到医院急诊科，先做各项检查，再请专科会诊，准备手术，等家属签字，浪费很多时间，错过最佳治疗时机。

为此，IVT 制定了以推广和传播胸痛中心理念为起点，全面推动中国相关急救标准的建立，为中国急救事业和全民生命健康而奋斗的经营理念和发展战略。IVT致力于传播以"胸痛中心"为代表的先进医疗管理理念，凭借其自身强大的信息技术研发优势，在继续保持蓝牙通讯为核心的产品优势和市场占有率同时，积极探索，选取了市场容量巨大的医疗信息化与服务行业的一个细分市场：急救医疗信息行业，从心脑血管病救治网络与服务入手，研发出扁鹊飞救®系统产品，帮助全国各地医院按国际标准建立胸痛中心，进而建立全国覆盖的心血管疾病远程急救与监护网络，提高医院服务质量、服务效率，突破时空的限制，延伸服务半径，为患者提供深入家庭的集监测、定位、呼救、健康干预于一体的全天候医疗服务，通过服务医院，打通医院到医院、医院到患者的商业渠道，是典型的 B2B2C 商业模式。

## · 创新成果 ·

经过多年发展，扁鹊飞救®系统历经从"单中心模式"，即一家胸痛中心带动小范围多家下级医院，转向"多中心"，即多家胸痛中心协作，共同带动周边多家下级医院的"多级协作"区域型服务模式，到目前正在向融合工业 4.0 的智慧医疗和主动医疗服务模式迈进。

2011 年 3 月 27 日，广州军区广州总医院应用扁鹊飞救®系统建成中国首个区域军民协同胸痛急救网并正式投入运营以来，IVT 已应用扁鹊飞救®系统帮助全国各地 50 多家三甲医院成功建立了胸痛中心。2013 年 9 月 14 日在广州举行的第三届胸痛中心高峰论坛上颁布的中国胸痛中心自主认证标准，正是基于广州军区广州总医院建立的中国首个胸痛急救网成功模式，在中华医学会心血管病分会的领导下所制定。该标准的颁布标志着中国成为世界上继美国、德国之后第三个有自己胸痛中心建设标准的国家，中国胸痛中心建设开启了全新的进程！

扁鹊飞救®系统的主要优势在于：

1. 提升了医院效益　扁鹊飞救®目前已在广州、厦门、北京、深圳等地的 50 多家三甲医院投入使用并得到验证。自建立中国首个胸痛急救网以来，患者平均住院时间缩短 35% 左右，节约每人次抢救开支 1 万~2 万，同时也提高了医院的急救效率和效益，优化了各级医院之间的分工，并促进了区域医疗资源的整合。

2. 提高了患者福利　应用扁鹊飞救®的中国首个远程胸痛急救网优化了急救流程，使院前急救时间缩短了 30 分钟、使急性心肌梗死医院内抢救成功率达到了 98%、平均节约了 15% 的医疗费用，达到了国际先进水平。

3. 获得多项技术专利　该系统是目前中国唯一支持美国和中国胸痛中心认证的网络型胸痛急救系统。共获得 34 项发明专利授权，8 项国外专利授权，6 项软件著作权登记。

4. 为中国制定相关认证标准做出贡献　中华医学会心血管病分会组织中国胸痛中心专家，参考基于扁鹊飞救®系统成功运行 3 年的广州军区广州总医院胸痛中心模式，制订了中国胸痛中心认证标准，使中国成为世界上第三个有自己胸痛中心建设标准的国家。目前，IVT 正在与国家卫计委脑卒中防治工程领导下的中国心脑血管病诊疗产业技术创新战略联盟展开战略合作，为建立中国卒中中心认证标准努力做出贡献。

国家卫计委于 2015 年 3 月 17 日发出 189 号文件：全国推广胸痛中心、卒中中心，提高心脑血管病急救水平。李克强总理在 2015 年 7 月 22 日国务院常务会议提出了"将社会保障与商业保险结合是医改重大创新"的重要指导思想。

在荣获"奇璞奖"后的近一年内，IVT 在前期胸痛中心推广和实践成果基础上，进一步确立了以信息技术创新、推动医疗服务模式创新、辅之金融工具创新的最新发展思路，继续在全国各地医院按国内外最新标准建立胸痛中心的同时，将胸痛中心先进理念推广到卒中、创伤、高危孕产妇抢救等多病种急救领域，建立卒中中心、创伤中心、高危孕产妇中心，升级现有急救网络。同时应用先进的医疗物联网构建技术强化和升级现有急救医疗系统中的设备和载具，使其成为构建医疗物联网的网络节点和服务终端，包括启用世界领先的车载 CT、车载核磁、胸痛急救专用车、新生儿急救车、高危孕妇急救车、急救直升机等特种急救车辆和运载工具，利用其机动性和灵活性，使医疗物联网的服务覆盖范围扩大化、灵活化、智能化；并引入全民商业保险，以较低的保费推动全民参保，医保以外的急救费用及特种急救车辆和运载工具的运行和维护费用全由商业保险支付，配合政府全面提升中国的急救水平、解决中国人民急救的难题。IVT 推广全国覆盖的大急救平台与远程监护网络的同时，联合急救相关的设备厂商、保险机构组建产业联盟，共同构建急救生态圈。IVT 配合政府和医院由被动医疗转为主动医疗，将车载核磁部署在社区，积极开展筛查和一级预防，以主动医疗模式顺势展开针对 C 端（患者）的服务，将急救与预防相结合，做好医疗健康最后一公里服务。

## · 发展规划 ·

未来的创新不仅是技术的创新、服务模式的创新，更加是思维的创新，生态圈的创新。

2015 年 8 月 4 日，中国心脑血管病诊疗产业技术创新战略联盟（以下简称"联盟"）和 IVT 共同宣布：双方签署战略合作协议，运用 IVT 研发的扁鹊飞救®系统，完善国家远程卒中中心建设；构建覆盖全国的远程卒中急救网络。"联盟"授权"IVT"向国家卫计委脑卒中防治工程 300 家基地医院积极推广远程卒中救治中心，综合卒中中心和区域协同心脑血管病急救网络模式，逐步形成全国覆盖的分级与协同并举的多级心脑血管病救治中心和急救网络。

目前，IVT 联合德国宾茨救护与环境技术有限公司、华晨汽车投资（大连）有限公司、北创动力（北京）科技发展有限公司和稀宝博为医疗系统有限公司成立心脑血管病急救产业联盟。联盟创新性集成美国、德国、中国在心脑血管病急救领域优质资源和世界上该领域最先进的技术，将为中国急救领域提供世界首创移动卒中急救车（STEMO）、中国首创移动胸痛急救车，新生儿急救车，医用救援直升机和配套的区域协同急救指挥平台系统。它是工业 4.0 在急救领域的具体应用。它使原来只有到中心医院才能做的抢救延伸到院外急救现场，极大缩短抢救时间，为广大民众提供更好的急救服务。

IVT 计划在未来一年内协助和推动中国卒中中心认证标准的制定进程，同时，把握目前的发展契机，继续积极推广胸痛中心建设和认证业务，争取在 2016 年完成在国内主要城市建立 100 家胸痛中心的目标。

同时，逐步开展胸痛中心、卒中中心共建的心脑联合救治模式实践，力争在预计未来 8~10 年内，IVT 在 1 000 家三甲医院建立胸痛中心、卒中中心，以每家带动 50 家网点医院粗略估计，可覆盖和带动 50 000 家医疗机构入网，惠及全国 85% 以上的人口和区域，使规范的流程、先进的技术从国家级中心延伸至乡村，迅速提升我国心脑血管病整体救治水平（图 4-19）。

此外，选取国内 1~2 个城市，携联盟与当地政府洽谈，开展合作，争取 1~2 年内建成融合车载核磁、车载 CT、胸痛专用车、新生儿急救车、急救直升机，

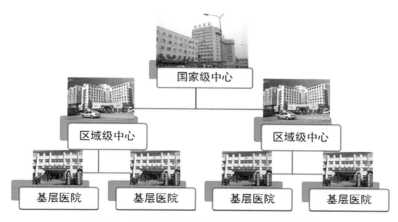

图 4-19　全国覆盖远程多级心脑血管病服务网络

急救商业保险，涵盖心脑血管病、高危孕产妇、急性创伤急救的区域性智慧主动医疗服务网络试点，并持续推广急救生态圈建设。

# 案例6　2014 健康产业发展创新奇璞奖

## 第三方独立医学检验的中国实践：浙江迪安诊断技术股份有限公司

### · 公司简介 ·

1. 迪安概况　浙江迪安诊断技术股份有限公司（以及简称"迪安诊断"）成立于2001年，是以提供诊断服务外包为核心业务的独立第三方医学诊断服务机构，凭借具有迪安特色的"服务＋产品"一体化商业模式成为行业领先者，并于2011年7月率先IPO上市（股票代码：300244），成为中国医学诊断服务外包行业第一股，实现中国独立医学实验室上市"零的突破"。

迪安诊断作为中国经营规模最大、诊断项目开展最齐全的医学诊断服务运营商，秉承着"持志、虚心、立根、抱节"的核心价值观，乘着中国医改、健康服务业发展之东风，不断开拓进取，充分发挥自身创新的商业模式、领先的技术研发、完善的管理体系等优势，把握行业发展的大好机遇，励志成为中国诊断行业受人尊敬的领导者。

目前，迪安依托全国连锁化医学实验室的平台，积极延伸产业链上下游。公司业务涉及司法鉴定、诊断产品销售、诊断技术研发生产、司法鉴定、健康管理、CRO中心实验室等领域，并不断完善"服务＋产品"一体化的模式，创造诊断项目齐全、标本流程高效、诊断结果准确、咨询服务权威的第三方医学诊断平台。公司通过纵向精耕细作、横向跑马圈地的发展策略，确定了全国连锁化、规模化复制的扩张策略，产业竞争力和集约化效应不断增强。

2. 主要业务　公司业务涵盖医疗诊断服务外包（独立医学实验室）、司法鉴定、诊断产品销售、诊断技术研发生产、CRO、健康管理等多个领域，拥有迪安医学检验中心、司法鉴定、基因工程、研发中心、迪安生物、韩诺健康等业务板块，已在环渤海湾、长三角、珠三角区域等18个省市设立了21家子公司。未来，迪安还将立足大诊断产业，向大健康全产业链上下游进行延伸，立志成为国内诊断行业受人尊敬的领导者。

3. 业务规模 目前公司拥有 15 年的医学检测运营经验，提供 2 000 余项医学检测项目，每日检测样本量超 10 万个、检测量 30 万次，已服务检测人群 1.8 亿人次，拥有及在建实验室 21 家，拥有线下冷链物流配送网点 1 000 余个，为 10 000 家医疗机构提供检测服务，检测平台已经累计检测数据 4 TB。公司 2015 年销售收入有望超过 20 亿元，成为国内最大的体外诊断公司。以此为基础，公司建立了各类特色学科群，形成基于临床路径或疾病特征的整体化解决方案，重点疾病诊断平台包括：血液病、糖尿病、肿瘤、免疫性疾病、大遗传、大病理诊断等平台。公司积极拓展与国际顶尖科研机构的技术交流，汇集包括 John Hopkins、MD Anderson 等众多技术专家与各疾病领域的专家资源。公司积极开展诊断产品研发与应用，已完成开发或正在开发的诊断产品有涉及 500 多个易感基因、癌基因、抑癌基因的肿瘤基因诊断组合等。

· 创新 ·

1. 创新背景 第三方医学实验室，又称医学独立实验室（ICL），是指在卫生行政部门许可下，具有独立法人资格的专业从事医学检测的医疗机构。它与医院建立业务合作，通过冷链物流系统，以区域为单位集中收集并检测合作医院采集的标本，检验后将检验结果传输至医院，应用于临床疾病的筛查和确诊。医学独立实验室起源于 20 世纪五六十年代。美国为响应当时推出的"合理利用资源，减少医疗开支"的改革方向，推行医学检验行业的集约化，突出核心竞争力，医学独立实验室作为新的业态应运而生。80 年代，美国通过医保报销制度改革，大幅降低检验的费用支出，促使医疗机构成本压力日趋增加，推动了成本领先的诊断外包行业渗透率的大幅提升。

美国体外诊断服务达到 720 亿美元规模，其中第三方实验室占据了 34% 的份额。Quest 和 LabCorp 收入占到整个独立医学实验室市场份额的 60% 以上，形成了寡头垄断格局。在欧洲、日本、加拿大以及中国香港，医学独立实验室均已成为一种成熟的商业模式，现有十余家成为上市公司。

政策方面，国内相关部门也不断为独立实验室行业出台相关规范性和鼓励性文件，从而推动行业的健康发展 2003 年，浙江省出台了首个独立医学实验室地方标准。2009 年 12 月，国家卫生部正式颁布了《医学检验所基本标准（试行）》。

2014 年国务院鼓励健康产业发展规划当中首次将建立独立的检验检测中心纳入政策鼓励范围（图 4-20）。

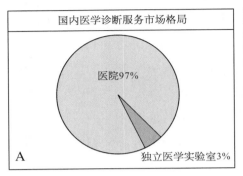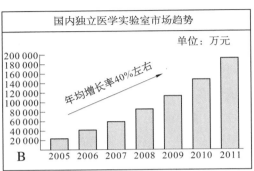

图 4-20 国内医学诊断服务市场格局（A），国内独立医学实验室市场趋势（B）

## 2. 创新成果

（1）"六化一新"：公司始终将提升自身核心竞争力作为目标，提出"六化一新"的商业模式特色，并不断将特色做深做透，以不断确立和巩固产业价值定位。

**表 4-4 独立实验室商业模式介绍**

| 1 | 集约化 | 第三方医学检验模式，可最大程度集约及整合医疗资源，避免国家重复投资，减少浪费 |
| 2 | 规模化 | 第三方医学检验模式，可突显规模化效应及成本领先优势，有效降低医疗整体成本 |
| 3 | 专业化 | 通过提供专业化、标准化、信息化的医学检测服务，可对基层医疗机构形成资源和技术支持，协助其提升整体医学检测水平及服务效率 |
| 4 | 市场化 | 通过商业模式的不断创新，不断地探索服务于基层治疗的解决方案，真正实现分级诊疗体系，解决老百姓看病难、看病贵的问题 |
| 5 | 数字化 | 用信息技术、物联网、云计算、大数据等技术手段实现实验室全数字化管理、远程会诊模式、区域医疗数据交换或集成、大数据分析以及基于云模式的共享服务平台，有利于促进实现医疗服务的数字化、移动化、可视化与智能化 |
| 6 | 技术革新 | 通过样本资源的积累与技术的持续创新推动诊断技术的进步，并产业成果的转化来实现早期筛查、早期诊断的目标 |

（2）新模式

1）"产品＋服务"整体解决方案："第三方医学诊断外包检测服务"＋"医学诊断设备、试剂销售代理业务"所形成的具有迪安特色的"双轮驱动"商业模式，能为处于不同发展阶段的医疗机构提供个性化、整体化的解决方案。

当医院针对单个项目的检测量较小的时候，可以采用外送至独立实验室的方式实现集约化的检测，当检测量足以支撑医院独立运营时，公司通过产品销售为医院持续提供服务。

2）混合所有制模式（PPP模式）：顺应国家新医改趋势，公司与地方政府和医疗机构以资本的方式形成紧密合作，共建具有当地特色，整合当地医疗资源，有具有市场化竞争力的混合所有制检验中心，实现"利益共享、风险共担、全程合作"。目前已经在江苏的昆山搭建了第一个PPP模式的试点标杆。

3）管理输出、检验托管模式：公司通过托管医院检验科，为其提供诊断试剂耗材的集中采购服务、新项目开展培训、实验室规划、质量管理、流程优化等管理与运营咨询服务，全面提升客户的运营服务效率，实现更强的盈利能力。公司目前检验科托管业务已经与超过40家医院形成了合作，业务收入实现过亿。

4）区域检验中心：在国家鼓励医改创新模式的政策环境下，深度试水区域性第三方检测平台的搭建，并通过合作共建、托管、重组等方式，建立区域公共医学检验平台，服务于区域的医学检验与病理诊断。公司目前在温州的瓯海区、江苏昆山均搭建起区域检验中心，成为医改的新标杆。2016年计划在浙江的11个地市全面推广区域检验中心模式，从而推动分级诊疗和医联体等新医改模式的落地，进一步提升独立实验室的服务效率和响应速度。

5）3+N模式打造"大诊断＋延伸服务"产业链：公司打造以第三方体外诊断、第三方病理诊断、第三方影像诊断为一体的大诊断平台，并在此基础上叠加移动医疗、健康管理、遗传咨询等新业务，实现跨越式的发展。在独立病理诊断方面，公司与约翰·霍普金斯医院达成战略协议，将在中国共同在教学、研发与产业化方面进行合作，并搭建远程会诊平台。独立影像方面，公司正在温州筹建国内第一个符合浙江省设置标准的独立医学影像中心。

6）移动医疗推动：公司2015年3月与阿里健康达产战略合作协议，将围绕阿里云医院平台提供线下的体外诊断服务。同时，公司加快自身移动医疗平台"大医堂"的建设，大医堂将在随诊环节更好地服务于医生与患者，提供互动交流的平台，并以检验数据宝为依托实现现有体外诊断服务业务与互联网的高度融合。

3. 推广性　在国内，居民"看病难、看病贵"的问题一直是困扰医疗卫生事业发展和医疗体制改革的核心问题。目前我国医学诊断服务行业的现状也是导致居民"看病难、看病贵"的主要因素之一，具体表现为：

（1）我国医疗卫生资源有限，不同地区、不同级别的医疗机构的检验科和病理科在仪器设备、技术人员的配置、管理体系建设和诊断水平等方面均存在不小差异，三级甲等医院的检验仪器、技术力量和水平已经达到或接近国际先进水平，而中小型医院的检验仪器简陋，诊断能力和水平难以保证临床工作对诊断项目和诊断质量的需要，承担居民就近看病治疗的能力较弱，居民看病只信赖大型医院，从而导致大型医院超负荷运作，中小型医院的医疗服务量明显不足。

（2）正是由于中小型医院与大型医院之间客观存在的诊断技术水平差距，使得不同医疗机构之间的检验结果无法互相认可和通用，患者转院就诊，同一项诊断项目经常需重复检验，无端增加了患者的医疗开支，同时也造成了社会资源的浪费。

（3）各级医疗卫生机构普遍存在硬件配置的从众心理，导致检验仪器重复投资，就整个社会而言，检验仪器利用率不足，诊断试剂浪费现象严重，从而使诊断成本居高不下。

我国大力发展独立医学实验室，具有以下现实意义：

（1）独立医学实验室通过集中检验的方式，可以促进医疗卫生资源的优化配置，真正实现资源共享，有效提升诊断资源的利用效率，缩短诊断周期，节约医疗费用，同时也可以提高诊断结果的准确性与可比性。

（2）中小型医院无须建立"大而全"的医学诊断系统，它们可以将标本量有限的诊断项目，或者需要大量资源投入而效益并不高的诊断项目外包给独立医学实验室，而不必配置利用率不高、价格昂贵的检验仪器以及专门操作人员，节约了运营成本。

（3）独立医学实验室是发展基层医疗服务体系的保证，为基层医疗机构发展和实现社区首诊制提供诊断技术保障，使基层医疗机构获得先进的诊断服务，方便居民就近看病，同时也是通过社会力量办医，帮助公立基层医疗机构提升诊断技术水平的一种方式，实现各级医疗卫生机构、患者及社会共赢的目标。

（4）具有一定规模的独立医学实验室具有专业性和全面性的特点，其全部资源与精力均集中投入医学诊断领域，有助于国内外高新诊断技术的及时引进，使独立医学实验室成为我国医学诊断领域的技术高地和研发平台之一，从而促进我国医学诊断技术水平和诊断科研水平的提升，有效缓解检验医学发展滞后于临床医学的矛盾。

（5）近年来，政府大力提倡和普及一些有助于提高居民健康水平及身体素质的检验项目，如妇女的两癌筛查、先天性疾病的产前诊断、新生儿遗传性疾病筛查和体检普查等，由于这些项目的技术要求较高，检验量较大，而规模较大的独立医学实验室恰好具有承接该类项目的能力，且符合国家鼓励政府买单项目选择符合条件的非公立医疗机构的相关政策，其带来的社会价值远远大于经济利益。

基于以上原因，我国大力发展独立医学实验室，顺应了我国医疗卫生事业和医疗体制改革的发展方向，是解决我国居民"看病难、看病贵"问题的有效途径之一。

### · 战略规划 ·

1. 2015 年进展情况　2015 年迪安诊断通过资本运作、产业合作、技术创新等方式继续加快发展。上半年战略入股杭州博圣生物技术有限公司，获得肿瘤高通量测序试点牌照，与阿里健康、约翰·霍普金斯医院、泰格医药科技有限公司等行业领先企业达成战略合作，通过产业合作加快自身能力建设，实现加速发展。

1 月 8 日，公司董事会审议通过了《关于收购杭州博圣生物技术有限公司股权的议案》。迪安诊断紧紧围绕大健康产业发展的有利时机，依托覆盖全国的实验室网络资源、不断完善与创新的技术平台以及资本优势与品牌响力，通过战略收购博圣生物技术有限公司，全面渗透大妇幼健康领域的各级网络与实现诊断业务链融合；通过双方渠道资源与服务体系的高度嫁接，商业模式与发展战略的高度协同，实现大妇幼健康领域的纵深发展与精耕细作。

3 月 21 日，温州迪安医学检验中心正式挂牌成为温州医科大学附属迪安医学检验中心。浙江省内两家医学巨头——浙江迪安诊断技术股份有限公司与温州医科大学强强联手，致力共建浙南最强的医学检验中心，探索全新的校企合作模式。

3 月 25 日，迪安诊断与约翰·霍普金斯医院（The Johns Hopkins Hospital，以下简称"JHH"）在美国共同签署了《战略合作协议》，在病理技术交流与培训、合作办学、合作办医等领域展开全面、深入合作，建立开放、创新的合作关系。

4 月 1 日，迪安诊断和阿里健康在杭州签订了长期战略合作框架协议，探索独立检验机构的互联网运作模式：在阿里健康云医院平台上，双方将充分利用移动互联新技术，发挥各自运营模式与技术资源优势，突破电子商务在医疗领域的局限性，真正实现移动互联网医疗的可及性，以及通过医学诊断技术与服务实现医疗的精准性。双方将致力于建立长期、稳定、互利、共赢的合作伙伴关系，共同参与推动未来医疗的变革，打造医疗健康产业合作的典范。同时，作为首家入驻阿里健康云医院的第三方检验机构，迪安诊断正式上线该平台。双方董事长共同点击鼠标，完成了第一单数据传输。

4月8日，迪安诊断收到《国家卫生计生委医政医管局关于肿瘤诊断与治疗项目高通量基因测序技术临床应用试点工作的通知》，旗下全资子公司杭州迪安取得了第一批肿瘤诊断与治疗项目高通量基因测序技术临床应用试点资格。

4月21日上午，迪安诊断与衢州市卫生局举行战略合作签约仪式，双方将开展检验检查（病理）业务、医学科研与学术等方面的合作，迪安诊断以承接医疗机构委托检验检查（病理）的形式，为衢州市医疗机构提供优质的服务，并协助衢州市医疗机构开展高端、先进、前沿的各类医学科研活动和学术交流活动。

6月28日下午，迪安诊断与美国约翰·霍普金斯大学战略合作启动仪式暨胰腺癌组织、细胞病理诊断教学APP发布，远程病理诊断平台上线仪式盛大启幕。

8月3日，迪安诊断与浙江美生健康管理有限公司签署了《股权转让并增资协议》，正式携手浙江美生，共同打造国内健康管理新标杆，借助有效的渠道拓展与服务能力提升，建立专业、系统、高端的健康管理连锁机构。与浙江美生的携手，实现了公司在省内高端体检业务一体两翼发展并重的格局，探索携手区域内本土品牌启动体检业务连锁化扩张新模式，在高端体检业务战略延伸迈出了实质性步伐。

10月16日，迪安诊断与泰格医药科技有限公司签署战略协议，共同开发CRO中心实验室市场。泰格医药是全国最大的临床CRO公司，拥有全球最优质的医药企业客户资源，最强的临床研发和医疗大数据处理能力。

2. 发展计划　迪安计划以"3+N"医学诊断一体化创新模式，成为全球最大的体内、体外一体化医学诊断中心。

3. 发展前景　未来十年将是健康产业的黄金十年，预计到2020年，健康服务业总规模达到8万亿元以上。"第三方医学检测行业"作为健康服务业的重要支撑，具有巨大发展空间和前景。

目前中国第三方医学诊断市场规模不足整个临床检验规模的3%，相比成熟国家的35%有很大差距。并且中国独立医学实验室可检验的项目仅1 000多项，与国外发达国家可达4 000多项相比，存在巨大的潜力空间。

根据国外独立医学实验室的发展经验，有专家预计，未来5年，在医保控费、基层医疗机构建设不断强化、民营医院发展、分子诊断逐渐成熟、降低检验项目价格等推动下，独立医学实验室占临床检验的比例有望达到 10% 以上，相比现在有 7 倍以上的增长空间，年复合增长率接近 50%。

# 案例 7　2014 卫生政策创新奇璞奖

## 积极探索公立医院改革：北京市医改模式

北京市集中了全国的最优质医疗资源，大型公立医院众多，办医主体多元化，服务对象面向全国，推进此项改革，既复杂艰巨，又缺少可遵循的成功模式和经验。北京针对本地情况，从大医院着手改革，从关键环节进行突破，探索"两个分开，三个机制"（实现管办分开和医药分开，建立财政价格补偿调控机制、医疗保险调节机制、医院法人治理运行机制），取得了明显的阶段性成效，初步形成了符合国家要求和首都特色的北京模式（图 4-21）。

### · 公立医院改革试点的具体做法 ·

2010 年，按照中央关于推进全行业、属地化管理的精神，成立了首都医药卫生协调委员会（以下简称"首医委"）；2011 年，成立了北京市医管局，市属公

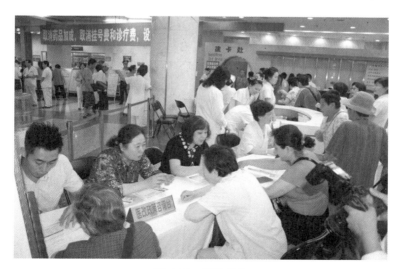

图 4-21　医改首日

立医院"管办分开"迈出了实质性步伐,为推进大医院的综合改革提供了必要的体制基础和管理势能。2011 年,创新三甲医院带二级医院的合作机制,实施了广安门中医院对大兴区中医院托管改革,东直门中医院与通州中医院"一院两区、管办分开"改革管理体制。通过创新建立无假日医院、预约挂号、优质护理服务、主诊医师负责制等大医院服务模式,提高了大医院的服务效率和服务质量,改善了患者的就医感受,为攻克"医药分开"等改革难题提供了重要的工作基础和社会舆论环境。

2012 年 5 月,出台了《北京市公立医院改革试点方案》;7 月 1 日,在北京友谊医院率先启动以"医药分开"为核心的综合改革;9 月 1 日,在北京朝阳医院启动试点;12 月 1 日,在北京同仁医院、积水潭医院、天坛医院 3 家专科特色突出的三级甲等综合医院启动试点。试点方案按照"人民群众得实惠,医务人员受鼓舞,医院发展添活力"的思路,提出推进"两个分开"、建立"三个机制"、创新服务模式等 6 大改革任务,实施 44 项具体工作。

(1)通过财政、医保、价格政策联动,破除"以药养医"。

一是取消药品加成、挂号费和诊疗费,全部药品实行进价销售,切断医院收入与药品收入的利益联系。

二是设置医事服务费。将药品销售与诊疗服务统一为医事服务项目,把医院药品加成和挂号费、诊疗费收入转换为医事服务费,在医院收入不减少的前提下,使医院收入来源从三项变为两项,即医疗、药品、财政补助变为医疗服务收入和财政补助,使医院和医生从"卖药"转向"卖服务"。

三是实行分级定价。普通门诊、副主任医师、主任医师、知名专家门诊的医事服务费标准分别确定为 42 元、60 元、80 元、100 元,适当拉开了价格差距,合理体现技术劳务价值,提高医务人员积极性,同时用价格杠杆引导患者合理分级就诊。

四是医保定额报销。按照"保基本"的原则,四个标准门诊医事服务费全部由医保报销 40 元,医保患者个人支付分别为 2 元、20 元、40 元、60 元。占门诊总量 80% 以上的普通门诊患者每次个人支付仅 2 元,再加上取消药品加成,个人负担明显减轻。

(2)"医药分开"与其他改革措施配套推进,特别是与改革医保付费机制、建立以公益性为核心的绩效考核制度同步进行。

第一,在北京友谊医院、朝阳医院进行法人治理运行机制改革试点。通过实行理事会制度、院长负责制和监事会制度，建立决策、执行、监督相互分工、相互制衡的医院法人治理结构。市医管局任命医院总会计师，并派驻监事对医院运行进行监督。同时建立以公益性为核心的绩效考核制度，探索全员聘用、合同管理的灵活的用人制度，实行与绩效考核结果挂钩的收入分配制度。围绕社会评价、运行效率、发展实力和内部管理4个维度，设立了包括患者满意度、药占比、预约挂号率、医生日均门诊接诊数量、平均住院天数、诊断符合率、抗生素使用不合格发生率、院内感染发生率、次均费用增长率、医疗纠纷发生率、成本控制率等11项核心指标的绩效考核体系，统一对市属医院进行考核评价。考核结果与医院的财政补助和医院领导职务任免挂钩。

第二，改革医疗保险付费方式，建立科学的控费机制。开展医保总额预付和按病种分组付费试点，通过实行"结余自留、超支分担"的定额管理模式，推动医院规范医疗行为、主动控制医保费用的积极性。同时，医保部门会同卫生部门健全监督考核体系，在全市各公立医院建立了医生工作站，运用电子信息手段对所有医生处方进行实时监督，防止过度医疗、滥用抗生素或推诿病人、治疗不到位等现象发生。

第三，创新财政价格补偿调控机制。明确政府责任，全面落实政府对公立医院的六项投入政策，合理减轻医院运营资金压力，同时严格控制医院建设规模和大型设备购置。建立与服务量和绩效考核挂钩的财政补偿机制，鼓励医院为群众提供更多更好的基本医疗服务。配合医保付费制度改革，推进单病种定价方式改革，完善医疗机构成本监审和约束机制。推进药品和耗材采购、配送制度改革，探索通过医保采购、集团采购和价格谈判机制，使价格逐步回归到合理水平。

第四，创造性地实行编制总额管理。依据市编办和原市卫生局《市区县医疗机构人员编制标准》，参照床位出和日均门诊，重新核定了5家试点医院事业编制控制数额，用于核定医院工资总额，并作为财政拨款的依据。在编制控制数内医院自主定员、按需设岗，充分调动医院内部积极性。

### 公立医院改革试点实施效果

1. 管理体制改革实现突破，管办分开组织框架初步形成

（1）初步形成了管办分开的组织架构：2010年10月率先成立首医委，2011年7月设立市医管局，相关机构成立和"三定"方案出台，为管办分开深

入推进奠定了制度基础和组织架构。首医委建立了首都医疗卫生统筹协调机制，成为协调推动首都医药卫生资源整合的重要平台；市卫生局强化"管行业"的职能，市医管局落实"办"市属医院的职责，初步改变了"裁判员""教练员""运动员"不分的行政管理体制，初步实现了对市属医院管理上的"管办分开"，为加强行业管理、建立现代医院管理制度框架、推进多元办医等提供重要的体制保障。

（2）市卫生局行业管理职能得到强化：市卫生局在内设机构中新增了首都医药卫生协调处、社会办医处、康复护理和医疗监管处，将精力更多地服务于医疗卫生事业的发展和全行业、属地化的监管上，突出强化了"管行业"职能。一是颁布了《北京市医疗机构设置规划（2012—2015 年)》，拟定了《首都区域卫生规划》，首次对北京医疗卫生资源进行了全面规划；二是加强北京市医疗技术临床应用等技术准入、人员准入、机构准入管理，制定《北京市首批第二类医疗技术管理规范（试行)》；三是强化了公共卫生服务和监督执法。

（3）市医管局"办医院"职能得到确立：市医管局将市属公立医院统一管理，以推进公立医院改革试点任务为引领，建立和完善市属医院人才培养和管理制度，实行院长公开选拔，开展了"215"高层人才建设工程和住院医师规范化培养制度，医院领导班子和人才队伍建设得到加强；着手加强医院财政投入和资产管理，初步实现了对医院财务预算和绩效管理，尤其是强化了对品牌、技术、人才等无形资产的管理和运营；制定实施《市属医院年度绩效考核办法》，建立了基于公益性的医院绩效考核制度；在管办分开的基础上推动法人治理结构改革试点，激发医院的内在活力，提高了运营效率。

2. 落实公立医院法人治理运行机制，现代医院管理制度框架基本建立

（1）试点医院法人治理运行机制基本建立：2012 年 7 月，在北京友谊医院与朝阳医院建立了医院理事会，理事会由内部理事（医院管理层、职工代表）和外部理事（有关专家、社区代表、法律界人士）共同组成。院长由理事会聘任，负责医院日常运营管理。市医管局起草了《北京市医院管理局监事工作暂行办法》，基本明确了监事会主要职责、工作任务、人员组成，监事的任职条件、任免程序、日常管理和工作要求，并向两家试点医院派驻监事。以理事会为决策层、执行院长为执行层、市医管局派驻监事为监督层的法人治理结构和相关工作制度初步形成，现代医院治理的组织框架基本建立，公立医院去行政化、履行法人独立决策职能迈出关键一步。

（2）新的决策、执行、监督机制初步形成：健全的理事会管理体制能够通过外部理事和内部理事共同决策，理事的代表性、多元性和独立性更加突出，改变了以往医院领导班子的单一决策主体结构，使医院决策对社会公众更具透明性；外部理事作为服务对象参与医院决策，由聚焦医院发展到综合考虑政府、群众、医院、医护人员等各方利益，突出医院社会服务职能，使医院决策更具公益性；理事人员身份和知识结构的多元化，使医院重大决策更具科学性。与集决策和执行于一身的传统院长负责制不同，执行院长负责组织实施理事会的各项决议，主持医院运营管理工作，更加突出执行力。派驻监事，通过列席试点医院理事会会议等方式，加强对理事会的审议和决策事项监督。

（3）现代医院管理制度初步建立：两家试点医院建立完善了公立医院决策机制、执行机制、监督机制、用人机制、激励约束机制等"五项机制"。市医管局建立以公益性为核心的公立医院绩效考核指标体系，考核结果与财政补助和医院主要领导职务任免挂钩。医院内部绩效考核与人事分配制度得以改进，医疗质量管理体系不断健全和完善。改变了过去以科室收支节余分配为主的分配制度，实施以岗位价值评估为主的绩效考核与分配制度，新的考核分配制度与医务人员的工作量和工作难度等系数挂钩，更能够体现医务人员的工作价值。

3. 破除"以药补医"机制，多渠道补偿机制基本形成

（1）医药分开改革顺利推进。

**破除"以药补医"机制，利益机制初步转变。**医院补偿机制变了，医院的管理理念、重点、手段发生明显变化，医院由关注创收转变为关注有效控制成本，用药管理进一步加强，采取处方审核点评、公示不合理处方"双谈话制度"等措施，医德医风建设进一步加强，遏制了大处方、滥用药现象，促进了合理用药，提高诊疗水平，初步形成了破除"以药养医"的长效机制。医疗收入明显增长，医院收入由过去主要依靠药品销售向提供医疗服务转变。医院医疗收入和药品收入呈现"一升一降"的效果，补偿机制趋于优化。

**合理体现技术劳务价值，提高医务人员积极性。**试点医院调整绩效分配方案，激励医务人员提供优质服务，将医事服务费的60%纳入职工绩效奖金进行分配，并向临床一线倾斜，体现医务人员的技术劳务价值，医院职工收入平均增长约30%。

**通过价格杠杆引导合理就医，患者就医更加有序。**医事服务费价格的梯度设置，部分非疑难重症患者分流到了普通门诊，缓解了专家门诊的就诊压力。试点

医院普通门诊患者增加，专家门诊（包括副主任医师、主任医师、知名专家）下降，专家一号难求现象得到缓解，就诊秩序趋于合理。

**实现了"平移转换"，医院收入没有受到影响。** 医药分开改革后，试点医院医事服务费收入超过药品加成、挂号费和诊疗费减收。在不依赖财政投入的情况下，"医药分开"试点实现了医院收入的"平移转换"，结果好于预期。

（2）多种付费方式组合发力。

**总额预付约束激励机制初步形成。** 面对首都大型公立医院众多、医疗费用增长过快、医保基金逐年增加的压力，2011 年下半年，医保部门在友谊医院、朝阳医院、同仁医院、积水潭医院等医院实施总额预付试点。按照"总额预算、定额管理、基金预付、结余奖励、超额分担"的总额预付原则，结合医保基金收支情况，给予适当增量，确定医保基金预算管理指标。医保基金根据确定的总额指标向医院按月预付，定额指标内节约全额归医院，超额部分由医保基金和医院实行分担。2013 年，已在北京市二级以上医院全部实行。总额预付制，调动了医院控制医药费用的积极性和主动性，医院成为过度医疗的制衡力量，医保调节机制初步建立。

**率先实行按疾病分组付费。** DRGs 是目前国际上比较公认的质量管理、付费方式和绩效考核于一体的科学合理的特殊手段，本市建立了全国唯一可实施的诊断分组标准和付费方法，在规范临床路径、降低住院天数等方面产生了较好的效果。友谊医院、朝阳医院、北京大学第三医院、北京大学人民医院、天坛医院、宣武医院等 6 家实施 DRGs 试点 108 个病种组。

（3）新型财政补偿机制初步形成。

**财政六项投入得到保障。** 按照国家及北京市对公立医院投入政策的要求，切实体现公立医院公益性，全面落实对公立医院的六项投入政策，重点保障了医院基本建设、大型设备购置、重点学科发展、人才队伍建设、全额保障离退休人员支出和承担公共卫生服务等方面支出，合理减轻医院运营资金压力。市财政加大了对公立医院资金投入力度，同时，严格控制医院建设规模和大型设备购置。

**创新财政补偿机制。** 在全面落实六项投入政策的基础上，市财政尝试改变基本经费拨付形式，由原先"按人头"补助基本经费形式转变为"按服务量"补偿。提高绩效工资总额，建立考核奖励机制，根据考核结果对各医院进行奖励性绩效工资的分配，调动公立医院的主动性和积极性，促进医院加强自身管理，提高服务水平，强化了医院的公益性。

（4）医药分开和总额预付发挥叠加效应。

特别值得关注的是，在降低患者负担、控制医保基金增长、控制药占比方面，同时实施医药分开与总额预付试点的效果好于单纯进行总额预付试点，总额预付试点的效果又好于非总额预付试点。

4. 以人为本的服务模式逐步建立，实现"四个促进"

（1）改善就医环境和流程，促进了医疗服务效率的提高。

以医院管理、医疗服务、电子病历和居民健康档案为重点，加快推进医疗服务信息化建设，规范优化诊疗流程，不断提高医院运营效率，就医条件得到改善。利用医疗信息网络开展预约挂号、医保即时报销、"通柜"服务、"京医通"等创新服务，优化就医流程，朝阳医院开展"通柜"服务后取药平均等候时间从15分钟降至5分钟内，患者满意度明显提高。

（2）以人为本的服务模式逐步建立，促进了医疗服务理念转变。

设立服务规范三统一的"门诊服务中心"，采取门诊"大堂经理"负责制；客服、财务、医保、信息等多部门联署办公，提供一站式服务；在患者较多的楼层与科室增设"门诊服务站"；统一整合预约挂号平台，开通窗口预约、电话预约、网络预约、社区预约、出院随诊预约、复诊预约和专家团队层级转诊预约等多渠道预约挂号，目前市属医院总体预约挂号率为53%，方便了患者预约挂号；无假日门诊增加了全市三级医院的门诊服务时间和服务工作量20%，方便更多患者就医。

（3）改革管理服务模式，促进了医疗质量的持续改进。

各试点医院积极开展主诊医师负责制、优质护理及岗位管理、绩效管理、医院评审等工作，对加强医疗质量、规范医疗行为、降低医疗风险发挥了较好的作用，医疗质量管理更加规范和精细化。建立主诊医师负责制，试行专家团队式层级就诊服务，保证了病患治疗的连贯性。实施部分病程的临床路径，严格了质量环节管理。开展优质护理服务，落实责任制整体护理，每日直接服务于患者的时间平均增加2.9小时，护理的专业化水平得到提高。

（4）探索建立区域医疗共同体，促进了就医秩序重构。

截止到2014年底，本市已在16个区县建立了30家多种类型医联体，形成"以三级医院为核心、联合区域内三级医院、二级医院和社区卫生中心"的区域服务模式，发挥不同层级医院的功能与特色，建立医疗、康复、护理有序衔接、相互补充的一体化医疗服务体系，就医秩序得到改善。健全了社区卫生服务机构转诊预约机制，完善专家团队层级转诊预约模式，鼓励医生进行复诊预约，努力实行分时就诊，病人合理有序的流动机制正逐步重构。

5. 综合改革效果明显　改革切断了药品销售与医院之间的经济联系，实现了"四变三平两降一升"的综合成效。

**四变。利益机制变化**：医药分开后，切断了医院和药品销售的利益关系，医院与患者、医保的利益取向趋同，并确保了医生的利益。**医院管理变化**：在医保总额预付、医药分开、公益性绩效考核制度等政策合力下，医院管理理念、管理重点、管理手段等都发生了变化。各试点医院纷纷采取处方点评、不合理处方公示等措施，在合理用药、提高效率、改善医患关系和降低成本费用等方面的管理上狠下功夫，遏制过度用药和滥用药的成效显著。**医生行为变化**：医疗行为进一步规范，用药更合理、更安全。试点医院改革前月均处方不合格率为 4.87%，改革后下降为 2.62%，用药合理性总体上大幅提高。**患者就医行为变化**：医事服务费的价格杠杆作用明显，一部分常见病、慢性病的患者合理分流到了普通门诊，看专家难的问题得到了一定的缓解。

**三平。平移转换**：医药分开改革后，2014 年 5 月，平均每家试点医院药品加成、挂号费和诊疗费的日均减少收入为 33.28 万元，医事服务费日均收入为 43.72 万元，日均平移增量为 10.44 万元，日均平移增幅为 31%。在不依赖财政投入的情况下，"医药分开"试点实现了医院收入的"平移转换"，结果好于预期。**医院运行平稳**：5 家试点医院日均诊疗人次从改革前的 5 610 人次增加到 6 167 人次，增加 9.93%，基本保持稳定。**社会反应平稳**。社会各界总体反应良好，CCTV、新华社、人民日报、香港文汇报等媒体进行了大量报道，总体评价较高，得到了患者、医务人员和社会拥护支持。

**两降。医保患者负担下降**：门诊医保病人次均自付费用由改革前的 202.9 元下降到改革后的 149.8 元，下降了 19.7%；出院医保病人例均自付费用由 4 711.4 元下降到 4 572.8 元，下降了 1.9%。**试点医院药占比下降**：试点医院平均门诊住院总药占比下降了 8.7 个百分点。

**一升。医务人员积极性提升**：将医事服务费的 60% 纳入绩效分配，83% 的受访对象认为改革后收入有不同程度的提高，医院职工收入平均增长 30% 以上。

## · **进一步深化改革的总体考虑** ·

下一步，将按照持续优化医疗服务体系、着力推动补偿机制和人事薪酬制度改革、稳步推进管理体制与运行机制改革"三条主线"和大力推动医药卫生信息化应用"一个支撑"的路径深化公立医院改革。

1. 持续优化医疗服务体系　按照"明确定位、调整结构、重构秩序"的思路，建立"金字塔"形医疗服务体系；严格控制大医院规模，推动大医院转型发展；对精神病、传染病等公益性突出领域、资源短缺专科、中医及边远、贫困地区医院的运行和发展给予重点保障；探索社会力量参与大医院转型、重组改制；鼓励和引导中心城区医院向外有序疏解，压缩城区床位，防止变相扩张；协同推进基层服务能力建设，系统施策，建立上下联动、急慢分治、分级诊疗的新秩序。

2. 着力推动补偿机制和人事薪酬制度改革　通过阳光采购、规范流通领域、规范诊疗行为、分级诊疗、医保支付方式改革和加强监管、取消药品加成等措施，为医疗服务价格、医保结构调整腾挪出空间，提高医院技术劳务性收入比重，破除以药补医机制；同步推进编制、人事、薪酬等制度改革，合理体现医务人员的劳务价值，切断医生和药品的利益联系。

3. 稳步推进管理体制与运行机制改革　通过"分、放、建、去、治"，逐步建立现代医院管理制度。将行业管理和政府办医职能分开；下放公立医院自主运行权力，落实医院独立法人地位；建立政府、行业、社会多方监管体系；推进公立医院去行政化；逐步实现现代医院法人治理机制。

4. 大力推动医药卫生信息化应用　利用互联网作为技术手段，实现实时监管、数据共享和大数据支撑，促进医疗行为规范，优化服务流程，加强医保精细化管理。

## 案例8　2014健康行业公益创新奇璞奖

### 教会医院在社会办医格局中的新尝试：四川泸州福音医院

基督教创办的医院、学校具有悠久的历史，起了积极作用。教会办医办学在医治身体、教授知识的同时，还把平等、博爱、尊重、友爱等人文精神融入其中。在中国，很多具有真正意义的现代医院是由基督教会创办的，在四川泸州，也不例外（图4-22）。

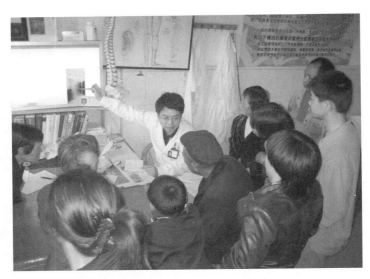

图 4-22　泸州福音医院医生看诊

## · 历史上基督教在四川泸州从事医疗教育活动概况 ·

泸州地处云贵川渝四省交界，长江与沱江交汇处。1908 年，基督教循道会（Methodist）派出的一支由宣教士和医生组成的队伍从加拿大的安大略省不远万里来到中国四川泸州。1913 年，李芝田牧师夫妇（Rev. Charles J. Jolliffe and Mrs. Jolliffe）、博牧师（Rev. M. M. Bennett）、福古森医生（Ferguson）、肖医生（T. E. Egerton Shore）、谢道坚医生（Service）、巴先生（Mr. Barham）等人在建造泸州第一座基督教堂的同时，修建了泸州第一所西医医院——泸州基督教会福音医院。福古森医生、辛普森医生（Dr. Simpson）、樊立德（R. Wolferdale）等先后任院长。泸州基督教会福音医院以现代医学方法为产妇接生及开展西医西药治疗和简单手术治疗，把现代西方医学带到了四川泸州。此外基督教在泸州还开办了多所学校，如原四川警察学院原址的布道会女子学校、华英小学，位于瓦窑坝现泸州化工专科学校原址的华西中学。

1928 年，加拿大的冷泽清医生（F. F. Allen）和饶裴然医生（I. E. Revelle）先后担任院长。饶裴然医生由于中文欠佳，从成都来泸州时带来了他的中国学生——毕业于原华西大学的曾汝宜医生和王传福医生协助其工作。1933 年，在战乱中，基督教循道会（Methodist）把在中国的牧师和医生撤回加拿大，福音医院的管理工作交给了中国医师曾汝宜和王传福，并由曾汝宜担任院长。在战乱年代，福音医院救治伤病员。1939 年，医院被日本飞机轰炸损毁，医院因此停办并迁到忠山下，规模缩小为诊所。1945 年，泸州基督教会重建了医院。此时曾汝宜院长已经去了重庆，由王传福任院长。次年，由同样从原华西大学毕业的杨俊明医生接替王传福任院长。新中国成立后，1950 年，人民政府在结合基督教会福音医院和解放军部分转业军医的基础上，成立了川南医院，之后发展成为泸州医学院附属医院，随后又升级成为四川医科大学附属第一医院。

### · 新时期泸州基督教会重建福音医院 ·

原有的泸州福音医院已经并入国有公立医院，但泸州基督教会没有忘记在医疗教育上的使命。改革开放后，国家落实民族宗教政策，允许基督教会重新涉足教育、医疗等社会服务项目。泸州基督教会与香港医疗关怀公司及医院管理团队共同出资重建了泸州福音医院，医院产权全部归教会所有。医院采用董事会管理下的院长负责制，董事会由泸州基督教会、香港医疗关怀公司、医生代表、信徒代表组成。香港医疗关怀公司出资作为慈善行为，办医不分利。所有董事会成员均为义务性工作，不分红无工资，无偿帮助教会管理医院。董事会为医院管理团队设定惠民济困任务及其他社会服务工作。在无法实现相关社会公益效益时，董事会有权更换管理团队。这从制度上引导医院以社会效益为重，走出了一条既不同于公立医院，又不同于私立医院的办医新模式，从医院管理的顶层制度设计上为国内济困医疗开了一个好头，做出了积极的摸索！

### · 新泸州福音医院概况和现状 ·

作为全国范围内首家重建的教会医院，泸州福音医院的创新意义毋庸置疑。福音医院的创立也为中国社会办医形式中增加了一抹新的亮色。新的泸州福音医院使用面积 3 000 多平方米，铺设医用柔性防滑地板，安装了全中央空调，编制床位 90 张，实际开放病床 139 张，配置设计了超净手术室，配备了德国爱克发CR 医学影像系统、驰马特 C 型臂术中影像监控系统、多功能麻醉呼吸机、WOLF 腹腔镜、阿洛卡 B 超机、迈瑞多功能彩超、经颅多普勒脑血流图、多功能妇科微波治疗仪，以及电脑三维腰椎牵引床、骨质增生治疗仪、微创椎间盘介入仪、断指再植专用显微镜、环氧乙烷灭菌熏箱、多导联心电图机等医疗设备，具备了一级综合社区医院的硬件结构和人才配置。

医院建立起来了，很多人都在看着泸州福音医院的发展，希望医院能探索出一条既能坚持慈善惠民又能持续发展的道路，走出一条不同于公立医院又不同于私立医院的教会医院发展之路，这也是解决当前医改困局的有益尝试。但是现阶段，国内尚无教会医院发展模式的方法可以借鉴。面对人才、资金、环境等难题，泸州福音医院钱万永院长带着管理团队，制订了"政府得民心、教会得声誉、医院得发展、患者得实惠"的宗旨和"医德高、医得好、医得起"的基本要求，以最缺医少药的贫困患者为主要服务对象，得到了泸州基督教会和香港医疗关怀公司的支持，逐步实现了为最缺医少药的贫困患者服务，实现了教会办医、慈善办医的可持续发展。

医院在管理上摒弃私立医院虚假宣传、高价宰客、再投广告的恶性循环，注意避免其他公立医院的冷漠、生硬、推脱、昂贵以及高傲的疏民之道，同时抛开其他慈善医院的"等靠要"思想，通过免费送医下乡进社区的方法，增加群众的认知度来替代广告宣传。在教会的主导下成立医疗关怀救助金，解决贫困患者医不起和贫困学生看不起的问题，赢得了声誉。通过优惠减免政策，医院帮助缓解了因病返贫、有病拒医人群的压力，使他们获得了及时有效的治疗。据统计，福音医疗关怀基金平均每月帮助贫困患者支付自费部分近二十万元。在构建和谐社会，维护社会稳定方面起到了积极作用。新医改的方向就是转变个人支付方式，通过国家购买医疗服务的方式来解决老百姓看病贵的问题。因此，福音医院积极配合医保新农合政策，规范医疗执业，为参保人群就医提供便利，通过向政府出售医疗服务来维持医院运行；面对资金短缺的压力，不向信众和教会伸手，通过借鸡生蛋、卖蛋还钱的方法，让一些有实力的经销商垫资发展，二期还钱来实现资金链的顺利运行。同时，竭力控制在购销环节和治疗过程中的无谓浪费，节约了大量成本。因此，虽然泸州福音医院的收入和利润降低了，但是把量做大争取到了更为广阔的发展空间，和谐了医患关系，荣耀了教会声誉，增加了就业岗位，缓解了就医压力，打破了"高价伤患者、惠民亏医院"的怪圈，开创了"政府得民心、教会得声誉、医院得发展、患者得实惠"多赢局面。

## · 问题、困局及希望 ·

泸州福音医院在办院过程中取得了良好的社会效益，但也遇到一些问题，主要有几点：

（1）泸州福音医院从事医疗济困的资金主要来自投资方不分红的那部分，医疗济困范围和能力有限。为了维持医院正常运行，每个月财务部门测算后得知下个月能抽出多少资金用于医疗济困救助，这个数额是基本先测定好的，额满为度。也就是说，每个月大约只能有总病人的 30% 得到部分救助，3~5 人得到全额医疗救助，而这些患者中的贫困人口比例则明显大于 30%，还有少部分贫困患者没得到相应救助。

（2）政府将泸州福音医院模式简单地归类于私立医院，医院从而无法取得慈善组织运营资质。在社会爱心人士和企业想通过慈善活动捐药捐物等支持医院济困事业时，医院没有资质为其开具捐赠发票，只能通过红十字会转捐赠。但这种方式红十字会得不到什么利益，不愿配合开不了票，导致很多爱心捐助行为受到阻碍。

（3）由于在主体上没取得慈善救助单位资格，导致政府的民政救助等政策不能在福音医院落地，而只能定点存在于公立医院，从而使得在福音医院就医的低保户不能享受国家的医疗救助政策，相关费用只能由福音医院自己承担。

（4）部分医院同行不理解福音医院的济困行为，视为低价扰乱医疗价格向主管部门投诉。虽然最终在政府及主管部门的支持下没有给医院带来什么损失，但还是造成了一定困扰。

目前，基督教泸州福音医院已经进入发展平稳阶段，取得了较好的社会效益。目前，泸州市政府划拨给了泸州基督教会 11 亩地，准备修建新的教堂和医院。届时，新的分院将定位于中高端市场，原有老院区继续定位于低价惠民、教会办医，继续探索教会福音医院发展新模式。

## 案例 9　2015 奇璞加速器对接项目

### 慧影医疗科技（北京）有限公司：汇医慧影智慧影像云平台

慧影医疗科技（北京）有限公司（以下简称"慧影医疗"）是一家专注于互联网远程医学影像诊断和处理解决方案的公司。其前身来自 2012 年成立于美国硅谷 Palo Alto 的 TARGETMAN 创业团队，2013 年吸纳来自荷兰阿姆斯特丹的 OPTICURE 团队，一起致力于为医学影像诊断和处理提供最精确的解决方案。公司创始人柴象飞和章桦来自美国斯坦福大学医学院，是荷兰癌症研究所博士同学，曾在导师 Marcel van Herk 的指导下参与了 XVI 图像引导放疗系统的开发和维护，该系统出售给世界第二大放疗公司医科达（Elekta）。

公司技术直接对接美国斯坦福大学和荷兰皇家癌症研究所的技术，以领先国际的智慧影像云平台技术无缝、跨平台链接医院、医生、患者。

合作伙伴中国电信对产品的稳定性、并发访问，以及海量数据的承载、管理都高度认可，并且签署合作协议，共同开发电信影像云项目。

合作伙伴中国最大的电子病历公司嘉和美康对我公司产品的响应速度，触控体验以及系统兼容性做出高度评价，开始将其所有移动查房设备绑定慧影移动阅片工作站。

此外，汇医慧影还得到了医疗互联网专业媒体的广泛报道，比如动脉网曾发表《医学影像系列报道 4：汇医慧影破除医学影像的信息围墙》（http：//www.vcbeat.net/14591.html），以及医谷网的报道《汇医慧影：打通医学影像的信息服务》（http：//trz.yigoonet.com/article/26815901.html）。

公司的创业团队成员都是多年好友，团结默契，标准的海龟医工跨界人才 +金牌销售。柴象飞和章桦是五年博士同学，两人都是计算机工科背景出身，多年来一直在海外医院从事影像设备的临床应用开发，是国内少有的医工结合型人才。他们深刻了解影像科和放疗科的临床需求、流程以及相应的软件系统，同时具有前沿的图像存储、压缩、传输、显示、后期处理以及智能识别技术。郭娜是柴象飞的中学同学，清华大学毕业，曾经是中国电信的金牌销售，具有极强的商务拓展和销售能力。

## · 公司介绍 ·

慧影医疗坐落于北京中关村东升科技园，成立于 2015 年 4 月，由柴象飞、章桦和郭娜创立。秉承"做最专业的独立第三方影像云平台"的理念，慧影医疗从成立至今，已经开发了两个版本的云端影像软件系统，打造了影像存储云、常规影像阅片服务和疑难影像会诊三个分级产品，开启了为各级医院提供全面的医学影像咨询服务的新模式。至今为止，公司已经有超过 20 家医院和超过 30 名影像医生在平台上工作，并且每月有稳定增长的现金流。同时，公司和中国电信、嘉和美康、博宝稀为、朗视仪器等设备厂商也已经展开全面合作。公司已经获得北京水木展程投资中心（有限合伙）450 万的种子资金，在项目投资方面，也引起众多投资机构的浓厚兴趣。

慧影医疗目前已有员工 25 人，包括完善的技术、销售和运营团队。其中：股东：CEO 柴象飞，水木易德投资公司，CTO 章桦，CMO 郭娜；10 名技术人员，10 名销售人员，以及 5 名运营及管理人员（图 4-23）。

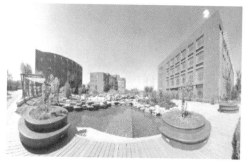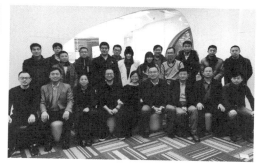

图 4-23　公司园区和核心团队

### · 市场前景 ·

在欧美国家，影像医生集团与独立第三方的影像机构普遍存在，无论私立还是公立医院相当一部分影像医生都是向独立第三方机构聘用，大量的影像医生在当地机构或者家中远程为其他机构服务，甚至一部分的初级阅片被分包到印度和菲律宾等国家。在美国 Epic Technology，South Sound Radiology 等商业医学影像阅片中心已经发展到了很成熟的水平。2015 年 7 月，远程医疗咨询公司 Teladoc 成功在纳斯达克上市，市值超过 10 亿美元。2015 年 8 月，医学影像后处理公司 Merge 被 IBM 公司以 10 亿美元的价格收购，此次合并之后，Merge 将与 Watson 的技术团队合并，共同开发更具智能的自动影像诊断平台。

就国内的医学影像行业而言，医学影像分析软件市场超过 155 亿元人民币。在国内三甲医院，一般医学影像占全院总收入的 20% 左右，仅次于药品，和化验科室收入规模类似。近年来国内的影像设备以 30% 以上的速度高速增长，然而影像医生水平参差不齐，优质医生集中在大城市，大量基层医院缺乏合格的影像医生。远程影像可以很好地解决这一需求，并且将来会被广泛接受。主要原因如下：首先，影像是在整个诊断过程中起到非常重要甚至决定性作用的一环，尤其在创伤性治疗过程中，医学影像学结论是必要指征。无论是在病情评估、病灶性质判定、手术方案的制定，或是评估治疗后效果，医学影像学结论都起着重要的作用。其次，放射科从形式上可以不和患者面对面交流沟通，凭借检查图像和相关病例资料做出诊断性结论的学科，这种服务模式非常符合互联网的特点。第三，目前我国二甲及以上的医院已经基本实现了数字化影像设备的普及，而市场上影像设备产生的数据都具有统一的标准格式。这意味着影像设备输出的图像已经实现了统一标准的数字化，使得互联网传输的壁垒被打破。

中国医院总数 25 000 家，其中三级医院 1 399 家，二级医院 6 704 个，一级医院 6 568 个，未定级医院 9 802 个。每天产生影像量：三级医院 600 张，二级医院 300 张，一级医院 30 张，未定级医院 20 张。保守估计，对于第三方远程常规阅片需求：二级医院约 10%，一级医院约 30%，未定级医院约 50%=10 万张 / 天。平均 30 元一张常规读片费，每年 90 亿元市场规模。远程疑难阅片需求：二级、一级和未定级均为 10%=6 万张 / 天。平均 200 元一张疑难影像读片费，每年 36 亿元市场规模。远程诊断平台按照 10% 比例收取佣金，每年远程影像诊断平台的市场为 13 亿元 / 年。

2015 年国内的医学影像设备保有量比 2012 年翻了一番，同时各级医院长期缺乏优秀甚至合格的影像医生。在互联网化的趋势下，向医院销售器械或者软件系统的模式会被新的销售服务的模式所逐步取代，互联网影像云平台的价值越来越明显（图 4-24）。

### · 创新成果 ·

汇医慧影智慧影像云平台使用独有的分布式云存储技术，可以实现数据动态负载均衡、对象存储服务、数据加密技术，为医学影像数据提供高并发大吞吐的云存储服务。与此同时，通过结合 HTML5 技术，能够轻松实现跨平台和移动阅片。

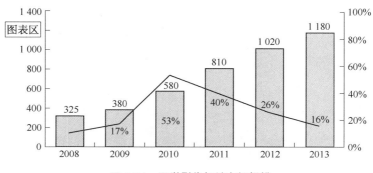

图 4-24　医学影像相关市场规模

除此以外，本平台还通过影像诊断结构化报告技术对影像和诊断报告进行大数据分析，其分析结果可以缩短报告时间和周期，方便报告管理，提高临床水平。

全面的三级影像服务。①底层服务为连锁型医院或者医联体之间提供医学影像云平台。②中层服务为私利医院和体检中心提供常规阅片的外包服务。③高级服务是为公立医院的患者提供大病会诊服务（图4-25~4-27）。

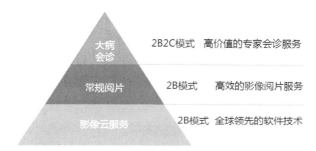

图 4-25 公司核心模式

   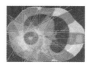

跨平台影像云系统　分布式影像云存储　前沿的图像处理技术　远程放疗协作平台
兼容各种影像设备/PACS　多医院医学影像统一归档　自动分割，配准，聚类技术　院内独立放疗工作站
多点同步上传影像到云平台　对象式云存储　深度学习智能阅片技术　蒙特卡罗辐射质量验证
手机、平板、PC同步显示　大数据的分布式并行处理　SSL，SHA-256数据加密　远程靶区勾画，计划评估，质量验证

图 4-26 核心技术模块

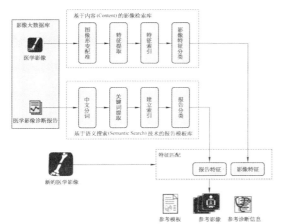

1. 收集结构化报告数据，根据设计的结构化模板书写影像报告。
2. 根据报告内容对影像图片分类，加标签
3. 利用图像配准、特征提取等技术，将影像的图像特征跟影像报告特征建立关联
4. 在新的影像图片进入后，计算机将对新影像做特征提取，根据特征给医生提示相似患者的影像图片和建议报告
5. 医生写报告过程中，系统会根据写入报告内容，不断调整更新相似患者图像和建议报告内容自然语言

图 4-27 智慧报告系统的框架

### · 推广性 ·

通过先进的信息技术，实现影像处理和应用的移动化和云端化是发展的趋势。公司通过开发强大的云 PACS 软件，解决了医疗资源不均衡、医疗水平地区差异的问题，实现了医生、患者和医疗机构间的零距离。汇医慧影智慧影像云平台不仅具有巨大的商业前景，同时具有重要的社会意义。

汇医慧影智慧影像云平台，能在患者弥患严重病症时，通过远程会诊，提早发现漏诊、误诊情况，避免了不必要的治疗程序甚至不可逆转的手术，还能透过专家独立观点的建议，采用不同的治疗方法，增加生存机会，免去患者在各大医院来回奔波的痛苦（图 4-28）。

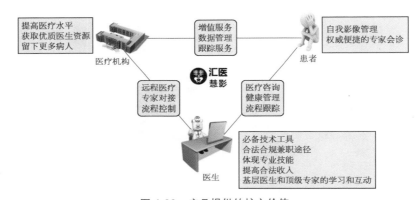

图 4-28　产品提供的核心价值

汇医慧影智慧影像云平台，能通过多学科会诊，缩短了疑难病症的确诊时间，避免患者走上漫漫的盲目求医道路。通过会诊，初步明确病情的严重程度，推荐最经济、最有效的就医方式和对病情最适合的专家。

汇医慧影智慧影像云平台，实现了医生在线讨论、分享医学成果、提升医学能力，更好地服务患者。

### · 近期目标和计划 ·

公司目前在积极引进 A 轮投资，发展目标为：将专家数目由 30 名扩充到 300 名，对接医院数新增 100 家，实现服务对 3 个省的高密度覆盖。远程阅片数目达到每日 1 000 例以上。同时在现有影像业务的基础上，深度挖掘影像会诊后续的转诊、治疗推荐等潜在价值。

# 案例 10　2015 奇璞加速器对接项目

## 尚戴麦绿：做互联网医疗领域的创新型领导者

2013 年 5 月，基于创始人李军在法国电信、美国埃森哲 IT 咨询和医疗事业部的长期服务，以及对中国远程医疗市场近 3 年的考察，尚戴（SANTE）科技发展有限公司（以下简称"尚戴科技"）成立。

尚戴科技在欧洲和波兰首开了医疗远程信息处理系统开发的先河，提供用来解决医疗远程信息处理中存在的硬件和软件问题的方案。

尚戴远程医疗集自动化、电子技术、远程通信、计算机科学于一体，可控制和监督人体的生命特征。通过已有的通信设施，测试结果可以反馈给医生、家人和关爱你的人，即使他们相隔很远。大大降低了发生医疗紧急事故的处理时间，因特网系统和移动应用可以让你一天 24 小时在世界的任何地方把测试的数据储存和存档，病人永远处于被关心的状态。

### · 尚戴介绍 ·

1. **市场背景情况**　国家在"十二五"规划当中明确提出加强基层医疗体系建设，推进基层医疗卫生机构综合改革。国务院 2013 年 10 月 22 日发布《关于促进健康服务业发展的若干意见》，明确了高度的市场化导向，站在规划大健康产业发展的高度，推动医疗服务、健康管理、保险及相关服务的发展，从而影响相关的医疗服务、药品、器械及保健品行业，2020 年达到 8 万亿规模。同时党的十八届三中全会也确定了医疗健康产业"非禁即入、鼓励民营、社区医疗、家庭医生"的战略方针，开启了医疗健康行业井喷的前奏。为了积极响应和配合国家"十二五"计划和党的十八届三中全会战略规划，创业团队将积极支持推进基层医疗卫生机构综合改革，完善多渠道补偿机制，落实政府投入政策，充分发挥医疗保障制度对基层医疗卫生机构的支持作用（图 4-29）。

2. **企业立项背景情况**

(1) 公司产品主要由医疗网关（台式和便携式）、带无线传输功能的检测设

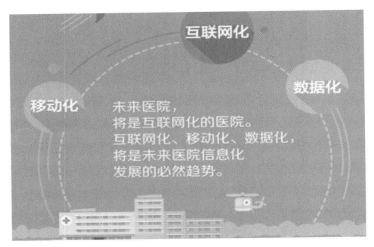

图 4-29 移动医疗互联网的未来趋势

备（血压计、心电仪等）、云平台健康医疗服务系统（软件平台），以及智能手机展示终端（苹果和安卓手机应用）组成，从而实现对基层医疗体系的支撑和补充，推动国家综合卫生改革（图 4-30）。

（2）创新点在于将移动互联网、大数据分析、物联网与当今政府工作的重点"基层社区的医疗建设""家庭医生""居家养老"等领域结合在一起，能够切实解决国计民生等重大社会问题，提升区域居民生活质量，承接后继政策红利。

（3）公司目前拥有 6 名核心团队成员，包括信息技术领域的留学归国博士、硕士，曾经任职于 IBM、Accenture、France Telecom 等国际知名 500 强公司高级

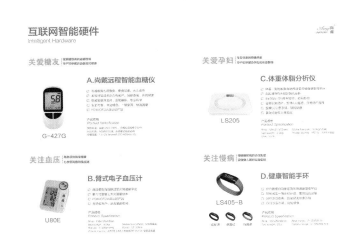

图 4-30 尚戴麦绿主要产品

管理层岗位；拥有多年卫生系统工作经历、曾任职于上海卫生局疾病控制中心或 GSK 等知名国际药企的医疗健康专家博士、硕士；拥有海外工商管理和国际商务双硕士、曾任职于盖洛普等知名市场研究公司的市场推广人员。

（4）此外，目前团队已经取得了"尚戴移动医疗健康管理平台"的软件著作权，并已经对平台内部的"基于运动轨迹的行为分析模型"申请了发明专利保护。同时，团队正在积极构建与同济大学医学院、法国国家健康及医学研究中心 INSERM 之间的合作与交流。

2013 年以来企业获得政府资助资金情况：

2013 年　全法创新创业大赛

2014 年　雏鹰计划，上海市科学技术委员会创业基金 20 万元

2014 年　长宁区第三届创业之星

2014 年　第三届中国创新创业大赛上海赛区优胜奖

2014 年　浦江人才计划补助资金 20 万元（上海市科学技术委员会）

2014 年　上海市创新基金补助 20 万元（上海市科学技术委员会）

2014 年　国家自然基金重点项目 10 万元（科技部）

## · 项目负责及组成人员 ·

CEO 李军，法国国立电信学院网络、计算机、信号及图像处理专业硕士学位，上海同济大学通信工程学士学位。8 年国内外 IT、移动互联网、物联网、云计算、健康服务、医疗信息化领域的开发、管理、运营、融资经验。曾任职于阿尔卡特、法国电信、埃森哲等知名全球 500 强企业，并担任高级领导职务。在欧洲期间曾完成第 4 代通信技术 LTE 前身 WiMAX 电子设备的市场营销与产品推广，并具有国际化大型项目管理（巴黎、伦敦、莫斯科）经历。拥有企业运营模型的构建与管理项目经验，电子设备的软、硬件设计与加工项目经验，并精通客户战略分群，市场分析，客户信息处理，并具备项目融资和并购方面的丰富经验。

同时拥有丰富的创业经验，曾经于 2006 年在巴黎创办 Ditta Technologies 高技术公司，并于 2009 年创办上海云游信息技术有限公司，完成大规模人群运动健康数据存储分析系统的研究并获得专利。获得 2013 年欧洲巴黎全法创新创业大赛三等奖，并于同年 5 月创办移动医疗健康管理公司上海尚戴科技发展有限公司，并已经帮助欧姆龙、辉瑞、汉氏联合等国际知名企业完成便携式人体生理信号电子测量设备和移动物联网智能手机的综合移动健康方案设计研发。上述创办

公司已经入选上海市科技创业基金的雏鹰计划，并获得科技创业基金会 20 万元人民币的资金支持（图 4-31）。

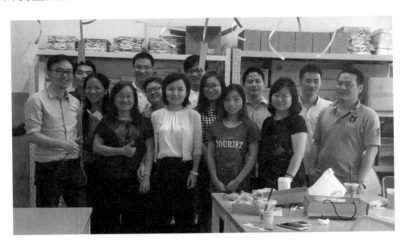

图 4-31 尚戴团队主要成员

**· 项目方案 ·**

1. **总体思路** 本产品主要由医疗网关（台式和便携式）、带无线传输功能的检测设备（血压计、心电仪等）、云平台健康医疗服务系统（软件平台），以及智能手机展示终端（苹果和安卓手机应用）组成。

通过产品的部署和实施，能够为目标市场的四类特需人群提供基于持续监测的移动健康服务。服务的健康实体主要包括：

（1）慢性病专门医院、综合医院的慢性病管理科室或者术后康复科。

（2）社区养老院或提供居家养老服务的健康机构。

（3）和亲属两地分居，并且关注亲人健康的中高端人群。

（4）身体长期处于亚健康状态的人群。

2. **技术方案** 本产品主要在于提供用户一个可携式的智能型感测装置及服务系统，可应用于健康（亚健康）族群的连续性健康监测和自主健康管理，以及亚健康、非健康族群的健康照护及远距医疗；本产品除提供用户生理信息的量测、纪录与显示之外，亦同时透过分析算法的嵌入，将纪录的生理信息转变为更为有用的医疗健康信息，实时回馈给用户并应用于后端服务模式的驱动机制，以有效解决目前远距应用的困境及提供使用者更为实时有效的回馈，并增加消费者购买及使用动机和意愿，以及产品应用范围与衍生的利益与价值。

3. 实施方案 建设和完善产品营销网络，进一步拓展产品销售渠道，完善售后服务保障体系，并实现和国内外医疗科研机构的合作。通过上述营销网络、渠道的完善以及相关合作，进一步培育国内市场健康意识，强化和企业健康管理部分的合作，开发针对不同企业员工的健康管理计划。

进一步完善销售网络，深化和国内外科研机构和医疗机构的合作，并针对不同目标人群，开发不同的产品，覆盖不同年龄层次人群的不同需求。建设和完善后台云端服务体系，完成针对不同用户定制系统的研发，满足不同机构对健康定制服务的要求。

4. 进度计划 现有系统上已经对累计 1 万次的数据采集测量进行了跟踪和分析，为超过 50 个用户提供日常的健康监测，并实现了 1 400 户居民小区健康管理的试点。公司已经开展了和复旦大学上海医学院、上海寓医馆等公立和私立医院的合作，进一步深化医学算法研究在实际健康管理中的应用。

## · 创新特点 ·

1. 关键技术 本产品主要在于提供用户一个可携式的智能型感测装置及服务系统，可应用于健康（亚健康）族群的连续性健康监测和自主健康管理，以及亚健康、非健康族群的健康照护及远距医疗；本产品除提供用户生理信息的量测、纪录与显示之外，亦同时透过分析算法的嵌入，将纪录的生理信息转变为更为有用的医疗健康信息，实时回馈给用户并应用于后端服务模式的驱动机制，以有效解决目前远距应用的困境及提供使用者更为实时有效的回馈，并增加消费者购买与使用动机和意愿，以及产品应用范围与衍生的利益与价值。

2. 创新点 创新点在于将移动互联网、大数据分析、物联网与当今政府工作的重点"基层社区的医疗建设""家庭医生""居家养老"等领域结合在一起，能够切实解决国计民生等重大社会问题，提升区域居民生活质量，承接后继政策红利。此项目所设计的技术包括微流控技术、BIA、SPR、NIR 传感器技术，以及智能手机软件开发技术。

（1）微流控技术。血样消耗量小于 1 μL，集成进样，前处理，混合，反应等功能用于检测。

（2）表面等离子体共振（surface plasmon resonance，SPR）技术。检测灵敏度达到 10 RU，也就是 10 pg/mm$^2$ 蛋白质。光源采用红光或者红外光。

（3）生物电阻抗分析（bioelectric impedance analysis，BIA）技术。输出电流

强度为 500 μA，频率 50~100 kHz 可调，电压在 5 V 左右。

（4）近红外分析（near-infrared-NIR）技术。波长为 800~1 100 nm。检测食物脂肪含量时检测灵敏度达到 0.1 g/100 mL。

（5）蓝牙工作在全球通用的 2.4 GHzISM（即工业、科学、医学）频段。蓝牙的数据速率为 1 Mb/s。最大的跳频速率为 1 660 跳 /s。理想的连接范围为 100 mm 至 10 m，但是通过增大发送电平可以将距离延长至 100 m。

（6）433 MHz 无线电频率发射接收技术。该技术允许产品于通讯基站之间采用低功耗方式传输采集到的人体生理信号，同时支持的发射源个数为 15 个，具体为 30 m，衰减小于 10 DB。

3. 竞争优势分析

**优势**（strengths）：公司拥有欧洲，特别是法国的优质医疗服务、医疗健康研发、科研院校的优质资源，依托上海建设现代服务业的宏观策略，特别是新虹桥国际医学中心的历史性机遇，基于现有高质量创业团队，在资源利用和资源整合层面有较大优势。

**劣势**（weakness）：中国的医疗体制改革已经逐步进入到深水区，各种矛盾正在不断激化，医患关系日趋紧张。而医疗健康行业本身的特点决定了该业态的高度复杂性，如何在历史机遇和结构性困难面前抓住机会，是创业团队面临的巨大挑战。

**机会**（opportunity）：中国便携式医疗电子保持 18.2% 的高复合增长率，其市场规模已经从 2006 年的 80 亿元增长到 2011 年的 280 亿元。通过长期的推动和建设，智能传感器组成的物联网已经开始了新一轮的酝酿和思索，基于物联网的医疗健康应用，也逐步占据市场的主角。

**威胁**（threats）：基于智能传感器的健康物联网公司、基于移动健康管理的信息技术大型、中小型公司，都构成了公司的竞争者。最近越来越多的可穿戴设备生产商业陆续拿到较大规模的风险投资，给尚戴的发展造成一定的压力。

· **经济效益** ·

鉴于目前公司发展的现状，公司的主要定位是"日常监测级别的移动健康管理"，即通过监测人体日常的生理指标，实现对家庭护理和居住护理层面的个人生活方式干预，同时配合远程的亲属监督和医务人员督导，切实改变目标用户的健康生活方式，并在必要的风险预知前提下实现高风险病患的初筛，从而精准定位医疗资源，最大限度地优化医疗健康资源的配置，并提升广大特需人群的生活质量。

## · 社会效益 ·

国家在"十二五"规划当中明确提出加强基层医疗体系建设，推进基层医疗卫生机构综合改革，国务院在 2013 年 10 月 14 日明确发布了《健康产业促进发展规划纲要》，明确了"非禁即入""康复并重"和"鼓励民资进入"的发展策略，并制定了到 2020 年健康产业 8 万亿的市场定位。为了积极地响应和配合国家"十二五"计划和卫生部 2012 的工作任务，公司积极支持推进基层医疗卫生机构综合改革。完善多渠道补偿机制，落实政府投入政策，充分发挥医疗保障制度对基层医疗卫生机构的支持作用。

本项目产品主要由医疗网关（台式和便携式）、带无线传输功能的检测设备（血压计、心电仪等）、云平台健康医疗服务系统（软件平台），以及智能手机展示终端（苹果和安卓手机应用）组成，从而实现对基层医疗体系的支撑和补充，推动国家综合卫生改革。

随着移动互联网的不断繁荣，中国的传统医疗健康行业正在经历着前所未有的变革，在可以预见的未来，个人健康方面的支出将达到 1 万亿元人民币的规模，其中的 45% 即 4 500 亿将花费在慢性病看护、术后康复和日常健康生活方式的干预上。同时，从医疗健康服务的接受方式上来看，大约 50% 的消费者希望通过移动互联网来接受这样的一些医疗健康服务。综上所述，基于远程监测的移动健康管理市场，将会在 3~5 年后形成爆发式的增长（图 4-32、4-33）。

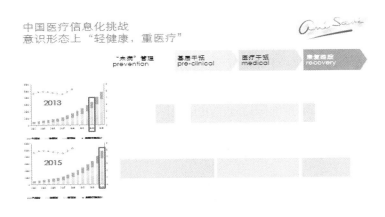

图 4-32　中国医疗信息化挑战

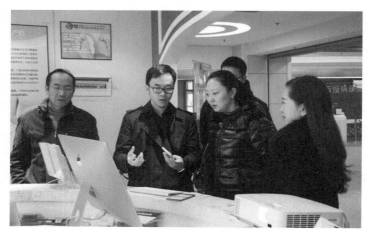

图 4-33 尚戴 CEO 李军参加云南省昆明市妇幼保健院
《"互联网 + 医疗"远程监控中心》启动仪式

# 案例 11 2015 奇璞加速器对接项目

### 思路迪精准医疗集团：做肿瘤精准医疗领域的创新型领导者

思路迪精准医疗集团（以下简称"思路迪"）是 2015 年中国创新创业大赛全国总决赛全国第二名，以及 2015 年度上海"双创之星 - 最具投资价值奖"。思路迪创始人兼集团董事长熊磊博士曾就读于中国科学院上海生物化学与细胞生物学研究所，自 2000 年攻读博士期间就开始从事肿瘤发生机制研究。2010 年 11 月，熊磊中断了在瑞士苏黎世大学的博士后研究，回国创立思路迪精准医疗公司。熊磊在肿瘤药理研究方面有 15 年研究经验，尤其是研究基因变异和药物治疗的关系，也就是精准医疗的前身。

共同做新药，坚定精准医疗理念的创业团队是思路迪创业初期最主要的核心优势。正是凭借团队对生物学技术的深入理解和熟练运用，思路迪通过 RNAi 筛选技术和 shRNA 文库技术服务积累了第一桶金；之后在获取了风险投资之后，迅速投入大量人力物力构建了肝癌原代细胞库；有了中国肿瘤疾病资源的细胞模型，并整合临床肿瘤精准治疗大数据，最终推动思路迪建立了独特的生物标志物驱动的肿瘤新药开发模式。

思路迪长期关注肿瘤精准医疗的临床实践，提供全方位一体化的精准医疗解决方案，助力临床医生发现更加有效的肿瘤诊断和治疗方式，造福广大患者。从今年美国总统奥巴马提出"精准医疗"计划，随着精准医疗逐渐走进大众视野，越来越多的临床医生不断开放思维和勇于尝试，我们相信中国精准医疗实现弯道超车，赶超国际水平指日可待。思路迪作为精准医疗行业的先驱者，立志于通过对肿瘤的理解和技术命脉的把握，变革肿瘤医疗现状，帮助中国从肿瘤大国变成肿瘤精准医疗强国。

## · 集团介绍 ·

思路迪精准医疗集团（3DMed）成立于 2010 年 12 月，注册资本逾 700 万元人民币，由海外高层次归国留学人员熊磊博士创建。秉承"做肿瘤精准医疗领域的创新型领导者"的愿景，思路迪从成立之初一直专注于肿瘤精准医疗领域。目前已成为全国最大的肿瘤精准医疗全程管理公司，形成肿瘤精准预防、精准治疗和精准药物开发三位一体的业务模式。通过多年的研发投入，建成全球最大的肝癌原代细胞库平台、二代测序平台和精准医疗大数据平台。通过整合健康人基因组信息、患者肿瘤基因组信息和药物作用信息大数据，支持三大业务的发展。至今为止，思路迪与国内 100 多家三甲医院开展合作，300 多名肿瘤医生构成的专家团队，为不同人群提供精准医疗服务。公司共获得 14 家国内知名风险投资机构，累计 4 轮数亿元人民币资金的注入。

思路迪目前共有员工 240 余人，其中硕士、博士 60 多名。研发团队由来自美国哈佛大学、麻省理工学院、罗切斯特大学和瑞士苏黎世大学等著名高校及国际知名药厂的资深科学家组成，平均拥有超过 10 年以上的肿瘤研究经验，积累 4 万多例肿瘤样本生物信息分析和大数据挖掘的经验（图 4-34）。

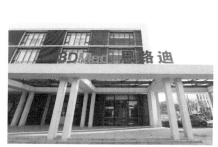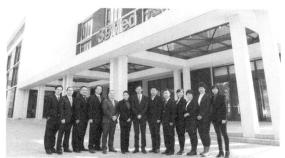

图 4-34　思路迪总部

### · 创新背景 ·

中国癌症防治形势十分严峻。根据全国肿瘤登记中心年报显示，2011 年我国新发癌症病例的总量达到了 337 万，癌症死亡病例 211 万，发病率和病死率均成逐年上升的势头，相当于每分钟就有 6 个人得癌。癌症患者数量的持续递增，让全世界癌症负担都在增加。与持续上升的发病率相对的，肿瘤药物的患者有效率仅在 20% 左右，在所有药物类型中排在倒数第一。为解决肿瘤药物有效率问题，精准医疗提出对疾病进行分子分型精确诊断，从而对疾病和特定患者进行个性化精准治疗的新型医学概念与医疗模式。

肿瘤精准医学建立在肿瘤是一种基因组变异疾病的科学认识基础之上，了解肿瘤基因组的变异特征，是攻克肿瘤的核心要素。此外，精准医疗的技术基础是基因测序技术的普及应用。2009 年，正在瑞士从事博士后研究的熊磊通过一次偶然机会，听到美国应用生物系统公司（ABI）的分析预测，未来五年内，个人全基因组的测序成本会降到 1 000 美元左右，而当时行业内全基因组检测成本高达数十万。当时熊磊预计随着计算与存储技术的持续发展，大数据技术支持的"精准治疗"时代即将到来。2010 年，熊磊带着自有的全部 50 万元人民币积蓄，注册成立了思路迪生物技术有限公司。

根据美国国家卫生研究院（NCI）的定义，精准医疗是通过基因组、蛋白质组等组学技术和医学前沿技术，对疾病进行精准分类及精确诊断，从而对疾病和特定患者进行个性化精准治疗的新型医学概念与医疗模式。2015 年，美国总统奥巴马宣布启动"精准医疗计划"（Precision Medicine Initiative），引起医学领域从理念到实践的革命。中国也在积极筹备，国家卫计委和科技部多次召开会议，成立战略专家组，论证、启动"精准医疗"计划。据透露，中央政府和地方配套投入有望达到 600 亿元。由于国家战略和政策支持，客户市场接受度的提高，以及资本市场对健康产业信心多方因素，共同带来了精准医疗新兴产业发展契机。随着精准医疗进入各国战略和顶层设计，我们有理由相信精准医疗的"重中之重"是肿瘤精准治疗，精准医疗正在成为解决如肿瘤这样疑难杂症的有效方法。

思路迪成立之初一直关注肿瘤，是国内最早从事精准医疗的企业，这在国内乃至国际上都属于最领先的医疗理念。2011 年开始，思路迪投入很大的精力在客户市场的培育和资本市场的教育。直到 2014 年，国内政策环境改善，基因测序行业发生了巨大变化，精准医疗迎来了全新的发展机会。由于长期在肿瘤精准医疗临床实践的坚持，越来越多的医生接受了思路迪的理念。至今为止，思路迪与国内100多家三甲医院开展合作，300多名肿瘤医生构成的专家团队为不同人群提供精准医疗服务。

### · 创新成果 ·

1. 新药开发 **创新建立全球最大PCT平台，指导生物标志物驱动的肿瘤药物开发，通过患者分层成倍提高新药开发效率。**肿瘤新药开发采用生物标志物驱动的模式，通过PCT（population cell trial）鉴定生物标志物，精准设计临床试验，开发肿瘤精准靶向新药。公司从成立之初就投入大量人力、物力和财力构建肿瘤精准药物开发平台，目前已经建成了世界上最大规模的肿瘤原代细胞库（超过1 000株肝癌原代细胞，为现有全球肝癌细胞系规模30倍）和最大的肝癌PDX板块（>100个）。这些细胞株和PDX动物模型来源于中国肝癌病人，包含病人肿瘤组织的基因信息，反映了肿瘤患者的肿瘤内和肿瘤间异质性。大通量（数百株）细胞株药物反应测试，使得在临床前在大规模不同个体中评估药物反应和适应证这一之前几乎不可能的步骤变为现实。同时，公司可以在细胞平台的基础上对敏感群体进行高通量测序和肿瘤基因组大数据分析，针对其共同信号通路寻找生物标志物。通过整合临床前标志物开发模型、临床肿瘤药物基因组大数据以及患者治疗随访信息，在后续的临床研究中，由于已经知道药物在肿瘤病人中预期有效率，并有明确的生物标志物找到这些有效病人群体。因而可以预见，以患者基因组大数据出发的逆向思维指导的新药开发，将大大提高成功率，降低开发风险（图4-35）。

传统药物开发模式时间长，失败率高。平均15年，15亿美金才得到一个成功药物。

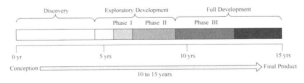

生物标志物驱动的开发模式，以人群细胞试验（population cell trial, PCT）为基础

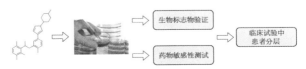

图4-35 生物标志物的驱动成倍提高药物开发效率

**2. 精准预防**　创新合作基因检测、体检与医疗环节，形成商业闭环，与公益、医患、社区、保险深入合作建立生态系统。思路迪子公司宜朗健康作为全国妇联·女性肿瘤预防基金全国唯一的战略合作伙伴，协助承担女性肿瘤预防基金在科普教育、科研项目、预防筛查的推广工作。协助基金完成"十万女性乳腺癌生活风险评估模型调查研究项目"，在全国 40 个省市代表性医院和社区选取十万名乳腺癌患者和健康人群，通过调研问卷收集数据、大样本统计分析，形成中国人特有的乳腺风险相关因素的白皮书指南，指导女性乳腺癌预防。主导科研公益性的"中国乳腺癌 *BRCA1/2* 基因登记项目"，在国内首次以 NGS 技术，基于大样本研究高风险家系中女性 *BRCA1/2* 基因的突变位点和频率，建立中国乳腺癌 *BRCA1/2* 基因图谱数据库，形成最全面、精准的中国女性乳腺癌遗传易感基因风险评估模型，推动预防性筛查在全国的开展，提高女性肿瘤的三级防护。此外，宜朗健康联合国药控股国大复美药业、中国人保、美年大健康、上海市同济医院乳腺肿瘤预防门诊共同布局乳腺癌精准预防大健康产业，形成全国首家跨行业多渠道的战略联盟，打造一个贯穿公益组织、医疗机构、健康管理机构、商业保险机构和终端客户的闭环系统，探索并建立专属中国人的乳腺癌预防健康管理模式，开启全新的乳腺癌精准预防之路（图 4-36）。

**3. 精准诊断**　创新利用肿瘤基因组大数据精准设计靶向治疗方案，探索分子病理学治疗理念。思路迪精准医疗的完整方案包括五个维度的考虑：利用基因组测序和生物信息学分析进行变异鉴定；利用临床信息学开展数据注释；利用临

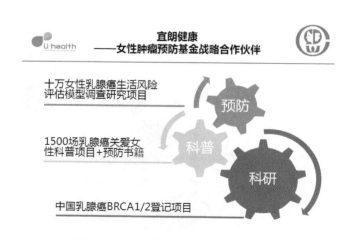

图 4-36　三方联动带动乳腺癌预防的普及

床肿瘤学设计患者治疗方案；最后再综合伦理和病理的信息，建立一个完整的精准治疗方案。思路迪倡导以患者为中心的肿瘤疾病全程管理模式。针对每个服务的癌症患者，使用其肿瘤组织样本进行下一代测序，鉴定在对应类型的肿瘤发生过程中起关键作用的驱动基因在这位患者的组织中突变的情况，包括其突变位点、拷贝数、融合基因等。针对基因突变情况，利用庞大的药物数据库和基因组大数据的关联，搜寻 FDA 已批准的靶向此基因本身或此基因的分子信号通路的药物，甚至包括正在临床试验进程中的药物，为主治医生做出用药设计的建议。医生根据患者的实际状况，结合并发症风险等一系列经验判断，为每位服务患者设计出在当前情况下，最适合患者的药物治疗方案（图 4-37）。

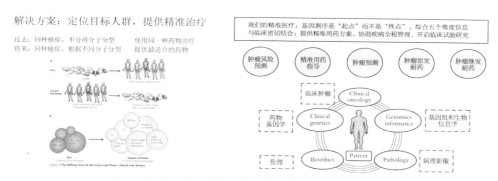

图 4-37　五大维度的信息驱动肿瘤精准医疗全程管理

### · 推广性：解决国家重大疾病负担，推动癌症防治战略实现 ·

精准医疗的产生是时代的必然，是"观念上想做，技术上可做，实践中能做"的结合点。随着精准医疗的科学观念逐渐为专家和大众接受认可，越来越多的肿瘤患者、临床医生、新药开发厂商都想尝试精准治疗。另一方面，生命科学、基因组学和临床医学的发展，尤其是二代测序技术进步带来测序成本的平民化，为精准治疗的发展奠定科学基础。作为一种全新的医学理念，政策法规的逐渐完善也为精准医疗广泛应用于临床实践铺平道路。

建立在基因测序基础上的遗传信息解读、恶性肿瘤、罕见遗传病、多基因共作用复杂病种的预防与治疗，推广到全部肿瘤类型和全部需要精准医疗的疾病，可望带动相关行业形成千亿级市场。精准医疗行业不仅具备巨大的商业前景，精准医疗的推广还具有重要的社会意义。

1. 精准治疗瞄准肿瘤未满足的临床需求，解决我国日益突出的肿瘤负担 思路迪采用二代测序技术检测肿瘤基因组，通过分析点突变、插入、缺失、拷贝数变异、融合基因等基因突变形式，从中鉴定出驱动基因，再结合庞大的药物基因组数据库分析，搜寻靶向此基因本身或分子信号通路的药物，为肿瘤患者设计出用药方案，提高用药的精准性，降低错误用药、过度用药、不当用药带来的社会、医疗和经济负担。这也是思路迪的愿景，用科技变革医疗现状，用精准医疗满足临床需求。

2. 精准预防率先构建肿瘤预防体系，推进癌症防治国家战略目标的实现 思路迪子公司宜朗健康作为全国妇联·女性肿瘤预防基金制定的战略合作伙伴，共同制定了中国肿瘤预防体系，还将通过在全国代表性城市与医院合作成立预防门诊，将预防体系落地，共同完成风险分层、科普患教、精准体检、预警跟踪的系统肿瘤预防工作。肿瘤预防体系的建立将对指导癌症综合防治发挥重要作用，有望改变中国肿瘤预防现状，促进肿瘤的早发现、早诊断、早治疗的二级预防目标的实现，最大程度降低恶性肿瘤伤害，为最终实现中国癌症防治行动计划贡献智慧和力量。

3. 精准肿瘤药物研发瞄准"中国特色的肿瘤"肝癌，为保障国人的健康做出努力 我国癌症发病率接近世界水平，但病死率远高于世界水平。这首先有人种和癌谱等客观原因。欧美白种人最常见的是前列腺癌和乳腺癌等生存率超过 80% 以上的癌症，而我们国家常见的是肺癌、肝癌、消化道癌症这些生存率不到 30% 的癌症。

肝癌是中国临床上最常见的恶性肿瘤之一，恶性程度高，病情发展快，病死率居肿瘤第二位，世界一半以上的肝癌患者发生在中国。东西方肝癌存在着高度异质性，在病因学、分期、临床表现等方面都存在有显著的差异，我国肝癌病人生存期短、预后差，非常有必要去针对中国肝癌患者群专门研发精准药物，提高治疗有效率，降低不当治疗带来的医疗经济负担。从目前全球药物研发状况来看，肝癌药物明显少于乳腺癌和肺癌等，全球仅有一款肝癌靶向药物获批，且有效率不足 10%。因此，可以说肝癌是一种具有"中国特色的肿瘤"。思路迪基于"聚焦肿瘤，敢于创新，患者为先"的创业理念，从中国最常见的恶性肿瘤之一肝癌入手，已建成全球最大的肝癌原代细胞库，支撑生物标志物驱动的肝癌精准药物开发，预计未来将有大于 20 万的肝癌患者受益。

## · 战略规划：积累临床大数据，变革肿瘤医疗现状 ·

肿瘤领域存在巨大的未被满足的临床需求，肿瘤精准医疗具有千亿以上的市场前景。由于肿瘤的发生是一个渐进的过程，潜伏期可以长达 20~30 年，因此在肿瘤发生发展的每个阶段都能产生独立的商业模式，比如精准预防、精准诊断和精准用药指导。任何一种模式中，基因组大数据都是重要的决策中心。同时，大数据的挖掘将使得中国这样一个拥有大量疾病资源的国家有机会成为肿瘤精准医疗的金矿所在，中国巨大的疾病资源负担将成为宝贵的医疗研究开发资源，并进而促进开发出更好的药物和制定出更好的精准治疗方案，从而使得中国在精准医疗领域有可能弯道超车，帮助中国从肿瘤大国变成肿瘤精准医疗强国。

将基因测序得到的肿瘤基因组信息转化为临床决策，需要克服数据分析的多重挑战，思路迪将继续保持肿瘤精准预防、精准治疗和精准药物开发三位一体的业务模式，通过精准预防、精准诊断和用药指导中不断积累临床大数据，进行数据挖掘从而构建中国人独特的基因图谱，大力加强我们的基因组解读能力。

# 案例 12　2015 奇璞加速器对接项目

## 芯超生物银行：做生物领域的"阿里巴巴"

自 2003 年创立以来，上海芯超生物科技有限公司（以下简称"上海芯超"）承担了国家和地方政府多项生物样本库与组织芯片重大、重点项目，2013 年牵头承担了"十二五"国家科技（肝癌）重大专项，获得多项发明专利、企业标准，科技进步一、二等奖和国家与上海重点新产品等荣誉，成为上海知名的高新技术企业。

上海芯超建立了以肿瘤为主、大规模、标准化的 40 多万份样本的生物样本资源库，广为我国研究者应用，并成为全国各大医院参观、学习、培训基地，建立了第三方存储中心与质控中心，打造中国一流的生物银行。同时，上海芯超创办了生物样本库研究院，探讨样本科学、转化医学与精准医学，连续当选为中国医药生物技术协会组织生物样本库分会主任委员单位，制定了中国生物医药技术生物样本库的行业标准。其牵头组建国家生物样本标准化委员会，堪称我国生物样本库标准化建设与应用领域的领跑者。

2009 年美国 Times 杂志将生物银行建设列为将来改变世界的十大规划之一。生物银行在当今基础、临床与转化医学研究各环节都发挥着至关重要的作用，近几年来受到各国政府、大学、研究院所、医院与产业界的高度关注与快速推进。

由于缺乏统一的标准与培训，缺乏一支训练有素的专业队伍，我国样本库存在着诸多弊端。许多样本库存在着低层次重复建设、资源浪费、管理混乱等问题，产生了较多的"垃圾库"。同时由于缺乏有效的共享应用机制，产生大量"死库"，第三方生物样本储存中心（集约化生物银行）迫在眉睫、应运而生。

上海芯超于 2014 年起投入打造了国内首个一流标配、一流标准、一流管理、全自动化、高度安全与信息化的第三方生物样本储存中心（集约化生物银行）。保证客户的珍贵样本在上海芯超："存"得放心、"取"得自在、"用"得方便、"花"得最少。

## · 公司介绍 ·

芯超生物银行将开创性颠覆传统建设生物样本库的投资经营模式，率先建成集约化第三方样本存储中心，打造一个覆盖全国的医疗大样本平台，研发第三方良好存储规范 TPGSP，以整合海量人类生物样本资源为业务核心。芯超生物银行发挥国家中心的技术力量及研发能力，不断探索并提升生物银行经营模式和业务能力。

上海芯超自 2003 年成立以来，连续当选为中国医药生物技术协会生物样本库分会主任委员单位，制定了中国生物医药技术组织生物样本库的行业标准；并牵头组建国家生物样本标准化委员会，堪称我国生物样本库标准化建设与应用领域的领跑者。创始人郜恒俊是中国医药生物技术协会生物样本库分会主任委员、中国医药城生物样本库与转化医学研究院院长。

芯超生物银行基于客户的生物样本采集、处理、存储、管理、分发，应用所涉及的全部业务，综合考虑疾病研究、新药研发、个体化健康管理等目的，通过先进的生物样本技术，最终达到为客户提供生物样本全生命周期管理的目的；同时，芯超生物银行结合国家战略，运用前瞻性挖掘生物样本价值、大数据以及有利于人类健康和经济指标等手段，向客户推荐所需的科研及健康周边产品和服务，出具相应的行业和专业报告等（图 4-38）。

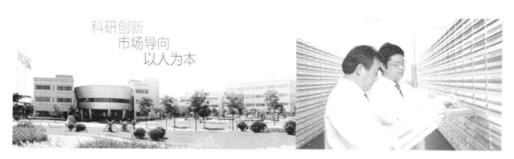

图 4-38　芯超生物银行

· **项目创新点** ·

1.制定并实践全国生物样本库建设的行业标准　芯超生物牵头成立了中国医药生物技术协会组织生物样本库分会，此外芯超生物已经与 ISBER 达成重大合作，双方前期已经翻译并修订多版符合中国国情的生物样本库最佳实践（BEST PRACTICE）。为了推广生物样本库标准化建设，芯超编写了中国生物样本库建立的指南，制定了生物样本库建设的行业标准，为我国数百家医院提供了生物样本库建设的培训，为全国数十家医院提供了质量控制。

2.最早涉足生物样本行业，布局整个产业上下游资源　芯超生物过去已经为国内近千家大学、医院、研究院所提供生物组织芯片产品与技术服务；并与礼来、默沙东、罗氏、诺华、葛兰素史克等一些世界级药物研发中心以及美国、欧洲、日本诸多大学研究单位和抗体公司建立了良好的合作关系，并成为其组织芯片产品和服务的重要提供商，芯超生物是国内最早涉足生物样本行业的企业，与样本相关业务已潜心经营多年，形成巨大先发优势。

3.国内最具样本库行业经验的专业团队　芯超生物银行团队为国内最具样本库行业经验的队伍，团队由产品、市场和技术三大主要支撑，团队成员均对大样本有深刻理解，熟悉业务开发，众志成城，必能领导行业取得生物银行领域的巨大成功。

4.利用移动医疗互联网的商业模式打造中国最具规模的虚拟样本库　商业模式上，芯超生物将利用自身优势，继续打造核心优势，建立覆盖全国的经营网点，打造中国最具规模的虚拟样本库，同时利用互联网技术和移动互联网开发新的业务模型，直接服务转化医学、个体化医疗、精准医疗等多个领域。

5.多样化的产品和服务

（1）针对医院：芯超生物银行将在第一阶段重点同 100 多家三甲医院客户建立独家合作伙伴关系，快速布局三甲单位医疗资源。考虑到客户科研能力、样本库建设现状、需求类型等条件，分别采用投放式、捆绑式、补贴式方法向医院直接打包输出目前已经整合的下游产品资源，如：液氮存储设备、深低温冰箱、自动化仪器、软件、耗材等产品，旨在输出生物银行建设整体解决方案，通过合作伙伴计划夯实大样本平台基础。

主要合作方式：存储软硬件设备投放协议、大客户交钥匙样本库工程、全面合作伙伴计划协议。

（2）针对药厂：芯超生物银行将重点通过 CLIA 认证，直接为国际知名药厂存储临床 I、II、III、IV 期用样本。

（3）针对体检：采用健康管理产品概念，设计多种服务套餐为高端人群直接提供生物银行存储服务，设置大客户部对高端客户直接提供一对一服务。

（4）针对病患和健康人：芯超生物银行将在第二阶段开发 web service 平台，采用 B2C 方式直接服务样本存储需求人群。

· **创新成果** ·

1. 不断完善的上海芯超生物银行建设和使用的标准规范 最佳实践包括伦理审查规范、样本采集（人）标准规范、质量控制规范、样本前处理（人）标准规范、样本采集（微生物）标准规范、样本前处理（微生物）标准规范、样本的包装与运输标准规范、样本的制备标准规范、样本储存标准规范、安全管理规范等（图 4-39）。

2. 芯超生物银行联盟 芯超生物银行致力于同国内外生物科学、技术相关

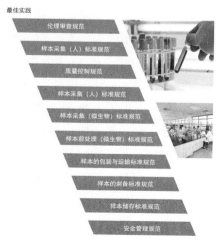

图 4-39 芯超生物银行建设和使用的标准规范

领域的机构开展合作，广泛的生物资源网络联盟为生物资源信息共享、科研、技术、人才交流提供平台，共享国际化生物银行理念，并促进多方合作，提高样本资源的有效合理使用。

目前已有超过 100 多家国内外医疗机构及科研院所同芯超生物银行建立合作关系（图 4-40）。

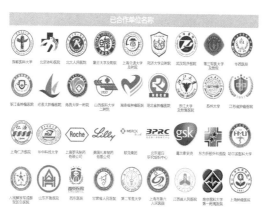

图 4-40　上海芯超已合作单位名称

3. 完善的在线生物样本管理系统　芯超生物银行拥有完善的在线生物样本管理系统，对生物样本的存取有一套标准、高效、安全的操作流程，客户可以足不出户地在自己的电脑上通过芯超生物银行在线生物样本管理系统实时查询自己的样本，并在线通知芯超生物银行工作人员预约取样本，为客户真正做到了生物样本的"取"得自在（图 4-41）。

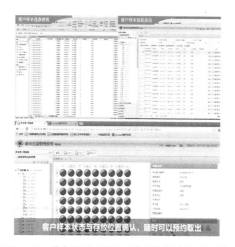

图 4-41　芯超生物银行在线生物样本管理系统

4. 打造全国最大的虚拟样本库 机构为客户提供在线搜索、查询平台。公司拥有全国最大的虚拟样本库，未来将通过统一入口，实现一站服务（图 4-42）。

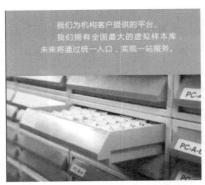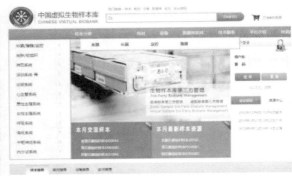

图 4-42 芯超生物银行虚拟样本库

5. 集约化的样本储存设施 芯超生物银行为科研、医药、临床等工作者提供最为集约化的存储空间，配套第三方技术服务，并根据研究的需要提供并执行全面的解决方案。遍布全国的生物银行分行存储空间预计可达 1 000 000 $m^2$，2016 年底将可存储 5 000 万份生物样本。

芯超生物银行使用国际一流标准的样本存储设备，使生物样本可以多层次保存。公司使用国际一流标准的样本信息处理设备、高标准的设备冷链及安全预警系统，以及不断完善的上海芯超生物银行建设和使用的标准规范，来确保客户的样本存储安全无忧。同时，客户随时随地可以通过公司的网站来查询自己的样本实时存储状况，让客户"存"得放心（图 4-43）。

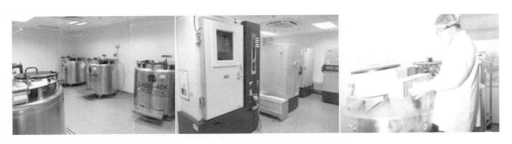

图 4-43 芯超生物银行样本储存设施

6. 专业及个性化的客户服务 我们的专业团队会为客户的生物样本采集提供个性化解决方案（图 4-44）。

**1 生物样本处理服务**

在收到您的样本后，我们能够对您的样本进行下列处理：提取 DNA/RNA。分离血液 / 体液成分，石蜡包埋，上海芯超生物银行引进 Cryoxtract CXT350 仪器可在无需冻融的情况下实施分样及取样，保证珍贵生物样本的合理使用，满足科研人员多次使用的需求。

**2 生物样本存储服务**

在上海芯超生物银行，我们使用世界最先进的全自动低温冰箱 Llconic STT1K5、海尔超低温冰箱、LABS-40K CRYOSCIENCE 大型气相液氮罐、超大型石蜡保存柜、双备份电路系统及精准的温度监控系统与安全报警系统，来确保您的样本存储安全无忧。同时，您随时随地可以通过我们的网站来查询您的样本实时存储状况，让您存得放心。

**3 生物样本质量控制**

上海芯超生物银行有专业的队伍对您的生物样本进行质量评估，确保您的样本能够应用于科研、医疗等使用环境。

**4 生物样本数据贮存**

上海芯超生物银行能够保存样本所相匹配的临床病理信息，让您的样本在科研中更助您一臂之力。

在存生物样本利用及科研匹配。

上海芯超生物银行与中国虚拟生物样本库 www.ebiobank.net 进行合作，在全球范围内提供样本咨询交流共享服务，促进科研交流与合作。

图 4-44　芯超生物银行提供的服务

公司额外为客户提供的服务：用银行系统和安全标准做芯超生物银行的会员卡系统和安保（图 4-45）。

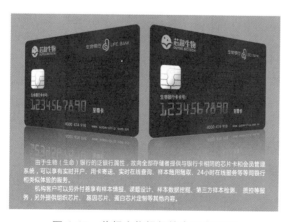

图 4-45　芯超生物银行的会员卡系统

7. 提供个性化生物银行建库整体解决方案　芯超生物银行致力于建立生物银行的标准规范，与联盟伙伴分享建库的流程和方法，共创科研思路，探索样本利用的有效途径，提升国内生物银行的整体水平。同时，芯超生物银行能为科研、医药、临床等工作者提供实验技术服务，并根据研究的需要提供和执行全面的解决方案（图 4-46）。

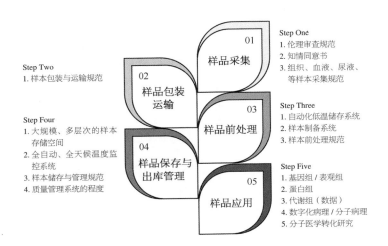

**Step One**
1. 伦理审查规范
2. 知情同意书
3. 组织、血液、尿液、等样本采集规范

**Step Two**
1. 样本包装与运输规范

**Step Three**
1. 自动化低温储存系统
2. 样本制备系统
3. 样本前处理规范

**Step Four**
1. 大规模、多层次的样本存储空间
2. 全自动、全天候温度监控系统
3. 样本储存与管理规范
4. 质量管理系统的程度

**Step Five**
1. 基因组 / 表观组
2. 蛋白组
3. 代谢组（数据）
4. 数字化病理 / 分子病理
5. 分子医学转化研究

01 样品采集
02 样品包装运输
03 样品前处理
04 样品保存与出库管理
05 样品应用

图 4-46　芯超生物银行建库整体解决方案

**· 推广性：解决国家样本资源浪费及转化难的难题，推动重大疾病防治战略实现 ·**

生物样本库是整个精准医疗产业链的源头，生物样本库的数量和质量直接决定了整个转化医学的效率和质量。而国内的生物样本库产业处于刚起步阶段，整个行业存在诸多市场痛点：

1. 医院　样本库建设不规范，样本使用局限性，无 MTA 协议，缺乏样本共享成功模式。

2. 药厂　获取样本难度，样本质量参差不齐，无 CLIA 认证实验室。

3. 体检　体检套餐同质化严重，体检报告缺乏解读和引导，体检样本没有收集，缺乏业务黏性，样本资源浪费。

（1）瞄准市场需求，解决整个生物样本库行业的痛点：芯超生物银行针对医院生物样本库建设不规范的问题，专门打造大样本共享平台、第三方生物银行医院分行、大客户交钥匙样本库工程；并推出授权及全面合作伙伴计划。针对药厂研究难寻大样本资源的难题，芯超生物银行全力实践行业标准以求打造通过 CLIA 认证的样本转化实验室，建设符合 FDA 标准的大样本全程控制体系。此外，芯超生物银行会为体检行业设计多种样本存储服务，如目前市场热点、免疫细胞存储业务，延续体检结果后续服务，开展各种大型人群队列研究，支撑健康人群样本收集。

（2）芯超生物银行的核心竞争力

1）标准资源：芯超生物银行牵头成立了中国医药生物技术协会组织生物样本库分会，制定国内生物样本库行业标准。

2）品牌资源：上海芯超是国内最早涉足生物样本行业的企业，服务千家医院、大学及医药巨头，是科研领域的领跑品牌。

3）专业团队：芯超生物银行是国内最具样本库行业经验的团队，团队成员普遍从业 5 年以上。

4）行业认可：芯超生物银行打造中国最具规模、最多网点的虚拟样本库，受到科研工作者的普遍认可。

## · 未来发展目标和计划 ·

作为专注于大健康，样本大数据领域的平台型企业，芯超生物银行计划第一阶段结合自身优势，整合全国三甲医院样本库及研究资源，搭建大样本 B2B 平台，推广样本伙伴计划，围绕核心战略打造管理和执行团队，引入战略投资 1.4 亿元，至 2016 年底完成布局。2017 年开始，第二阶段以创新研发的 B2C（移动）互联网平台结合医疗物联网周边技术进入个性化样本存储及医疗增值业务，积极参与多个国家政府主导的大样本存储及人群队列研究项目，跨越企业收支平衡阶段，逐渐扩大领先优势，合理增加引入资金规模和经营规模，计划引入资金 10 亿~15 亿元，利用第一阶段合作成果，更为广泛地在国际上成立大样本专家研究中心及国际顶级示范库（联合如英国 UK Biobank、法国 INSERM、美国 UCSF 等世界顶尖样本库研发力量），重点转化基于样本资源的个性化诊疗专利技术，并逐渐形成大规模专利化和产品化。第三阶段进入裂变集团化发展模式，采用创新及差异化竞争策略，收购产业链上下游高关联度企业，多轮驱动，深度推进生命银行科技文化，巩固生物银行为标志的全方位生物旗舰品牌，成为世界级健康医药行业三强企业，做生物领域的"阿里巴巴"，基业长青。

最终，芯超生物银行将推动生物样本从私享走向共享，从科研走向临床，从科学走向产业；深入影响样本产业化模式，进一步影响整个大健康领域上游产业价值；实现样本来源于 C 端，最终回报 C 端的生物银行存储健康理念。

# 案例 13　2015 奇璞加速器对接项目

## 杏树林病历夹：共建哮喘和 COPD 慢性病患者疾病管理

杏树林信息技术（北京）有限公司（以下简称"杏树林"）是 2013 年 4 月全球知名杂志《财富》中国创业大赛冠军，同时也获得 2015 年"首届中国移动 E 疗"创业大赛冠军及最佳医学价值奖，同年 4 月荣获"2015 中国医药互联网船业大赛"冠军，2015 年 Fast Company 全球最具创新力企业 50 强第 25 位，医疗类第 1 名。杏树林创始人兼 CEO 张遇升博士毕业于北京协和医学院和约翰·霍普金斯大学，曾在美国最大的医疗保险集团 WellPoint 任职战略经理。联合创始人刘辰辉博士毕业于北京协和医学院和哈佛大学，曾担任中华医学基金会（CMB）研究员，曾在哈佛大学从事卫生政策的博士后研究工作。2011 年，两位回国创立了杏树林信息技术（北京）有限公司。

在生老病死的过程中，医生扮演着至关重要的角色。他（她）迎接我们的到来，守护我们的成长，抚慰我们的病痛，护送我们离开。医生是一份科学与人文相结合的职业。怀着对生命的敬畏，我们崇敬所有勇于承担、认真实践这份职业的人。医生的工作精细、复杂而且烦琐，每一个步骤，都可能生死攸关。公司愿尽所能，利用互联网技术为医生解决问题、提高效率、增加产出。因为公司深知，只有高效的医生，才能最好地救治病人。杏树林希望为医生创造如同"听诊器"那样的软件工具，帮助医生更有效地工作，帮助病人得到更好的诊治。公司希望促成更加开放、协作、互敬的医患关系，让医生更有力，让患者更安心。

为中国数百万医生服务，为他们提供移动互联网解决方案，帮助他们在对患者的医疗服务和其他日常工作中提高效率、改善质量、增加产出是杏树林的核心思想。"医学文献""医口袋""病历夹"是杏树林旗下开发的三款医学 APPs 产品，杏树林希望通过这三款产品能够为中国医生开发最专业、最贴心的临床移动应用，让行医更轻松。

### · 杏树林介绍 ·

"杏树林"名字的由来：传说三国时董奉大夫医术高明，心地善良，如果遇到穷人分文不取，病愈后只需栽种杏树五株，日复一日，年复一年，杏树蔚然成林，我们期望："人间病者得其医，医者得其敬。春暖花开，杏树成林。"

杏树林成立于2011年4月，注册资本1 000万元人民币，是一家专注于移动互联网医疗应用软件开发的创业公司，总部位于北京。杏树林从成立之初一直专注为医学专业人士开发移动工具，旨在为中国的医务工作者提供基于智能手机和平板电脑的临床信息服务。通过多年的技术投入，目前杏树林旗下的"医学文献""医口袋""病历夹"三款医学APPs产品都曾在苹果应用商店中国区医学热门榜排首位，用户已经覆盖中国25%的临床医生。迄今为止，杏树林已与100多个三甲医院的科室建立合作，近千名专科医生建立患者随访管理体系，纳入了几十万名患者，为不同科室的医生提供了患者随访管理解决方案。公司共获得3轮国内外知名风险投资机构的投资。

杏树林拥有强大的医学团队、经验丰富的IT人员，目前共有员工300余人，其中硕士、博士近百名。首席技术官是由英国约克大学博士、原微软中国研究院工程师、原ThoughtWorks中国移动部门负责人王哲带领（图4-47）。

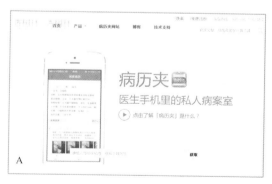
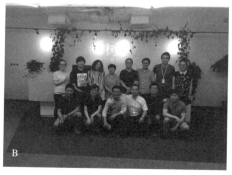

图4-47　杏树林官网（www.xingshulin.com）（A）、杏树林企业事业部（B）

### · 病历夹介绍 ·

杏树林"病历夹"APPs是一款专门为医生开发的实用型软件，旨在帮助医生在紧张的临床工作中，用智能手机快速方便地记录、管理和查找病历资料，为医生建立一个安全存储病历资料的云空间；为医生实现基于病历的患者随访管理服务，科研数据的持续收集；为医生实现同行之间的病历交流、分享。"病历夹"是目前中国第一个被用于开展临床随访研究的移动医疗 APPs，研究结果已发表于《中华临床医学杂志》。

病历夹 APPs 于 2013 年 4 月上线，迄今为止已突破 30 万下载量，活跃医生用户达到 15 万人。两年时间已更新迭代了 56 次，收到 7 000 多名医生的反馈，累计病历数超过 160 万例。1 万名医生使用病历夹随访功能移动管理了近 40 万患者（图 4-48、4-49）。

病历夹的核心功能简介：

1. 快速收集病历资料

快速收集：随时手机拍照，立即生成一个独立的患者病历。

OCR 识别：手机拍照，OCR 识别成可编辑和检索的文字。

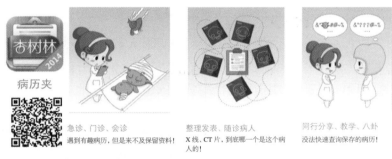

图 4-48　病历夹 APP 集电子病历收集、同行分享、患者管理等功能于一身

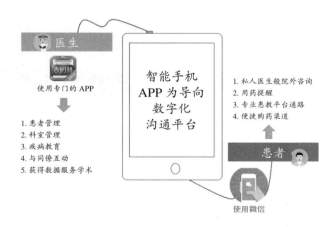

图 4-49　医生通过病历夹与患者的微信相连，工作与生活相分离，轻松实现患者管理

语音转文字：语音记录自动转成文字，50万医学专业词汇。

积累病历，积累患者。

记录在手机病历夹，随时随地查阅。

2. 方便讨论分享病历

加好友，建群功能。

分享、讨论：将病历发给指定的医生好友或医生群，大家可以一起讨论。

科室公用账号，收集全部患者，统一进行管理，科室主任方便指导每一个患者的治疗方式。

3. 轻松管理随访患者

用病历夹链接患者微信，简单方便地联系起来，保护医生个人隐私。

量身定制个性化随访量表。

通过病历夹随访，患者轻松填写信息，省时省力，配合度好。

给患者定时自动发送患教文章、复查提醒。

定制免费纸质名片，积累口碑，树立医生个人品牌。

4. 收集电脑同步协作

电脑手机实时相互同步。

手机收集，电脑编辑，手机随时随地查阅。

5. 国际认证保护隐私　HIPPA（Health Insurance Portability and Accountability Act）。

## · 项目背景——我国哮喘及慢性阻塞性肺疾病发病率逐年升高，亟待重视 ·

现有资料表明，2004年实施的全球疾病负担研究显示，每年约300万人死于慢性阻塞性肺疾病（简称COPD），其中180万死亡病例出现于中等收入国家。依据中国卫计委公布的数据，COPD在城市地区人口死因中位列第四，在农村地区则位列第三。COPD死亡率自1990年以来已出现下降趋势，但过去10年间COPD住院率仍不断攀升。另据现有资料表明，1990—2000年，中国内地哮喘疾病发病率从0.91%上升到1.97%，流行病学调查结果显示，北京哮喘总患病率1.02%，而2002年这一数字是0.47%。之后，CARE研究显示的数据同样不容乐观，2002—2011年北京、上海哮喘的发病率仍然上升了一倍多。随着中国社会经济的发展，生活水平的提高，家庭装修、食品添加剂、家养宠物等过敏原越来越多，必然导致哮喘的发病率越来越高，欧美国家目前哮喘发病率在18%左右，而中国目前仅为2%~3%，部分地区超过4%，可以预见，随着经济的迅速腾飞，哮喘疾病和COPD的发病率在中国仍然将在很长一段时间内保持上升态势。现有的诊断和治疗近十年来虽然取得了长足的进步，在某种程度上仍不能很好满足患者的治疗需求。在疾病认知、诊断水平、规范化治疗、患者随访管理、医学教育、临床研究、学科发展等方面存在不少问题，同先进国家比仍然有很大差距。

1.我国哮喘及COPD发病率逐年升高，严重影响人民生活质量 在中国，哮喘及COPD治疗花费极高。单例哮喘（COPD）患者的治疗总花费约占平均家庭总收入的40%。其治疗费用与疾病严重度具有很强的相关性，并且住院治疗支出在总费用中占较高比例，哮喘及COPD对人们生命和生活质量影响巨大，并且对患者家庭也是一大沉重的经济负担。

2.我国对哮喘及COPD患者的筛查、诊治及随访规范有待进一步提高 对哮喘及COPD患者的筛查、诊治及随访等规范化需要我国呼吸学界各位专家的通力合作。制定哮喘及COPD规范化诊治指南，并通过规范化中心建设、医生规范化诊治教育、患者教育推广等方法，规范中国哮喘及COPD的规范化诊治，提高哮喘及COPD的诊断率、治疗率，最终提高患者的生活质量（图4-50）。

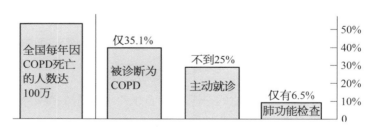

图 4-50　全国 COPD 患者诊断率和就诊情况

### · 哮喘慢性病患者随访管理 ·

1. 项目概述

通过"病历夹"为目标科室提供更高效收集病例，更有效管理患者，更轻松获得患者治疗反馈，建立以病历夹APPs为核心的病例收集、患者随访的移动互联网平台（图4-51）。

医生
患者
线上：病历夹
线下：专业团队
病例收集
随访推送
运营服务
数据服务
杏树林
2014
病历夹
√以病历夹为核心的信息管理系统
√以医生-患者互动为中心的运营服务
√以临床实践为核心的数据服务

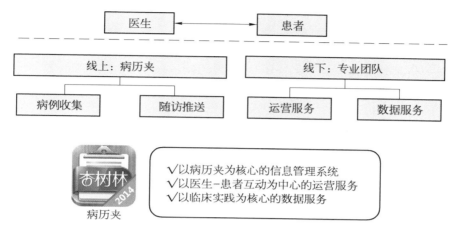

图4-51 哮喘慢性病患者随访管理项目整体框架

（1）标准化服务：使用定制化随访方案，在系统中自动设置内容（包括提醒、患者教育、患者反馈量表等）。

（2）个性化服务：用人工服务，对患者进行诊后随访（例如解答患者个性化医疗问题等）。

2. 哮喘和COPD慢性病患者随访管理项目实现目标

（1）专家积极参与，科室患者持续入组。

（2）哮喘患者持续随访，数据持续获得。

（3）企业积极参与，提供系统服务。

3. 项目实施流程　见图4-52。

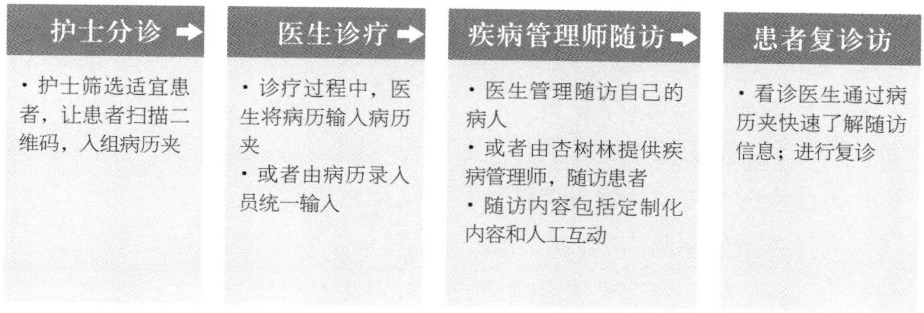

护士分诊
· 护士筛选适宜患者，让患者扫描二维码，入组病历夹
医生诊疗
· 诊疗过程中，医生将病历输入病历夹
· 或者由病历录入员统一输入
疾病管理师随访
· 医生管理随访自己的病人
· 或者由杏树林提供疾病管理师，随访患者
· 随访内容包括定制化内容和人工互动
患者复诊访
· 看诊医生通过病历夹快速了解随访信息；进行复诊

图4-52 项目具体实施流程

4. 项目试点覆盖医院　见表4-5、图4-53。

表4-5　项目试点覆盖医院

| 序列 | 医院名称 | 科室主任 | 项目沟通时间 |
|---|---|---|---|
| 1 | 上海交通大学医学院附属瑞金医院 | 时国朝、周敏 | 2015-07-16 |
| 2 | 同济大学附属上海市肺科医院 | 李惠萍副院长 | 2015-07-20 |
| 3 | 复旦大学附属中山医院 | 金美玲 | 2015-08-03 |
| 4 | 北京大学第一医院 | 迟春花 | 2015-07-22 |

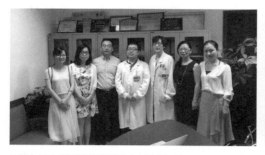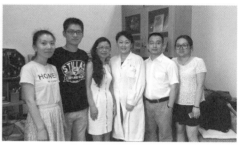

上海交通大学医学院附属瑞金医院时国朝主任和周敏教授　同济大学附属上海市肺科医院副院长李惠萍教授

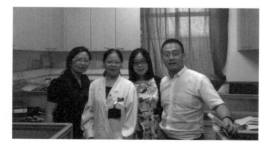

复旦大学附属中山医院哮喘知名专家金美玲教授

图4-53　目前已经开始试点的医院

5. 目前项目推进情况

（1）为三个医院的医生完成病历夹的使用培训。

（2）为试点医生完成哮喘患者随访量表以及患教方案。

（3）为试点医生完成病历夹病历录入表单。

（4）为试点医生完成近千例老病历的导入。

（5）为试点医生匹配了各自的二维码。

6. 项目效果预估：

（1）到年底，三家医院的试点医生将通过病历夹对近 3 千名哮喘患者进行规律性随访和高效的患者教育。

（2）如果明年和阿斯利康在全国红围巾项目的 1 200 家医院铺开，将有近万名呼吸医生通过病历夹开展哮喘患者的长期管理和患者健康教育，预计覆盖近千万哮喘患者。

# 案例 14　2015 奇璞加速器对接项目

## 医联纵横心血管医生集团科室共建试点项目

心血管医生集团由北京医联纵横科技有限公司（以下简称"医联纵横"）于 2015 年初发起。正因为秉承"优质医疗资源下沉，提升基层医疗水平，扩大医生服务半径，降低患者就医成本"的分级诊疗发展理念，筹备之初即受到各级医院及合作机构的广泛认可。并在 2015 年 4 月完成了全国重点心血管医院科室的合作。初期以专家助手的形式为广大患者及基层医疗机构提供服务优化。并在 2015 年 5 月有幸通过奇璞加速器项目的招募评选，获得奇璞加速器项目对接资格，指导对接的商业领袖为泰格医药董事长叶小平先生，对接项目为迪安诊断。

医联纵横创始人李昊先生是一位资深的互联网运营人，曾参与过多家医健相关网站的创办，对医患双方及产品体验均有着深刻的认知。在 2014 年初即开始与创始团队在行业内进行多方调研讨论，并最终于 2015 年正式发起本项目，团队成员均具备资深的传统渠道整合背景、重点心血管专科医院管理背景及心血管领域学科带头人背景。

医联纵横坚持"合作共赢、紧密帮扶"的原则，通过优质资源整合，面向全国县级医院开展科室共建活动。一方面凭借医联纵横专家资源为县级医院提供医院管理、人才培养、临床诊疗、设备采购、信息化建设、远程医疗（心电、影像）、双向转诊方面的支持。另一方面整合了众多的器械企业，为县级医院搭建以基层医院为主体的基层心电监测站网络，并通过远程系统为基层医院提供在线心电诊断，实现"下级监测、上级诊断"的分级诊疗体系。

各方在整个医疗活动环节获得价值的深度挖掘。而患者在整个流程中除了获得高效、高质量的医疗服务外，也降低了成本支出（尤其是冗余的医疗外成本），改善了健康意识及习惯（图4-54）。

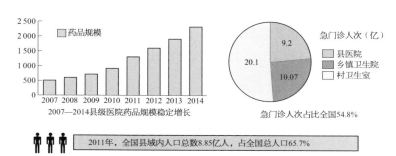

图 4-54　以县级医院为代表的县域医院有很大发展空间

以这个战略构架为指导，公司在7月即完成多家心电设备企业的战略合作；8月已与近20省市达成战略合作备忘；10月与中国民族医药协会村医分会达成委托授权及战略合作协议，同期河北、河南试点正在有条不紊地开展实施，并与北京医师协会专家组达成深度合作意向，双方意向在全国开展科室共建试点医院项目。

中国心血管病防治形势非常严峻，患病率及死亡率总体呈持续上升趋势。根据全国心血管报告显示，目前全国心血管病患者2.9亿，其中高血压患者2.7亿，卒中患者至少700万，心肌梗死患者250万，心力衰竭患者450万，肺心病患者500万，风湿性心脏病患者250万，先天性心脏病患者200万。每5个成人中有1名患心血管病，每5例死亡病例中就有2例心血管病患者。心血管病死亡占城乡居民总死亡原因的首位，农村为44.8%，城市为41.9%，伴随人口老龄化及城镇化进程的加速，今后10年心血管病患病人数仍将快速增长。加之心脑血管病住院总费用和次均费用逐年上升。所以，心血管病负担日渐加重，已成为重大的公共卫生问题，防治心血管病刻不容缓。

医联纵横此举正是从教育、筛查、诊疗到康复打造完整的心血管病防治体系，具体合作内容如下：

（1）公司协助试点医院完成管理方面的工作，尤其在行政管理、后勤管理、医疗质量和医疗安全的管理上大力合作，提升试点医院管理水平。

（2）公司协助试点医院完成人才队伍培养方面的工作，应试点医院邀请选派专家到试点医院进行短期的、不定期的业务指导和业务讲课培训，协助安排三甲医院接收试点医院医务人员进修，提升试点医院医疗技术水平。

（3）试点医院在加强临床专科（心血管科室）建设中，公司为试点医院解决设备、耗材以及其他相关配套产品。

（4）公司协助试点医院开展临床诊疗服务，双方协商确定派驻心血管专家的数量和时间，统筹安排专家工作。在试点医院进行疑难病症的会诊、查房、手术等。在确保工作的持续性和稳定性的前提下，专家人员可定期分批轮换。

（5）公司负责试点医院信息化工程建设，包括但不限于建立区域性医疗卫生信息平台，实现电子健康档案和电子病历的连续记录以及不同级别、不同类别医疗机构之间的信息共享，确保转诊信息通畅。

（6）公司提供远程影像诊断服务协助试点医院提升综合服务水平，协助试点医院在基层建立心电监测站开展远程心电图诊断服务项目，并提供所需硬件产品及配套设施和相关配套平台系统。

（7）公司免费投放设备（首期以心电、血压为主）到基层医院，由基层医院将所有病历上传到试点医院，由试点医院诊断回传报告。

项目很大程度解决国家重大疾病负担，且能够有效推动大病分级诊疗、远程医疗战略实现。同时提升县级公立医院心血管科室综合服务能力。建立区域性医疗卫生信息平台，实现电子健康档案和电子病历的连续记录以及不同级别、不同类别医疗机构之间的信息共享，确保转诊信息通畅。提升远程医疗服务能力，利用信息化手段促进医疗资源纵向流动，提高优质医疗资源可及性和医疗服务整体效率，协调优质医疗资源向基层医疗机构提供远程影像诊断和远程心电图诊断，做到"基层检查、上级诊断"的有效模式。促进跨地域、跨机构就诊信息共享。发展基于互联网的医疗卫生服务，充分发挥互联网、大数据等信息技术手段在分级诊疗中的作用（图 4-55）。

**有助于推动落实《国务院办公厅关于推进分级诊疗制度建设的指导意见》**
- 有效明确各类医疗机构诊疗服务功能定位
- 加快推动基层卫生人才队伍在疾病预防、慢病监测、急救处理、医疗救援、患者体验等多方面建设
- 提升县级公立医院的综合服务能力，发挥县级医院作为分级诊疗中上下衔接的关键纽带作用
- 吸引本地更多医疗资源加入，推动新型医健产业蓬勃发展
- 夯实本地医疗卫生信息化建设，并为快速发展提供强劲推力

**有助于推动落实《国家卫生计生委关于推进医疗机构远程医疗服务的意见》**
- 协助区域医疗机构搭建基于区域人口健康的信息平台，推动落实远程医疗服务体系建设，通过多方协作统筹协调，推动远程医疗服务发展
- 通过项目合作不仅可以明确多方服务内容（包括远程医学影像诊断、远程监护、远程会诊、远程门诊、远程病例讨论等项目），并且能够通过精准化数字医疗手段以及 IT 安全技术确保远程医疗服务质量安全
- 通过项目合作可以使区域医疗机构更便捷地实现设备及系统的检测、登记、维护、改造、升级等工作，获得更专业的数据存储、数据安全服务，同时还可为区域医疗机构收集、梳理、简化服务流程，实现远程医疗服务优质高效

图 4-55　项目推动落实政策

现科室共建项目正诚邀更广泛的合作伙伴共同参与，合作共赢，紧密帮扶。

# 案例 15　2015 奇璞路演项目

## 创新诊疗服务流程，提升患者就医体验——昆明市儿童医院

### · 医院概况 ·

昆明市儿童医院前身是 1920 年英国教会（中华圣公会）创办的"惠滇医院"；1950 年，由昆明市人民政府接管，改名为"昆明陆军医院妇产分院"；1958 年改建为昆明市儿童医院。医院目前是云南省唯一一所集急救、医疗、教学、科研、康复、保健、预防为一体的大型儿童综合性"三甲"专科医院。

医院分前兴和书林两个院区，总占地面积 126 亩，业务用房面积 12 万平方米，实际开放床位 1 100 张，年门急诊量 140 万人次，年住院量 5.1 万人次。现有在职职工 1 611 人。其中：博士研究生 7 人，硕士研究生 145 人；正高级职称 62 人，副高级职称 93 人，中级职称 285 人；省级医学学科带头人 2 名，市级学术技术带头人及后备人选 4 名，昆明市临床医学知名专家培养人选 6 名，局级学科带头人培养人选 2 名，局级学科带头人后备人选 27 名。

医院是昆明医科大学附属儿童医院，承担着昆明医科大学"儿科学"临床教学工作；是昆明医科大学、大理大学的儿科学硕士培养基地，有硕士生导师 14 人，在培硕士研究生 45 名；是昆明学院、云南省医学高等专科学校、楚雄医药高等专科学校的教学医院。

医院是国家住院医师规范化培训儿科专业基地、小儿外科专业基地；国家住院医师规范化培训麻醉专业基地合作单位，中华医学会麻醉学分会小儿麻醉培训基地；云南省儿童重症专科护士培训基地；联合国儿童基金会确定的全国 13 个儿童急救培训中心之一。

医院建有云南省儿科研究所、云南省新生儿疾病研究中心、昆明市博士后工作扶持站、昆明市儿童听力障碍综合防治研究科技创新团队、昆明市儿童感染与免疫重点实验室；是昆明市儿科医疗质量控制中心，拥有 12 个昆明市医疗技术中心。

医院精神文明建设成效显著，是昆明市文明单位、昆明市平安建设先进单位，曾获得多项省、市、区先进集体荣誉称号，在 2014 年度群众评议市直机关行业作风评议工作中，位列市直属医院前茅。医院党委荣获国务院国资委"中央先进基层党组织"、华润集团"先进基层党组织"等荣誉称号。

## · 创新动力 ·

2012 年 10 月，前兴院区开业后，医院业务用地从原先的 1.8 万平方米扩张到 12 万平方米。随着规模的扩大，医院迎来了前所未有的发展机遇，同时也面临着巨大的挑战。第一，医院的面积迅速增加，员工及患者的院内动线路程增加，设计合理的诊疗流程显得尤为重要。第二，随着新院区开诊，病人数量大幅增加，患者对医疗服务的期望值也日益增加，怎样满足患者的诊疗需求，怎样改善患者的就医体验，如何保障患者安全，是对医院管理智慧的挑战。第三，随着医院规模的扩大，医院员工数量快速增加，怎样保证标准化、同质化的医疗服务，如何整体提高员工服务意识成为医院面对的又一个现实问题。

面对历史性的发展机遇，医院确定了自己的愿景：将医院建成一所具有国际视野的大型现代化儿童医学中心医院。并从战略、文化、组织等方面，全面保障医院"四化加一化"的运营管理模式，即信息化、精益化、酒店化、流程化和科研化。以学科建设、科研领先、运营高效、合理布局规模、服务优异作为战略支柱，在人才、设施、品牌、合作、文化建设方面提供有力的组织保障。确定以全面质量管理为目标，以学科建设、质量安全和提升服务为工作重点。

面对挑战，医院管理者开始反思传统医疗服务模式存在的问题，开始思考怎样进行创新……

在传统的医疗服务模式中，医院最大的投入往往集中于医疗技术的发展、人力资源的配备、医院规模的大小以及硬件设施的配置等方面，且大部分精力用于应对繁重的临床医疗任务。而对于如何改善医院的就诊环境、提升员工的服务意识、基于患者角度的就诊流程设计和人文关怀等问题，则往往处于"金字塔"的顶端，疏于问津。因此，在保障医疗质量与安全，发展医院规模、硬件设施的基础上，医院迫切需要创新服务理念与模式，简化就医环节、优化诊疗流程、改善就医环境、加强人文关怀、提升患者满意度，真正体现"一切以患儿为中心"的核心理念（图 4-56）。

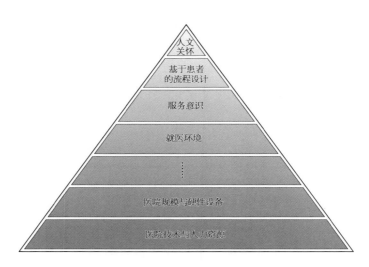

图 4-56 传统医疗服务模式的"金字塔"

· **创新点归纳** ·

1. 创新保障

（1）转变服务理念，建立以病人为中心的服务体系。

突破传统的服务理念，强调提升全院整体的服务意识，建立以病人为中心的服务体系。即临床、医技部门服务于体系最中心的病人，医技部门同时服务于临床部门，后勤部门全面服务于病人和临床、医技部门；行政后勤部门为医院运营提供最全面的支持和服务（图 4-57）。

（2）提升管理能力。

全院管理干部积极学习并运用各种管理工具，如 PDCA、5S、6 西格玛、RCA、FMEA 等，逐步实现科学管理、规范管理。引入先进的管理学习方法，开展"行动学习"，推行"精益管理"，通过项目实施，加强团队协作，提升个人与组织的管理能力，解决医院及各部门中存在的管理难题。

（3）建立完善的医院信息系统，为创新服务提供强大的支持平台。

1）建立以患者信息为核心的第三代医院系统，全面整合 HIS 系统、CIS 系统、CAS 系统和其他支持服务，同时考虑到以医疗人员为对象的需求，

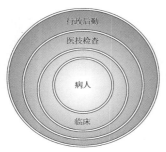

图 4-57 以病人为中心的服务体系

自主创新个性化业务模块，形成标准化组件，使信息化技术覆盖医院所有业务模块，医疗信息全程快速流通。随着启用数字签名认证，病人就诊过程中的各种数据在不同系统中传递，达到数据共享，患者结算和管理完全电子化，基本实现诊疗过程"无纸化"，减少医护人员重复工作，保证信息安全，为医院创新变革诊疗服务模式提供必要的条件。

2）在完善医疗信息系统基础上，医院再引进 HRP 管理系统，优化后台信息系统业务，完善医院信息化的空缺，人、财、物全面信息化管理。至此，医院基本形成一套完善的医院信息系统，各模块无缝衔接，各司其职，已成为一套可复制的医院信息化系统（图 4-58）。

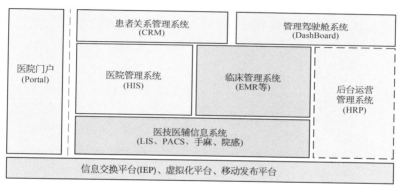

图 4-58　数字化医院整体应用框架

2. 创新行动　我们借鉴"追踪调查法"的理念，以患者在院内的流动路径为线索，以患者在每一环节的体验为评估标准，从时间、路程、需求及环境等多方面入手，优化每一个诊疗环节。

（1）开放多渠道预约诊疗：由门诊部全面协调医院门诊预约诊疗工作，开通现场预约、电话预约、网络预约、微信预约、诊间预约等多种预约方式；初诊和复诊均可预约；预约范围涵盖专家门诊、专科门诊及普通门诊；实行分时段预约，患者可以选择时间，提供中长期预约服务。所有的预约服务采取实名制，患者预约后可持就诊卡来院直接至诊区分诊后等候就诊。

（2）简化环节，提高效率：如图 4-59 所示，传统的门诊就诊流程是：患者来到医院先挂号，挂号后等待就诊，随后医生手写检查单（检验单）或处方，患者拿着各类检查单到检查部门或药房划价，再到收费处缴费，之后才能进行检查或取药，待拿到检查结果后又再回到医生办公室进行病情的确诊，随后才能接受治疗。在这个过程中，患者花费了大量的时间在排队，挂号、缴费和取药的三条长队是传统流程不可避免的。

如图所示：新流程借助强大的信息系统支持，取消了挂号、手工检查（检验）单、手工录入信息和手工划价等环节。由于患者信息实现院内及时共享，所以不论是诊室、辅助科室，还是药房、收费处，患者的基本诊疗信息都可直接查询。患者来到医院无需挂号，只需通过"一卡通"进行身份识别，就直接进入相应的预约专科候诊。随后，医生开具电子申请单或电子处方，信息便即时同步到收费处实行全自动划价，无需手工计算，患者到达收费处即可直接缴费。缴费一旦成功，信息又即时同步到相应的检查（检验）部门及药房，检查（检验）部门和药房在患者到达前即可启动检查前准备工作和启动后台摆药，患者到达后很快就能完成检查或取药。简化后的流程既节约了时间，提高了工作效率，又减少了病人的重复折返。

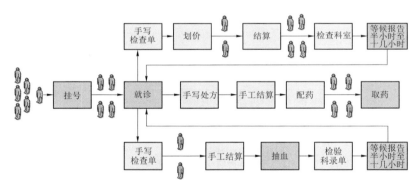

原门诊就诊流程（淡灰色部分是新流程被简化的环节）

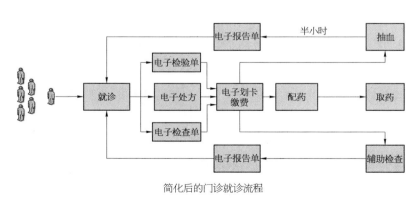

简化后的门诊就诊流程

**图 4-59　门诊流程**

（3）建立门诊诊疗中心，实现区域化诊疗服务：在学科设置越来越专科化，而多学科联合诊疗又越来越必要的情况下，为普通患者选择就诊专科在一定程度上带来了困难。因此，医院在门诊布局上进行了创新。把各专科按照身体部位整合为一个诊疗中心，利于患者选择就诊专科，同时，如有需要联合会诊的情况，可在区域内及时进行。每一个诊疗中心设置分诊、缴费功能，最大限度地方便患者就诊，减少患者折返路程，有效分流患者，既保证了患者安全，又提高了工作效率（图 4-60）。

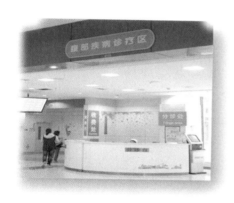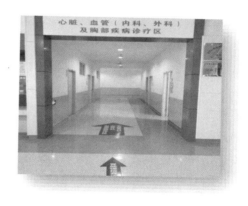

图 4-60　门诊诊疗中心

（4）门诊住院一体化管理病床资源：作为全省唯一的儿童综合医院，住院病床紧张是不可回避的现实。针对这一现象，医院大胆尝试门诊住院一体化管理病床资源。依靠完善的信息系统，建立了床位管理系统，全院病床资源联网管理，入院登记处掌握所有空床资源。门诊医师开具电子住院证后，信息即同步到入院登记处进入自动排队系统，登记处向患者确认信息后，根据住院证的要求安排住院床位，使住院流程进一步规范、流畅、有序。

同时，为保证急危重症患者治疗的及时性，医院明确规定急诊室有权优先安排危重病人入院，每天的住院病床先满足急诊室患者需求；且全院每个住院病区必须预留两个急重患儿备用床位，备用床位资源由业务三线总值班掌握，保证入院绿色通道的畅通。

（5）优化出院流程，试行出院预结账：医院打破原来的传统思维，创新出院"预结账"服务。在患者出院的前一天，医生查房，确定次日出院病人并停止长期医嘱和通知护士办理预出院手续。护士核对医嘱并对病人住院费用进行预结算。在病人出院当天，医生只需开具出院医嘱，护士核对后，病人便可办理出院手续，大大缩短了患者出院等候时间。

（6）大胆突破，合理利用医疗资源。

1）开设日间病房。在儿童医院中设立日间病房并不常见。面对医院病床资源紧张，而一些治疗方案相对单一的病种又必须短期住院占用病床，如睾丸鞘膜积液手术、包皮环切术、腹股沟疝修补术等。医院大胆创新，成立了日间病房。通过一段时间的运行，日间病房在缓解病床资源紧张、控制费用、缩短治疗时间等方面的优势逐渐显现出来，逐步得到临床科室的认可。

2）镇静镇痛中心。儿科患者的辅助检查配合程度直接影响检查成功率，尤其是检查时间较长的项目，往往难以完成。既往的做法是由检查科室给患儿口服"水合氯醛"等比较安全的镇静药物后进行检查。但起效慢，维持时间短，镇静效果不佳，且缺少临床医师的监测。针对这种现状，医院决定成立镇静镇痛中心。由麻醉医师在检查前对患儿实施镇静处理，接受检查的患儿从镇静开始全程由麻醉医师监测，直至苏醒评估安全后方可离开。这样的流程在很大程度上确保了患儿的安全，同时减少了患儿的痛苦与恐惧，提高检查成功率，提高功能科室的工作效率。

（7）关注细节，全方位体现"以患者为中心"的理念。

1）一站式患者服务中心。为患者提供基本信息采集、就诊指引、预约服务、查询打印各种报告单、提供健康咨询、免费提供儿童推车等多项服务。

2）清晰的标识和指引。根据患者的习惯和需求，整体评估医院的指引标识，结合患者不同文化层次，合理设计清晰易懂的指引标识。设计目标是，不做任何询问，跟着指引标识就能找到目的地。

3）注重人文关怀。走进医院的门诊大厅和住院病房，让你仿佛置身童话世界，五彩缤纷的走廊、充满童趣的标识，为患儿营造了一个温馨的就诊环境。在条件允许的病区，设置儿童乐园、图书角等设施，童话般的氛围有效减缓患儿焦虑与恐惧的心理。此外，医院还在门诊配置了哺乳间，洗手间增设了婴儿护理台，一人一诊室保护患儿隐私等充分体现人文关怀的措施。

4）拥抱"互联网＋"，患者信息及时共享。医院内免费 Wi-Fi 全覆盖，支持患者查询各种诊疗信息（就诊排队情况、检查报告的状态等）；同时与微信、支付宝等网络支付平台合作，支持患者自助缴费功能，节省患者时间，减少缴费排队。这就意味着患儿家长只要一部装有支付宝、微信 APP 的智能手机，就能完成门诊费用支付。

### · 创新成果 ·

1. 消除挂号、收费、取药三条长队　众所周知，国内大型综合性医院的门诊流程普遍存在"三长一短"现象，导致就诊过程无效时间最高占据 80% 以上。医院凭借强大的信息技术支持平台，通过简化环节、优化流程，创新门诊诊疗服务模式，已经消除了"三长"：即挂号、收费、取药排队长。具体表现在以下几方面。

（1）消除挂号排队长：医院取消挂号环节，同时开展多渠道、高度信息化的预约诊疗服务方式，医院的预约率有了显著增加。患者通过分时段预约来院就诊，无需挂号，分诊后直接分流到各候诊区域，有效缓解了以往门诊大厅拥挤混乱的状况（图 4-61）。

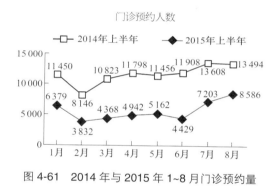

图 4-61　2014 年与 2015 年 1~8 月门诊预约量

（2）消除收费排队长：医院信息系统高度整合各个子系统，实现数据共享，收费系统实行全自动划价，收费人员只需通过读卡器读取患者信息，就可自动显示并计算患者缴费金额。这样的改变，既提升了工作效率，又缩短了患者排队缴费时间。再则，部分患者选择了微信支付和支付宝自助缴费，也减少了收费排队的数量。现在，一个病人缴费平均等待时间 1 分 19 秒，较老流程缩短 15 倍；缴费用时 30 秒，较老流程提高 5 倍（图 4-62、4-63）。

（3）消除取药排队长：借助信息化手段，建立高效联动的配发药系统。患者缴费成功后，患者处方信息立即同步到药房后台，药剂师审方合格后即开始后台摆药。病人来到药房时，药已经准备好。药剂师核对患者信息无误，即可发药。目前，患者平均取药时间为 1 分 07 秒。从过去的"人等药"变为"药等人"，大大缩短了患者等待取药的时间（图 4-65）。

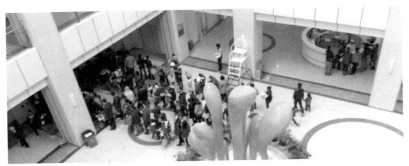

老流程的收费挂号窗口

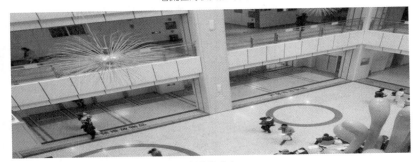

新流程的收费窗口

图 4-62　收费窗口前后对比

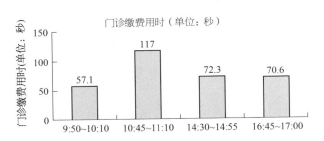

图 4-63　各时段门诊缴费等待时间统计

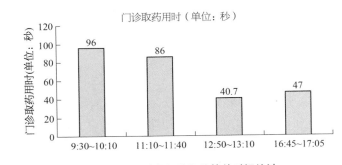

图 4-64　各时段门诊取药等待时间统计

2. 有效分流患者，缓解门诊拥挤　通过建立门诊诊疗中心、区域化多功能服务，简化挂号、划价流程，优化缴费、取药流程，应用高效的信息化服务手段，门诊患者得到有效分流、及时诊疗，明显缓解了门诊拥挤不堪的现象。现在的门诊大厅安静、整洁，置身其中，你难以想象这是一所日门诊量达 5 000 人次以上的医院（图 4-65）。

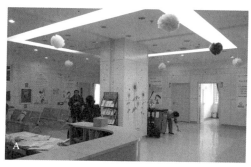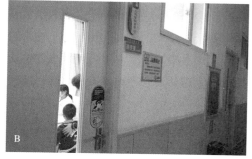

图 4-65　门诊诊区一角（A），门诊诊室（B）

3. 缩短患者诊疗各环节的等候时间　通过分时段预约、成立诊疗中心分流病人、系统信息共享、成立镇静镇痛中心、门诊住院一体化管理病床资源及出院预结算等创新举措，医院在方便患者就医，解决患者看病难、检查难、住院难等问题上，取得了突破性的成绩。

（1）门诊平均候诊时间缩短：从原来的 44 分钟变为现在的 39 分钟。

（2）检查预约等待时间缩短：超声检查预约从 7 天降为"零预约"；CT 检查预约从 3 天降到"零预约"；MRI 检查预约从 7 天降到"零预约"。

（3）急诊留观病人待床日：从原来的等待 2 天变为就诊当天入住。

（4）等待检查报告时间：超声检查 30 分钟，普放检查 1 小时，CT 检查报告 2 小时，MR 检查报告 24 小时。

（5）等待办理出院时间：从原来额度 3 小时降到现在的 1 小时。

4. 减少患者往返路程及院内停留时间　通过患者信息的共享流通、高效快速的自动划价收费系统和高效联动的配发药系统，医院的服务模式从传统的"人动，信息不动"转变为"人不动，信息动"的一站式服务，减少了患者就诊过程中的三个流程和两次折返，有效减少患者在院内的往返路程及院内滞留时间（图 4-66）。

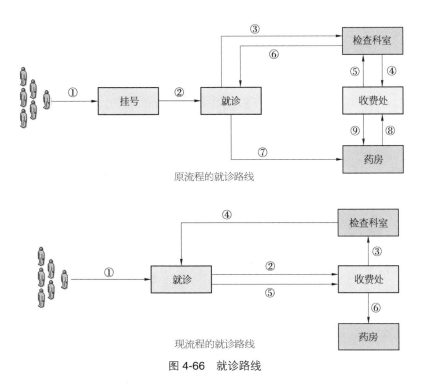

图 4-66　就诊路线

**5. 减少不必要的纸质文书，倡导环保，节约成本**　由于病历、处方、申请单均实行电子信息化，医院在纸质文书方面的使用量大大降低，倡导绿色环保理念。按年门诊量 150 万计算，门诊医生站无纸化将节约大量的门诊打印纸成本（包括处方签、检查检验申请单、治疗单），节约金额约为 8.25 万元 / 年；住院病历无纸化后，节省大量病历纸张和耗材，节约金额约为 110 万 / 年。

**6. 患者满意度逐年上升，社会评价逐年提高**　由于各种创新行动促进了就诊流程简单、合理，大大缩短了患者的等待时间，加之医院在服务态度、环境设施、人文关怀等方面都进行了积极改进，患者的就医体验得到极大改善。在2014 年度群众评议市直机关行业作风评议工作中，医院排名从一贯的倒数三名以内跃居市级直属医院的第三名。患者满意度逐年提升，近三年满意度分别为96.87%、97.05%、97.96%，医院的努力得到了广大患者的一致认可。

### · 推广性分析 ·

推广创新诊疗服务模式的必要性

（1）传统医疗服务模式几乎存在于所有传统的大型医院中。对于患者来说，第一，患者在医院的滞留时间较长，各种风险发生率提高，比如交叉感染、跌倒等。第二，反复在医院各环节等待、往返，会增加患者的负面情绪。第三，患者需要自主保管大量纸质就诊资料，比如处方、报告单，会给患者在就诊过程中带来诸多不便，遗失的风险较大。

而对于医院来说，第一，患者在医院的滞留时间长，必然会导致医院内人流量增加，增加了医院管理的难度，增加安全隐患。第二，是资源的浪费，医院不需要投入大量的人力、物力成本来维护流程的正常运转。第三，医务工作人员重复的简单劳动过多，影响了工作效率。

（2）医院在高度信息化的基础上，打破原来各系统之间的"数据孤岛、服务割裂"现象，通过整合信息系统，实现数据信息共享。第一，打造新的业务模块：医院通过信息化手段创新并固化了部分可复制的业务模块。第二，创建技术平台：在信息化过程中形成的标准化组件，作为创新技术知识资产是可以复制、推广的。时至今日，医院的信息化建设正日趋成熟，其创新诊疗服务流程提供了一套可借鉴的模板和经验。相对于在信息化、流程化建设和改造方面的投入，医院今天所收获的回报是不可估量的。

（3）截至 2015 年 10 月，包括央视、人民网、网易、腾讯等国内各大媒体多次报道医院的信息化建设。同时分别有国家、省市卫计委以及国内各大医疗机构共计 225 家单位前来参观学习，对医院在创新服务模式方面取得的成果，表示了极大的认可。

### · 未来发展规划 ·

1. 建立患儿健康档案管理系统　围绕医院"以病人为中心"的服务理念，依托于医院的数据中心，实现以患者为轴心的一站式查询、管理服务，多角度、多层次地展现患者历次的门诊、住院就诊数据，满足医生快速、准确获得患者全部信息资源的需求及保证患者医疗信息的延续性和完整性，以方便患者长期随访的资料查询和体检、接种免疫等健康信息的管理。

2. 优化预缴预存流程　在目前就诊信息卡的基础上升级，实现就诊卡预缴预存，进一步优化患儿缴费流程，改变缴费必须到交费处的惯性方式，通过联网，实现系统自动扣费，患者可以直接在医生工作站、护士工作站、医技科室及药房等部门完成缴费。

3. 推行出院床旁结算　在目前出院预结账的基础上，继续发挥信息系统强大的功能支持，进一步优化服务，方便患者，拟推行出院床旁结算方式，实现收费人员到病区为患者进行床旁结算服务。

4. 推行特需门诊服务 医院从 2014 成立特需门诊至今，依托医院的强大专业医疗资源支持，在兼顾医疗质量与优质服务的同时，以提供个性化为出发点，凭借其精细的服务、优美的环境赢得了良好口碑，成为整个医院的一个服务亮点。医院将继续探索多元化、差异化的儿科医疗服务模式，以适应不同层次病患的需求，实现社会效益和经济效益双赢的目标。

# 案例 16 2015 奇璞路演项目

## 以模式创新实现弯道超车——爱尔眼科医院集团的分级连锁体系

### · 集团概况 ·

爱尔眼科医院集团股份有限公司（以下简称"爱尔眼科"）创立于 2003 年 1 月，公司总部位于湖南省长沙市，主要从事各类眼科疾病诊疗、手术服务与医学眼光配镜。2006 年 11 月，爱尔眼科与世界银行旗下国际金融公司（IFC）建立了战略合作关系，获得了其提供的长期融资。2009 年 10 月，爱尔眼科成为中国第一家 IPO 上市的医疗机构，实现了我国医疗机构与证券市场的首次对接，具有里程碑式的意义。2009 年 12 月，爱尔眼科凭借其广泛的品牌知名度和良好的美誉度被国家工商管理总局评为"驰名商标"。

历经十二年的发展，爱尔眼科已成为中国规模最大、医生最多、成长最快的眼科医疗连锁机构，截止到 2015 年 10 月，旗下医院已达 100 余家（含品牌授权），分布于全国 25 个省（市、区），已累计为数千万患者解除了眼疾的困扰，年诊疗总量已超越中国最大的三家公立眼科医院总和。因此，被国内外同行赞誉为中国医疗行业的"爱尔现象"。2014 年 10 月 17 日，世界银行行长金墉先生在英国金融时报（*Financial Times*）撰文"点赞"爱尔，指出爱尔眼科模式在全球发展中国家具有普遍借鉴意义（图 4-67）。

技术精良、治学严谨的人才团队是爱尔眼科快速发展的基石。医疗团队包括

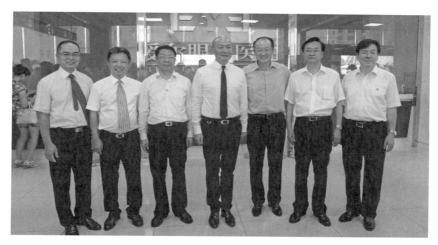

图 4-67 2014 年 10 月，金墉先生考察爱尔眼科医院

一大批硕士生导师、博士生导师、博士、博士后、欧美访问学者以及临床经验丰富的核心专家。随着中南大学爱尔眼科学院、湖北科技学院爱尔眼视光学院的先后设立，爱尔眼科搭建了眼科临床、教学、科研一体化平台，人才积淀的厚度和学术科研的深度不断增强。爱尔眼科获得了中华医学会全国第一批"白内障规范化培训基地"资质，下属医院被认定为住院医师规范化培训资质。

上市六年来，爱尔眼科经营业绩持续增长，高度重视股东回报，坚持诚信规范运营，得到了社会各界和资本市场的高度认可。爱尔眼科及管理层分别获得多项荣誉，包括"中国创业板上市公司价值二十强"前十强、"中国创业板上市公司十佳管理团队""最佳持续投资价值奖""最具影响力上市公司领袖"及"金牌董秘"等奖项。2014 年 12 月，爱尔眼科首批入选"沪深 300 指数"样本股，成为中国资本市场 3 000 家上市公司中公认的白马股和绩优股。

爱尔眼科始终追求社会责任和自身发展的和谐统一，形成了可持续的公益慈善模式，已累计实施慈善手术 4 万台次，逐步实现爱尔使命——使所有人，无论贫富贵贱，都享有眼健康的权利。

### · 爱尔式创新：符合国情的分级连锁体系 ·

相对于具有五六十年甚至百年历史的公立眼科机构，爱尔眼科作为后起之秀，为何能够迅速成为中国医疗行业的劲旅和社会办医的标杆？其主要"秘诀"在于爱尔眼科独具特色的"一梁八柱"发展模式："一梁"是指分级连锁体系，"八柱"是指支撑整个体系高效运转的八项运作机制。

1. 一梁——"分级连锁体系" 中国眼科医疗市场的特点是地域性强、集中度不高,呈现碎片化的格局。随着医保体系的完善和患者分级转诊体系的推进,眼科医疗服务行业"全国分散、地区集中"的特点将更加明显。加之医疗资源分布不合理,造成了老百姓"看病难"的现状。

基于中国目前眼科行业的现状,爱尔眼科通过吸纳国际先进的医疗管理模式和经验,并结合我国医疗体制改革的国情,创造性地建立起"分级连锁"模式。即在全国中心城市包括北上广深和有区域性影响的省会城市设置中心城市医院,构成爱尔眼科医院的核心,其医疗、科研、教学将达到国际水平,为"爱尔"品牌提供有力支撑,对其他省会城市爱尔眼科医院提供业务指导及技术支持;在一般省会城市设置省会医院,是每一个省爱尔眼科体系的中心和龙头,构成爱尔眼科的主体,其眼科综合技术达到国内先进水平,对地级爱尔眼科医院提供业务指导及技术支持;在地级城市设置地级医院,延伸爱尔眼科的服务网络,构成眼科医院的基础,解决大部分眼科常见病和多发病;县级市医院是爱尔体系的毛细血管,人口众多但眼科诊疗水平较低,将是爱尔眼科未来的市场"蓝海"(图 4-68)。

这种基于国情的"分级连锁"模式高度吻合国家大力推进的分级诊疗政策。中国的医疗资源的分布是一个倒三角,而人口数量分布是正三角,在这种天然不对称的格局下,通过分级连锁模式,上级医院给予下级医院进行技术支持,下级医院的疑难患者可以转诊到上级医院,或者组织集团内近两千名眼科专家会诊。

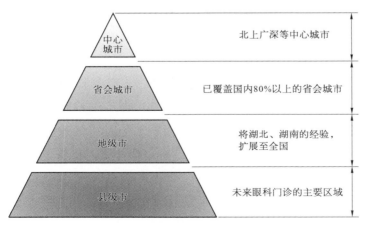
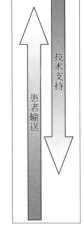

图 4-68 爱尔特色的分级连锁体系

由于同处于爱尔眼科体系，这种分级连锁就保障了资源配置的最优化和患者就诊的便利化，特别是快速提升基层医院技术水平。

2. 八柱——"投资模式""管理体系""激励机制""技术实力""移动医疗""服务体系""国际并购"以及"爱尔文化"

(1) 投资模式：上市公司＋并购基金双轮驱动。

近年来，国家大力推进分级诊疗，地县级群众的医疗需求逐步释放，所以必须加快建设医疗网点，抢占市场终端。但是由于医疗行业投资周期长，医疗网点数量多投资总额也很大。爱尔眼科作为上市公司，充分运用自身的资本平台，借助专业机构的优势，成立爱尔产业并购基金。并购基金能够为爱尔眼科储备更多的并购标的，提前让标的按照爱尔眼科的管理标准和服务标准运行，将来上市公司收购时就是无缝对接。近两年，爱尔眼科先后成立四只并购基金，借力产业资本，实现创新性的多元化扩张能力，进一步加快完善医疗连锁网络。

(2) 管理体系：总部—省区—医院协同运行。

随着连锁规模的不断增大，爱尔眼科不断优化管理模式，目前已经形成了总部—省区—医院之间分工明确、信息互通、资源共享、协同互动的经营管理体系，促进集团整体运营效率稳步提升。管理体系大概分三个层次。

第一是总部层面，主要负责战略规划和总体把控，总部设有学术委员会，下设白内障、屈光、眼底病、视光各个学组，每个学组负责本学组技术、质量和人才培养。与此同时，总部设立了各专科事业部，从经营的角度统筹全集团的业务发展。

第二是省区层面，负责本省的医院投资和经营管理按照集团的指引执行。因为省区最熟悉本省的市场省情和人才情况，通过让听得见炮声的人决策充分释放了内在潜力，连锁医院发展的速度和效率显著加快。

第三是医院层面，各连锁医院均实行CEO负责制，医院CEO由专业的经营管理人才担任，有效促进了医院经营管理的专业化。同时，每家连锁医院均配备一名由眼科专家担任的业务院长，负责医院的医疗业务、质量控制、学术科研等工作，为医院的专业技术发展提供了可靠的保障。在所属各连锁医院中全面推行院科两级管理体制，科室主任负责带领科室人员完成医院下达的科室目标，包括业务发展指标、质量管理指标、学科建设指标等。

(3) 激励机制：短、中、长期激励相结合。

爱尔眼科在激励机制方面做出过很多创新的探索，最初采取短期激励——工资＋奖金模式，2011 年、2013 年分别推出股票期权和限制性股票激励计划，将核心员工利益和公司利益捆绑在一起，实现了中期激励。

2014 年，爱尔眼科推出了旨在长期激励的合伙人计划。让核心骨干入股到新建医院，成为医院股东。当医院成熟后，爱尔眼科将收购合伙人所持有的医院股权，合伙人最终实现自身的收益。合伙人的收益与该医院业绩直接挂钩，这就实现了点对点的长期激励，核心骨干和医院完全成为共同体。

从实际效果看，股权激励不但稳住了医生，激发了现有医生的积极性，同时对吸引外部的专家大腕起到了很大作用，权威专家陆续加盟。目前，爱尔眼科的人才培养和引进方面形成了正循环，这个综合激励机制对爱尔眼科的快速连锁复制扩展起到重要的支撑作用。通过发展中分享，优秀医生完全可以实现阳光化致富，医生群体得到应有的尊严和尊重。

（4）技术实力：持续推进医教研一体化。

医院要真正做大做强，必须要搭建医教研平台。目前爱尔眼科基本形成了以爱尔眼科学院、眼视光学院、眼科研究所以及中心实验室组成的教研平台，实现了临床、教学、科研的一体化。同时，爱尔眼科成立科研基金，鼓励医生开展科研工作。同样爱尔眼科因每年门诊量很大，患者分布比较广，大样本数据为医生科研工作提供了得天独厚的条件。同时，每年爱尔眼科组织专家和骨干积极参加国内外的学术会议，也举办了很多有影响力的国际论坛。今年爱尔眼科举办第二届全球视网膜高峰论坛，吸引了全世界的权威专家参会，爱尔眼科的国际影响力日益提高。

（5）移动医疗：再造一个线上爱尔。

移动医疗很火，但不能盲从。爱尔眼科立足当前，着眼未来，结合其"眼科＋连锁"的实际特点来建立适合自己的移动医疗模式。目前，爱尔眼科正在积极探索通过院内和院外双向联动，打造爱尔的互联网医疗闭环，搭建眼健康服务平台，并依托此平台，进一步整合各类社会资源，构建眼健康服务生态圈，最终为14 亿国人提供终身眼健康管理。

（6）服务体系：以患者为中心的差异化服务。

多年来，爱尔眼科把"以患者为中心"的服务理念落到了实处，优质服务成为爱尔的"名片"。老百姓希望以更合理的收费享受更好的服务，爱尔眼科就通过技术的系列和服务的系列来实现多层次、个性化的服务，满足老百姓的需求，同时，提供这种多元化的服务可以产生较高附加值，从而实现更快更好的发展。

（7）国际并购：整合全球眼科智慧。

医疗技术是没有国界的，爱尔眼科发展中国内地的同时也是把眼光瞄向海外。由于中国香港以及欧洲、美国、日本这些市场竞争更为激烈，其服务和技术在很多方面做得更好。爱尔眼科将通过国际并购方式，把国外优质资源可以更快地进行嫁接，把国内的大本营做得更快、更好。在共享全球眼科智慧的同时，爱尔眼科也展示中国的眼科技术实力。

（8）爱尔文化：无形的竞争力。

爱尔文化是八个字：爱心、责任、诚信、奉献。从集团领导到医院领导常抓不懈，率先垂范，让爱尔文化深入人心，员工的稳定性、积极性、责任心、进取性很强，让患者充分感受到爱尔的人文关怀。

总之，爱尔眼科通过分级连锁模式以及基础性的支撑体系，能够像榕树一样落地就生根，最终能够实现"爱尔眼科服务全国"的目标。

· **创新成果** ·

1.提高了就医的可及性，缓解了"看病难、看病贵"的矛盾  爱尔眼科通过分级连锁体系的复制扩张，快速成为全国性的专业眼科医院集团，医院网络的辐射区域不断扩大，延伸公司医疗网点的基层触角，进一步下沉医疗渠道，为基层患者输送优质眼科医疗服务，预计2017年医院数量可达200家，2020年可达1 200家，有效缓解"看病难、看病贵"问题，进一步彰显了"分级连锁"商业模式的先进性（图4-69）。

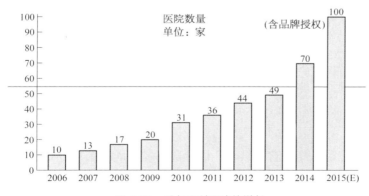

图4-69　爱尔眼科医院的增长

2. 诊疗能力和服务容量快速提高，经营业绩持续增长　随着网络规模和品牌效应的进一步扩大，爱尔眼科的诊疗能力和接诊容量迅速提高，门诊量从2006年的40万预计到2015年将突破300万，同期手术量从不足4万增长到30万，营业收入从不到2个亿到今年预计突破30亿，公司市值从2009年上市之初60亿稳步超越300亿，公司经营继续保持较好的发展态势。

3. 科研学术能力稳步提升，行业地位日益增强　2015年上半年，中南大学爱尔眼科学院、爱尔眼科医院集团获得了三项国家自然科学基金，这不仅标志着爱尔眼科有能力承担国家一流科研项目研究，同时也将推进其着力源头创新，促使其在学科建设和基础研究水平更上一层台阶，加快其产学研的一体化进程。近几年，爱尔眼科专家频繁地在国内外学术交流大会上与全球同行分享其学术研究成果，并得到了同行的高度认可。随着专家团队在业内的地位不断提升，爱尔眼科在行业内权威性和话语权进一步增强。

4. 患者满意度不断提升，品牌效应得到强化　爱尔眼科凭借高水平的眼科诊疗团队，为广大患者解除了各类眼病的困扰。同时，专业化、多层次的医疗服务满足了不同患者的个性化需求。比如，基于互联网及移动互联网的多种营销手段使患者享受到更加便捷的就医服务；以患者为中心的流程设计大大减少了患者排队等待的时间，使患者与医生有更充分的时间交流沟通。这些措施都极大改善了患者的就医体验，增强了患者满意度，有效促进了口碑传播，使爱尔眼科品牌得到持续强化。

### · 可推广性分析 ·

社会办医是新生事物，要赶超公立医院，必须要有自己的新思维，不走寻常路。爱尔眼科得以成为各地社会办医的样板，认为创新至少要遵循三个原则。

第一是创新要有实效性，有效才是硬道理。爱尔眼科通过吸纳国际先进的医疗管理模式，创造性地确立了符合中国国情的"分级连锁"模式，在自身取得较快发展的同时推动了中国眼科事业的发展。第二个是创新要有系统性，不是局部性的零打碎敲、修修补补。比如爱尔眼科通过并购基金，可以做快，又要通过完善的激励机制，让医院做好。还要通过长期的文化建设，最大限度地激发员工的工作动能。第三是创新要有持续性，因外部环境和内部条件是不断变化，创新是没有止境的。爱尔眼科根据不同的发展阶段制定切实可行的战略目标，通过对管理机制和发展模式的持续创新，推进战略目标的稳步实现。

在发展模式、经营手段创新求变的同时，爱尔眼科抱朴守拙，更加坚定了自身"不变"的一些特质：一是保持医学的领先性和严谨性。爱尔眼科拥有大量先进的技术和设备，很多技术设备填补了国内空白，比如飞秒激光、飞秒白内障；二是坚持医疗行业的公益性和人文性，医疗行业不能单纯地追求利益最大化，爱尔眼科每年的筛查量和义诊量大约为 200 多万。我们认为医患共同的敌人是疾病，患者和医生之间形成了和谐的、信任的、亲密的关系，各家医院每年均收到大量来自患者的感谢信、表扬信，使得爱尔品牌深入人心。

展望未来，爱尔眼科力争通过未来 3~5 年的发展，网络覆盖绝大部分省会城市及大多数地市级，县级医院扩大试点，市场占有率大幅度提高；临床诊疗能力显著提升，各省会医院成为本地区的疑难眼病中心；借助信息化、移动医疗等先进手段，建立覆盖全国的立体化、多业态眼科医疗网络，成为国内临床、教学、科研全面领先的眼科医疗集团。

# 案例 17　2015 奇璞路演项目

## 上海安捷力信息系统大数据应用平台 Saleslook

### · 公司介绍 ·

上海安捷力信息系统有限公司成立于 2007 年，是一家数据驱动型产业互联网企业，是国内领先的独立第三方医药渠道大数据运营服务商，为大健康行业客户包括医药企业、流通企业和终端提供大数据运营及商贸活动服务。

安捷力通过利用每天不断地从医药客户获取的业务和行为数据及市场获取的情报，结合不断积累和提炼的、拥有自主知识产权的行业知识库，采用大数据的方法论及最新的互联网及移动互联网技术，有效地帮助医药企业实现精细化营销，优化业务流程，提高医药企业效率和用户体验；精准匹配渠道资源，对接最佳合作伙伴，提升渠道流通效率；整合线上线下资源，打通产业链上下游，帮助消费者就近、方便购买熟悉的品牌产品和服务，聚拢粉丝消费者。

截止到 2014 年底，安捷力独立第三方健康产业大数据平台上服务的厂家数有 113 家，Top100 厂家覆盖 15%；药品流通行业销售金额为 620 亿元，占全国 11 602 亿元的 5.3%；活跃经销商数为 3 390 家，Top100 经销商覆盖 86%；活跃终端数为 443 045 家，Top100 零售商覆盖 82%；活跃药品品规数为 983 个；平台年接收数据能力 136 601 526 条。

安捷力的独立第三方健康产业大数据平台，把药厂、经销商、药店和医院、消费者连接在一起，构建了一个新型的健康产业商贸生态圈（图 4-70）。在生态圈上，安捷力迄今已开发了 5 个平台和 1 个大数据服务。

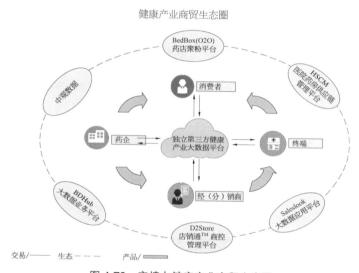

图 4-70 安捷力健康产业商贸生态圈

> BDHub 大数据业务平台，数据直连药厂、经销商，快速互联、互动渠道行为，帮助药厂精准匹配渠道资源，提升渠道流通效率。

> D2Store 店销通商控管理平台，是一个连接药厂、经销商、终端信息与资金的商控大数据平台。通过互联网平台，改变商控模式参与者的行为，达到信息对称、数据可靠、资金高效的目标。

> Saleslook 大数据应用平台，是国内唯一的医药渠道大数据可视化平台。平台利用可视化方式，模拟市场的信息对称性，为客户实时了解业务和市场行情，准确运用营销手段掌控渠道和销售有效度提供运营服务。

> HSCM 医院药房供应链管理平台，是一个医院药房对接多个供应商后台系统的供应链管理平台，它实现了医院订货、可备库存、承诺发货等数据在医院和供应商之间的双向流动。

> MedBox 药店 O2O 平台，帮助消费者就近、方便购买熟悉的品牌产品和服务，聚拢粉丝消费者。

> 中观数据，是根据安捷力独有的医药渠道大数据业务平台和行业知识库，运用大数据的方法论，计算得到的一系列关于医药渠道有效性的市场指标，包括渠道的综合表现、综合能力、风险程度等。客户通过本体和市场的多个业务维度对比，能够知己知彼，抢占商业机会。

安捷力总部位于上海，另在北京、深圳、成都等 12 个地区设有办事处。安捷力经过多年的技术积累与创新以及秉着对客户服务的专注，从成立之初十几人的小公司发展成一家有员工近 200 人，由医药、IT 及互联网、统计等多个领域的行业专家组成的中小型企业。2011 年，安捷力荣获第六届中国最具投资价值企业百强称号。2014 年，安捷力荣获上海高新技术企业的称号。安捷力还是行业内首家通过了 ISO27001 信息安全管理体系认证和 ISO9001 质量管理体系认证的企业。安捷力还获得上海市软件企业和软件产品的双软认证，拥有增值电信业务经营许可证及互联网药品信息服务资格证书。

## · 项目介绍 ·

安捷力开发的服务于医药渠道的大数据应用平台 Saleslook，是一个实时探索企业产品销售行为和结果有效性的在线平台。平台通过每天不断地从企业客户和市场获取的医药渠道业务和行为数据，采用大数据的方法论，结合行业标准库和自主知识产权的知识库，利用可视化的方式，模拟市场的信息对称性，为客户实时了解业务和市场行情，准确运用营销手段掌控渠道和销售有效度提供运营服务。

平台包含企业本体数据与市场数据，用户可以及时了解自己的产品在市场的表现情况。它支持多组织、多品种、多区域管理，用户可以灵活地在后台控制功能权限和数据权限，满足企业不同用户类型、不同层级的使用需求。

Saleslook 大数据服务平台——终端黄页（图 4-71），是帮助客户了解已覆盖终端和终端动态的一个展示平台。其分为终端分布、终端动态、终端覆盖和终端维护等几个界面。

> 终端分布：帮助客户精准了解产品已覆盖终端的类别、数量，以及各类别终端近两年的数量变化趋势，并可以按照地图、柱状图、汇总表格等形式，查看每类终端覆盖区域、数量。

> 终端动态：在实际业务开展过程中，终端不是一成不变的，而是变化的。

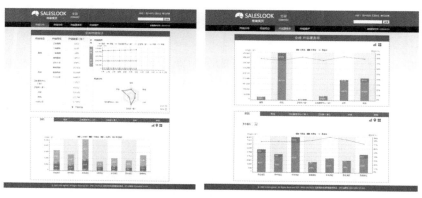

图 4-71 大数据服务平台——终端黄页

本模块就是帮助客户查看各类别终端的变化。客户可自定义终端变化的指标，如3 个月发生采购认为是活跃终端、3 个月未发生采购定义为休眠终端、6 个月未发生采购认为是流失终端等。通过此界面，客户可以看到产品覆盖终端的变化，制定针对性的政策，引导变化，管理变化，达到促进销售的目的。

> 终端覆盖：帮助客户了解覆盖终端在市场总终端数的覆盖率，帮助客户挖掘新市场，同时对于每个类别可以针对性地查看。

> 终端维护：对于终端管理中的一些管理规则，客户可以自定义设置。

Saleslook 大数据服务平台——产品地图（图 4-72），是一个关于产品纯销分析的一个主题，客户可按照在此界面看到各个产品的纯销状况。其分为产品概况和产品查询。

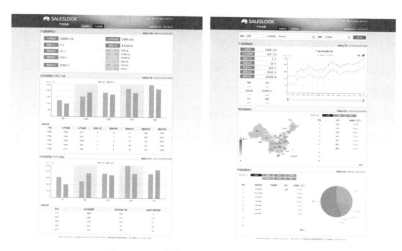

图 4-72 大数据服务平台——产品地图

> 产品概况：是产品纯销状况的一个总览，帮助客户了解产品纯销的概况。在此界面客户可看到当前产品纯销金额、覆盖区域的数量、覆盖终端的类别、各类别终端的数量等，也可以看到销售最好的 TOP5 分析图形和明细数据。

> 产品查询：因为客户内部人员关注区域不同、产品不同，所以对于不同区域、不同产品的纯销数据需要在产品查询界面来查看。在此界面，客户可选择时间、区域、产品来查看产品的纯销数量、相关区域的纯销数量、购进的终端类别、购进量比较大的终端排名，并可按照每个类别分别查看排名及数量。

## 创新背景

药品质量安全一直是国计民生的根本，社会和谐的基石。历届政府十分重视药品生产、流通和销售的安全问题。药品是一个特殊商品，消费者希望药到病除，他们会更关心药品的来路，药品的保存和配送是否合乎规范，药品是不是在保质期内等问题。现在药品市场龙蛇混杂，消费者渴望使用品质纯正、来路清晰的药品。

随着医疗改革持续深化，招标新政、医保控费、药价放开、市场监管趋严等政策到位，将会对医药市场药品销售结构产生重大影响。虽然药品市场刚性需求仍将持续，但药品临床需求及零售市场销售已进入"量增利减"阶段。受用量增加、销售价格降幅的影响，药品流通行业将出现成本增加、毛利率降低局面。企业的经营结构面临深刻变化，行业的赢利空间进一步收窄。因此，医药企业对加速经营结构及品种品类结构的调整，塑造产品和企业品牌的要求越来越高，且有强烈的自我监管、自我约束的积极性。

医药行业已进入"互联网+"，医药行业利用内外资源、打破信息壁垒、推动行业跨界向医药供应链上下游服务转型将是未来的发展趋势。现代信息技术的应用将改变医药流通企业与上下游企业之间的关系，加速医药供应链之间的战略合作，拓宽药品流通渠道，提升流通效率，降低流通成本，重构医药行业供应链服务管理新格局。传统医药企业应该抓住时机加速转型，应用先进互联网技术构建网络化、智能化、个性化、协同化的利益相关方供应保障生态体系。

## 创新点

> 独创的"B2B"新模式：通过互联网、移动互联网互动平台将药厂、商业公司、药店连接起来，为他们各自提供大数据应用服务来获取利润。

> 清晰的市场竞争态势：运用大数据的方法论和分析工具，多维度、中立、客观分析本体和市场数据，企业清晰知道自己在市场的位置。

> 适配合作伙伴：优化销售网络，对接最佳合作伙伴，打造互联网贸易生态圈。

> 实时获取市场情报：通过互联网技术，同步获取市场的行业信息，随时掌控行情变化，实现精准市场营销。

> 渠道管理模式的变革：平台为药厂提供的实时渠道、销售大数据，帮助医药企业改变了经销商管理、销售团队管理、终端管理和进销存管理的模式。

> 渠道直连网络：构建了医药行业最大的数据直连网络，为企业客户快速互联、互动渠道行为制定了渠道数据的获取标准。

> 大数据可视化看盘：颠覆了医药渠道业务人员对数据的理解方式，改变了医药渠道业务数据的应用方式。

> 获得多项技术专利和行业知识库：利用互联网、云计算、大数据等技术为核心，结合拥有自主知识产权的医药行业知识库，获得了数据采集、识别、分析和可视化的 11 个专利技术和软件著作版权。

· **创新成果** ·

> 提升了管理水平，降低了运营成本：药厂业务人员可以形象直观地看到业务数据和图表，从而为企业精细化营销、优化业务流程、合理配置渠道资源、降低流通成本、减少营销费用等提供决策依据。平台已覆盖的一百多家药厂在应用平台后，最快 1 小时就可以完成数据获取并看到可视化数据，平均流通成本降低了 3.6%，平均库存周转天数减少了 1.8 天。

**案例**：L 药厂经营 4 个品规 23 个单品。为了更有效地管理销售渠道，合理配置渠道资源，L 药厂决定实施渠管理系统。但如何在短时间内从 154 家经销商不同的 IT 系统里获取数据，是项目实施的最大难点。在遴选解决方案的时候，L 药厂被安捷力基于 Saleslook 可视化平台的实施方案深深吸引：这个基于平台化的实施方案不但实施时间只需要 45 天，而且不需要经销商额外的 IT 系统改造和维护费用。安捷力赢得合同后，按时、按标准完成了 Saleslook 可视化平台的实施。其中最快完成实施的一家经销商，安捷力只用了 2 个小时，L 药厂就可以在 Saleslook 可视化平台上看到了它的流向、时间、购入、库存、销售、批号等药品流通的重要信息。通过 Saleslook 可视化平台，L 药厂重新配置了渠道资源，去掉了 15 家表现差的经销商。2 个月后，L 药厂经过分析统计，其流通成本降低了 4.6%，资金周转率上升了 3.7%。

> 提升了企业形象，减少了营销费用：药厂业务人员可以在平台上清晰地看到药品从药厂到各级商业公司及终端的流向、时间、采购、销售、库存、批号等药品流通的重要信息，最快半个小时就可以完成产品召回，从而提升了企业形象，增强了消费者的忠诚度，减少了企业的营销费用。

案例：Z 药厂在 2013 年 11 月生产了 182 件同一批号的药品。1 个月后，原材料供应商告诉 Z 药厂生产这个批号的原材料可能质量有问题。Z 药厂知道后，马上在安捷力 Saleslook 的平台上追溯这个批号的产品。在可视化的平台上，清晰地呈现出这个批号的药品从 Z 药厂到一级和二级经销商的流向、时间、购入、库存、销售、批号等药品流通的重要信息。根据这个指引，Z 药厂在半个小时之内就成功完成了 182 件问题药品的全部召回。Z 药厂的这次召回，保住了产品品牌和企业品牌，节省了大量危机公关的费用。Z 药厂的高层事后这样说道："有了 Saleslook 这个可视化平台，不但使我们对药品渠道的流向一目了然，让我们能随时随地知道正在发生什么，并随时根据市场的变化来做出相应决策，而且为我们的产品质量追溯提供了强有力的数据保障，经济效益和社会效益都十分明显。我们会继续依托这个平台，监管好药品在通渠道的跟踪追溯，提升消费者对我们企业的满意度和忠诚度。"

> 优化销售网络，对接最佳合作伙伴：借助安捷力行业库，优化药厂渠道关系，梳理交叉重叠、冗余繁多的渠道，提出渠道优化和合作伙伴对接的专业意见。降低了渠道成本，便于商务人员对经销商的管理。

> 企业拥有了医药渠道通畅的信息流：为医药渠道的监管模式从政府主导转变为企业自律提供了有效途径，也为业务人员药品质量追溯、产品召回提供决策依据。

> 制定了渠道数据获取的标准：平台化运作，不但制定了渠道数据获取的标准，而且大幅减少了企业的 IT 投入和维护成本，极大地缩短了实施时间，提高了实施效率。

> 增加了企业利润：商业公司在应用平台后，通过对药品进销存和毛利率的数据分析，及时调整药品采购策略，增加了销售返点。

## · 推广性 ·

Saleslook 依托于安捷力独立第三方健康产业大数据平台，旨在通过对医药行业的业务和行为数据进行统一规整地管理，帮助企业实现渠道架构的集约化和高效性；利用可视化的方式，模拟市场的信息对称性，实时了解业务行情，准确运用营销手段掌控渠道和销售有效度提供运营服务。

新型经济改变了传统产业所面临的竞争环境，也改变了企业之间的竞争方式，企业必须寻找全新竞争优势，才能在新经济时代取得优势地位。本项目是一种全新的战略思想，它是在互联网＋新型经济的推动下诞生的，因此从顺应时代潮流出发，为传统医药产业带来全新竞争优势，成为传统产业在新型经济环境下的必然选择。事实上，Saleslook 平台的业务数据已覆盖一百多家药厂、几千家活跃商业公司及上百万个活跃终端，具有极大的经济效益，得到了行业的一致认可。

Saleslook 平台的作用不只体现在行业运用的便利性上。全程透明化的特点使得客户能够全面地掌握具体产品信息，方便跟踪和查询产品流向，快速实施产品召回，对于政府加强监管力度，实施惠民工程，从全局性角度出发判断、处理突发事件的能力也存在着积极意义，社会效益也十分明显。

根据南方医药经济研究所数字，2014 年医药工业总产值完成 25 798 亿元，Saleslook 市场潜力十分巨大。平台已经在政府监管最严格的医药行业成功实施，商业模式更可以复制到食品、快消品等其他行业。

# 案例 18 2015 奇璞路演项目

## 新博医疗技术有限公司

### · 项目或单位全面介绍 ·

新博医疗技术有限公司（以下简称"新博医疗"）成立于 2011 年 6 月 2 日，位于北京经济技术开发区，注册资金 5 000 万元，总投资人民币 1 亿元，是一家由归国留学人员团队创办，致力于高端创新医疗设备研发、生产和经营的公司。公司致力于肿瘤早期诊断及微创精准诊疗技术的开发及产业化，已先后推出乳光超乳腺早期筛查设备、基于磁共振和 CT 等影像技术及光学和电磁跟踪技术的微创导航诊疗平台和荧光与正电子发射断层成像双模式分子影像系统等高新技术产品。公司拥有国内外发明专利二十余项，其中乳光超乳腺早期筛查系统磁共振导航监控微创诊疗系统两款产品获得省部级科技成果鉴定国际领先的称号，并获得国家多项技术创新奖及多项国家基金的支持。所开发产品大多为国内甚至国际市场上的创新医疗器械并实现了产业化，大多数产品已经相继获得了国家 CFDA 认证、美国 FDA 认证和欧洲 CE 认证等多国或地区的认证或销售许可，产品已销往全球多个国家和地区。

为解决乳腺癌筛查及诊断的世界难题，新博医疗将光散射断层成像技术与超声成像技术融合，成功研发出"超声光散射乳腺成像系统"。

光散射断层成像（diffusion optical tomography，DOT）是目前国际上先进的光学成像技术，可准确获得乳腺组织内部血红蛋白及其含氧量信息，实现对组织内部代谢情况定量的分析。该技术可弥补乳腺 X 线机及超声乳腺成像这两项依赖结构成像原理、无法通过功能影像信息准确判断乳腺肿瘤良恶性，无法完全满足乳腺癌早期筛查的技术难题。通过多年研发并在美国康州大学等专家的支持下，公司推出独特的双模式成像方式，对乳腺组织进行超声结构成像和光散射断层功能成像，不仅可以提供实时动态结构影像，还可以对目标区域进行快速光学数据采集与处理，获得局部组织代谢功能信息及空间三维分布状态，同时该设备内置专用 CAD 技术，智能量化乳腺局部组织功能特征与结构特征，自动出具参考 BI-RADS 分级的诊断报告，从而降低人为依赖性。该设备具有无损、无创、无辐射、操作便捷等特点，断层扫描只需数秒钟即可完成，此外无特殊环境要求，无需暗室，无需屏蔽室。该产品创新性强，具有自主知识产权，且该产品技术具有美国和中国发明专利保护，是世界首创的专有技术（图 4-73）。

目前该产品已经在包括北京协和医院、北京市海淀区妇幼保健院、上海复旦大学附属肿瘤医院、广州中山大学附属肿瘤医院、中南大学湘雅二医院及宁波市计生系统和韩国 AMC 等百余家医院实现装机，针对本产品，国内外权威期刊上

形态成像　　　　　功能成像　　　　　双模式成像系统

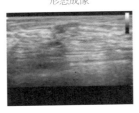 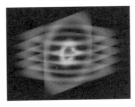 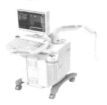

图 4-73　光散射断层成像

已刊登相关论文百余篇，其中包括 *Radiology*、*Clinical Oncology*、*European J. Of Radiology*、《中国超声医学杂志》《中华乳腺病杂志》等。到目前为止，该产品已经完成产品化及初期市场推广，获得用户的广泛好评，近期已进入量产及全球市场推广。虽然国际巨头包括 GE、西门子、飞利浦等都在投入研发或产品化此项技术，但新博医疗与美国 IDS 公司是目前国际唯一两家推出光散射断层成像实现乳腺诊断的公司，同时，由于中美专利的保护，该产品也是国际唯一一款将结构与功能成像一体化的双模式乳腺成像产品，具有巨大的市场前景。该产品已经获得中国 CFDA 认证、欧洲 CE 认证、韩国 FDA 和乌克兰 FDA 认证。该产品在由国内外知名专家组成的省部级鉴定中获得"国际领先"的鉴定成果，有望占领国内外巨大的乳腺筛查及诊断市场。

### · 创新点的归纳 ·

（1）以采用"买世界、卖世界"——重在产业化两端的商业运营模式：

1）引进国际先进核心技术，在国内快速实现产品化，快速占领国内市场。

2）通过国际临床合作，满足国际市场需求，产品快速进入国际市场。

（2）利用国内外专家资源优势，建立国内外高端医院示范网络，以学术拉动品牌，带动我国及国际销售网络布局。

（3）利用产品唯一性优势，通过政府等渠道批量销售乳腺筛查产品（卫生、计生、中医药系统）。

### · 创新成果的描述 ·

（1）形成乳光超乳腺早期筛查设备

1）目前国际唯一获得资质认证，且能够实现快速 DOT 成像及利用形态和功能双模式实现乳腺诊断的产品。

2）拥有包括多项发明专利在内的全部知识产权，前期产品获得我国 CFDA、欧洲 CE、韩国 KFDA、乌克兰 FDA、中东销售许可等。

（2）完成国内百余台，国际 5 台装机。

1）综合或专科医院：北京协和医院、上海复旦大学附属肿瘤医院、广州中山大学附属肿瘤医院、天津市肿瘤医院、中南大学湘雅二医院、西京医院、唐都医院等。

2）妇幼保健系统：北京市海淀区妇幼保健院、广东省妇幼保健院、广州市妇女儿童医疗中心等。

3）计生系统：如宁波 8 家计生站等。

4）体检中心：慈铭、民众、德益等。

5）美国、德国、韩国、中东等。

（3）发表国内外学术论文百余篇：中国妇幼保健协会的多中心大样本临床验证证明此技术的诊断准确率远远高于超声系统和 X 线乳腺机，达到敏感性 95%、特异性 80%、整体准确率 85%。

（4）光散射总体准确率及特异度均明显高于超声及 X 线。

为提高我国乳腺癌筛查效果和质量，探索新的适合我国国情的乳腺癌筛查方式，由中国妇幼保健协会牵头，全国 6 家妇幼保健院实施（北京市海淀区妇幼保健院、延庆县妇幼保健院、安阳市妇幼保健院、广州市妇女儿童医疗中心、广东省妇幼保健院、长沙市妇幼保健院），共同申请了科研课题"超声光散射乳腺成像系统在乳腺癌筛查中的地位多中心研究"。

**课题情况**

课题名称：超声光散射乳腺成像系统在乳腺癌筛查中的多中心研究

主管单位：中国妇幼保健协会

总负责人：王颀　广东省妇幼保健院

马祥君　北京市海淀妇幼保健院

承担单位及负责人：

广东省妇幼保健院韩晓蓉

北京市海淀妇幼保健院高海凤

广州市妇女儿童医疗中心马宏民

河南省安阳市妇幼保健院刘玉献

北京市延庆妇幼保健院王振宇

长沙市妇幼保健院尹冠群

协作单位：新博医疗技术有限公司

课题目标：

第一阶段：2014-03-01 至 2014-07-31

有效性评估：选取门诊及住院患者进行触诊、超声、光散射、X 线检查，进行 BI-RDS 分级，3 级以上进行活检（空芯针、微创旋切、手术）。

6 个中心共收集有病理结果病例 1 000 例，进行有效性分析。

第二阶段：

筛查有效性评估：完成乳腺癌筛查 1 万～ 2 万例筛查总人数，BI-RADS 各级例数，各级活检的例数，各级确诊的浸润性乳腺癌、原位癌和不典型增生的例数。

超声或光散射检查为阴性，而通过其他检查发现乳腺癌；或两项检查的任何一项为阴性，3 个月内应用任何检查方法随访发现乳腺癌，均视为假阴性。

课题结果：

第一阶段数据结果：

6 家中心完成数据采集自 2014-03-01 至 2014-07-31 止，6 家中心共采集 2 455 例数据，其中 1 162 例为有病理结果的有效数据。其中光散射 + 超声结果 1 162 例，光散射 + 超声 +X 线结果 375 例。

各中心完成病例占总例数的比例分别为广东省（409）36%，广州市（217）19%，海淀（200）20%，安阳（107）9%，延庆（130）11%，长沙（94）8%。

1 162 例光散射与超声、病理对比结果分别为：敏感度 93.1%、90.3%；特异度 81.5%、67.5%；准确度 83%、70.3%。光散射敏感度高于超声 2.8%，光散射特异性比超声高 14%，光散射总体准确率高于超声 12.7%。

375 例光散射、超声、钼靶与病理结果对比分别为：敏感度 95%、89%、74%；特异度 76%、60%、72%；准确度 80%、66%、72%。光散射敏感度高于超声 6%，高于 X 线 21%。

## · 可推广性分析 ·

乳腺产品经过多年的耕耘，产品已经基本成熟，产品临床功能价值及品牌已经逐步得到医学界部分人士的认可，并且已经奠定了一定的市场装机基础。

根据客户群细分，公司于 2014 年底完成了三款乳光超系统的产品化及注册工作。这三款产品分别定位为筛查、中低端的乳腺科室诊断、高端综合和专科医院诊断及新辅助化疗监测。公司过去多年参加了乳腺、超声、肿瘤和妇幼等方面的专业学术会议推广及期刊的宣传，目前针对本产品相关专家已经发表了包括欧放（European Radiology）和北美放射（RSNA）在内的国内外约 105 篇专业性文章，肯定了产品的科学性及其临床价值。迄今，公司已经完成了全国各区域核心医院的产品布点，包括北京协和医院、天津市肿瘤医院、上海复旦大学附属肿瘤医院、广州中山大学附属肿瘤医院、中南大学附属湘雅二医院、西安唐都医院和兰大医附院等。同时在公司重点的筛查领域，完成了 10 余家妇幼医院的装机并形成了全国布点。

目前阶段是市场突破及产品推广的重要时机。作为创新产品，市场推广还是坚持学术牵头、布局窗口医院和形成专家队伍体系。①在筛查领域，抓住中国妇幼保健协会与公司的多年密切合作，进一步加强合作，2015 年 9 月完成协会的乳光超多中心大样本临床研究项目结题，推动协会形成基于乳光超技术的临床规范，全面参与其学术会议推广活动。同时加强相关窗口医院的支持工作，包括北京市海淀区妇幼保健院、广东省妇幼保健院、广州市妇女儿童医疗中心、长沙妇幼保健院等。保持与协会领导及乳腺专业委员会领导的良好沟通，形成合力，全面推进市场。②在中低端的乳腺科为主的诊断市场，以包括中南大学附属湘雅二医院、北京市垂杨柳医院等窗口精耕细作，做好支持保障，使这些医院在经济效益和临床应用形成突出效果，带动整个市场。③在高端专科和综合医院，目前阶段加强新辅助化疗的临床研究论证，催进高端医院大专家认可乳光超技术，未来成为高端乳腺专科及综合医院的杀手级应用技术。综上所述，产品具有巨大的市场前景。

# 奇璞蓝皮书团队

（按姓氏拼音排序）

## 2015 奇璞峰会执委会

蔡江南　执委会主席

陈尚恩　高　磊　李　绮　祁金倩　王丽君　薛　梅
张玉飞　祝家莹

## 奇璞研究团队

蔡江南　陈尚恩　陆　挥　秦超超　赵永超

## 项目成员

程　龙　范晓甜　上官琰　孙志高　万彦彦　杨　威
张　黎　张　艺　周　薇

## 中欧 MBA 志愿者

Jessica Lee　陈媛媛　甘　田　韩西心　江近华　李梦平
梁佳毅　刘　念　陆敏玲　马　迪　裴玉剑　盛圆圆
唐嘉航　王　菲　吴　希　严　峻　杨永寿　易金鑫
赵勇军　朱雅丽　祝　阳　庄小祥